中国百年百名中医临床家丛书

李今庸

李今庸 撰著

李琳 整理

中国中医药出版社

·北京·

图书在版编目（CIP）数据

李今庸 / 李今庸撰著；李琳整理 . -- 北京：中国中医药出版社，2002.04（2024.8 重印）
（中国百年百名中医临床家丛书）
ISBN 978-7-80156-340-8

Ⅰ . ①李… Ⅱ . ①李… ②李… Ⅲ . ①中医学临床–经验–中国–现代 Ⅳ . ① R249.7

中国版本图书馆 CIP 数据核字 (2002) 第 013623 号

中国中医药出版社出版
北京经济技术开发区科创十三街 31 号院二区 8 号楼
邮政编码　100176
传真　010-64405721
廊坊市佳艺印务有限公司印刷
各地新华书店经销

开本 850×1168　1/32　印张 13.875　字数 312 千字
2002 年 4 月第 1 版　2024 年 8 月第 2 次印刷
书号　ISBN 978 – 7 – 80156 – 340 – 8

定价　49.00 元
网址　www.cptcm.com

服务热线　010–64405510
购书热线　010–89535836
维权打假　010–64405753

微信服务号　zgzyycbs
微商城网址　https：//kdt.im/LIdUGr
官方微博　http：//e.weibo.com/cptcm
天猫旗舰店网址　https：//zgzyycbs.tmall.com

如有印装质量问题请与本社出版部联系（010–64405510）

出版者的话

祖国医学源远流长。昔岐黄、神农，医之源始；汉仲景、华佗，医之圣也。在祖国医学发展的长河中，临床名家辈出，促进了祖国医学的迅猛发展。中国中医药出版社为贯彻卫生部和国家中医药管理局关于继承发扬祖国医药学，继承不泥古、发扬不离宗的精神，在完成了《明清名医全书大成》出版的基础上，又策划了《中国百年百名中医临床家丛书》，以期反映近现代即20世纪，特别是新中国成立50年来中医药发展的历程。我们邀请卫生部张文康部长做本套丛书的主编，卫生部副部长兼国家中医药管理局局长佘靖同志、国家中医药管理局副局长李振吉同志任副主编，他们都欣然同意，并亲自组织几百名中医药专家进行整理。经过几年的艰苦努力，终于在21世纪初正式问世。

顾名思义，《中国百年百名中医临床家丛书》就是要总结在过去的100年历史中，为中医药事业做出过巨大贡献、受到广大群众爱戴的中医临床工作者的丰富经验，把他们的事业发扬光大，让他们优秀的医疗经验代代相传。百年轮回，世纪更替，今天，我们又一次站在世纪之巅，回顾历史，总结经验，为的是更好地发展，更快地创新，使中医药学这座伟大的宝库永远取之不尽、用之不竭，更好地服务于人类，服务于未来。

本套丛书第一批计划出版140种左右，所选医家均系在中医临床方面取得卓越成就，在全国享有崇高威望且具有较高学术造诣的中医临床大家，包括内、外、妇、儿、骨伤、针灸等各科的代表人物。

本套丛书以每位医家独立成册，每册按医家小传、专病论治、诊余漫话、年谱四部分进行编写。其中，医家小传简要介绍医家的生平及成才之路；专病论治意在以病统论、以论统案、以案统话，即将与某病相关的精彩医论、医案、医话加以系统整理，便于临床学习与借鉴；诊余漫话则系读书体会、札记，也可以是习医心得，等等；年谱部分则反映了名医一生中的重大事件或转折点。

本套丛书有两个特点是值得一提的：其一是文前部分，我们尽最大可能地收集了医家的照片，包括一些珍贵的生活照、诊疗照，以及医家手迹、名家题字等，这些材料具有极高的文献价值，是历史的真实反映；其二，本套丛书始终强调，必须把笔墨的重点放在医家最擅长治疗的病种上面，而且要大篇幅详细介绍，把医家在用药、用方上的特点予以详尽淋漓地展示，务求写出临床真正有效的内容，也就是说，不是医家擅长的病种大可不写，而且要写出“干货”来，不要让人感觉什么都能治，什么都治不好。

有了以上两大特点，我们相信，《中国百年百名中医临床家丛书》会受到广大中医工作者的青睐，更会对中医事业的发展起到巨大的推动作用。同时，通过对百余位中医临床医家经验的总结，也使近百年中医药学的发展历程清晰地展现在人们面前，因此，本套丛书不仅具有较高的临床参考价值和学术价值，同时还具有前所未有的文献价值，这也是我们组织编写这套丛书的初衷所在。

中国中医药出版社

2000 年 10 月 28 日

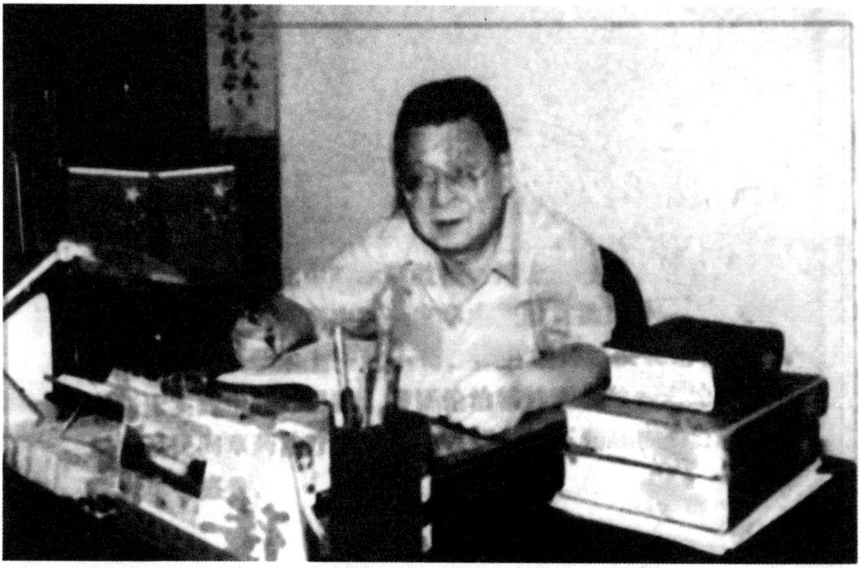

李今庸教授

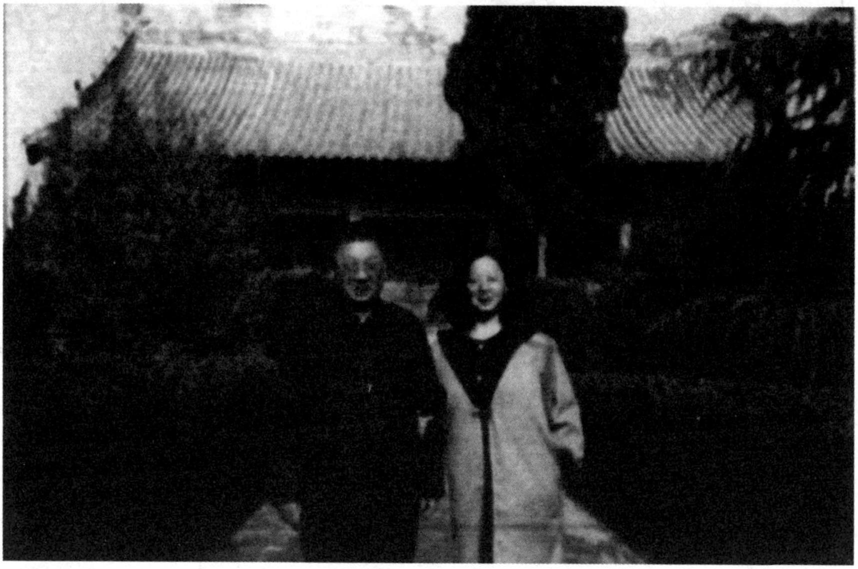

李今庸教授与李琳

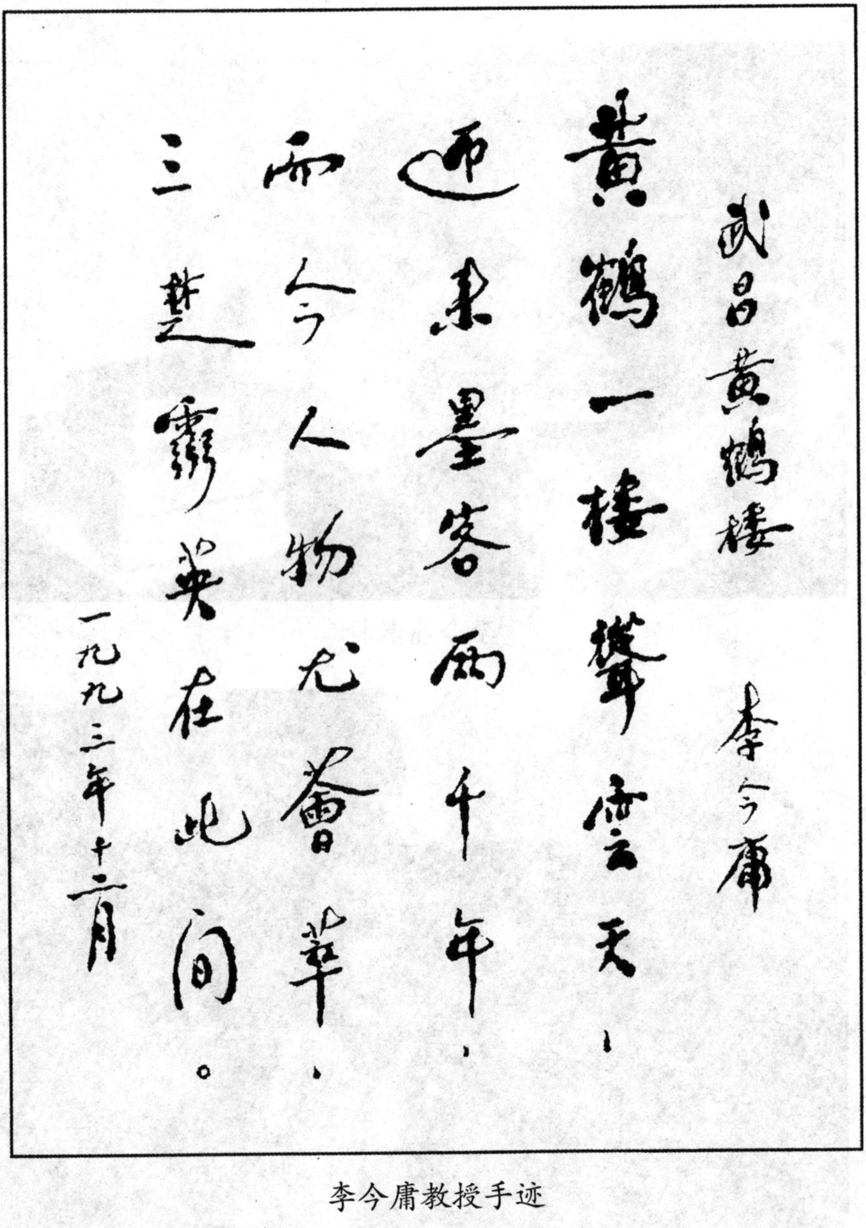

李今庸教授手迹

内容提要

李今庸系湖北中医学院教授、博士生导师，全国著名中医专家，全国首批老中医专家学术经验继承工作指导老师。李教授治学严谨，学术上一丝不苟，多有建树，发表论著甚多。在临床实践中耽好思索，辨证论治精妙而有独到之处，善用经方及民间草药治疗疾病，常收到意想不到之功效，救人无数，享有盛誉。

目　录

医家小传

李今庸，字昨非，1925年生，湖北省枣阳县（今枣阳市）唐家店人。湖北中医学院教授。

先生7岁时入私塾，攻读《论语》《孟子》《幼学故事琼林》等。1939年13岁时，因日寇蹂躏鄂北，家产破坏，生活艰难，无法续读，遂辍学，从其父习医，同时学文。其父讳贵德，字道安，幼年习儒，旋而学医，行医数十年，颇有经验。始授先生以《黄帝内经》《八十一难经》《伤寒论》《金匮要略》《脉经》《千金要方》《千金翼方》《外台秘要》和《医宗金鉴》《陈修园医书全集》《唐容川医书五种》等；再命先生广阅历代各家论著和各科专著，并侍父临诊。同时，阅读《纲鉴易知录》《春秋左传》等，获历史知识。11年学成，1950年正式在当地行医，积极开展诊疗活动。1954年6月到湖北省中医进修学校进修，学完“中医学术讲座”“针灸学”和西医学的“解剖学”“组织胚胎学”“生理学”“病理学”“微生物学”“寄生虫学”“化验诊断”“物理诊断”“内科学”“妇科学”“儿科学”“外科学”以及“急救学”等课程，于1955年3月结业。同年5月，调至湖北省卫生厅中医科工作。1957年春，又调至湖北省中医进修学校任教师，担任中医教学工作。1959年2月湖北省中医进修学校改为湖北中医学院后，继续任教。治学方法受已故副院长、近代湖北著名学者蒋笠庵先生影响颇深。1978年夏，中医开始评定教学职称，评为副教授，1980年8月晋升为教授。

先生在40多年教育生涯中，曾先后担任过《金匮》教研组组长、《内经》教研室主任；讲授过《金匮要略》《黄帝内经》《中医基础学》以及《难经》等课程。1978年，中医学院开始招收研究生时，又担任《黄帝内经》专业硕士研究生的指导教师。在学院教学建设过程中，筹建了《金匮》教研组（后改称《金匮》教研室），编写了《金匮讲义》；恢复和发展了《内经》教研室，组织并主编了《内经》课教材及其教学参考用书，在教研室里创建了“图书资料室”，收藏各类图书800余册，为教研室教师扩大知识面，提高业务水平创造了方便条件。同时，先生在教研室教师中间，积极提倡培养两个习惯，即“读书习惯”和“写作习惯”，并多次举行学术活动，促进教师钻研业务知识的积极性。对学院教研室建设，顺利开展教学工作，提高教师业务水平和教学能力，保证教学质量，培养中医后继人才，起到了积极作用。1991年任全国继承老中医药专家学术经验的首批指导老师。同时，获国务院政府特殊津贴。

先生喜读书，勤笔记，爱写作，耽好思索，治学态度严谨，学术上一丝不苟，言必有据，又不为古人所囿，能提出新观点，新见解。谓“知识非博不能返约，非深不能至精”，“读医书必须深入到医学实际里面去，不能停留在文字表面上”，“学习古代书籍只能用辩证唯物主义与历史唯物主义的立场、观点和方法，研究其学术思想和科学价值，不能要求古人说出我们现代同样的语言。”认为“研究古籍内容，必须首先读懂其本来意义，然后再加评论，决定取舍，才是正确态度”。数十年来，先生除重点博览医学群书外，对“经”“史”“子”“集”之书和现代某些著作亦多阅览。因《黄帝内经》成书于先秦之世，且与古代哲学密切相关，是故先生尤其注重于阅读汉唐以前著作和古今哲学著作。能以马克思主义哲学思想为指导，整理中医学的基本理论和实际经验，并能在中医专业知识基础上，运用“训诂学”、“古文字学”、“方言学”、“历史学”、“文献学”和“校勘学”以及避讳知识等整理中医古代各种书籍。对《黄帝内经》《金匮要略》《难经》的研究尤深，对历代有争议的一些学术问题提出了自己独到的见解。已撰著有《读医心得》（1982 年 4 月上海科学技术出版社出版），《读古医书随笔》（1984 年 6 月人民卫生出版社出版），《舌耕余话》（1991 年 11 月内部印刷），《李今庸临床经验辑要》（1998 年 1 月中国医药科技出版社出版）；主编《中医学辩证法简论》（1983 年 1 月山西人民出版社出版），《湖北医学史稿》（1993 年 5 月湖北科学技术出版社出版），《奇治外用方》（1993 年 6 月中国中医药出版社出版），《中华自然疗法图解》（2001 年 1 月湖北科学技术出版社出版）；审订《李时珍和他的科学贡献》（1985 年 5 月湖北科学技术出版社出版），《中国古代人体特异功能集锦》（1982 年 5 月内部印刷）。近年来著有《古医籍研究》一书。

先生还先后在各地中医刊物和《文物》杂志上发表过“《金匮要略·消渴小便利淋病脉证并治第十三》的我见”

（《江西中医药》1960年第10期）、“论祖国医学中补法、泻法的辩证关系”（《新中医》1973年第3期）、“略论宋以后祖国医学的发展及对所谓‘儒医’一词的剖析”（《河南中医学院学报》1976年第3期）、“关于‘辨证’与‘辨病’”（《新中医》1976年第5期）、“《内经》析疑三则”（《新中医》1977年第1期）、“谈帛画《导引图》的胠积”（北京《文物》1978年第2期）、“《金匮要略》析疑三则”（《山东中医学院学报》1978年第1期）、“《金匮要略》析疑三则”（《山东中医学院学报》1978年第1期）、“《难经》析疑一则”（《上海中医药杂志》1980年第3期）、“《灵枢经》析疑四则”（《湖北中医杂志》1980年第5期）、“《素问》析疑四则”（《浙江中医学院学报》1981年第1期）、“《伤寒论》析疑二则”（《安徽中医学院学报》1983年第4期），“略论《黄帝内经》的营卫理论”（《中医药研究》1991年第5期），“论‘穴位’在人身中的重要意义”（《中国医药学报》1992年第3期），“楚医学对祖国医学的伟大贡献”（《现代中医杂导》1996年第9期），“论我国古代的优生优育”（1997年），“《神农本草经》成书年代考”（台湾《明师中医杂志》1999年第92期），“《神农本草经》‘彼子’考”（《明师中医杂志》2000年第105期），“我国古代对‘脑’的认识”（台湾《明师中医杂志》1999年第99期），“略论‘巫’的起源和《黄帝内经》的巫祝治病”（《明师中医杂志》2000年第7期），“略论《黄帝内经》中血气流行及放血治病”（《美国综合医学杂志》1999年第4期）以及“论中医药学理论体系的构成和意义”（《中国中医药报》），“论中医学的多学科思想及其研究设想”（《湖北中医杂志》），“保持中医药学特色在实践中发展”（《世界名医论坛杂志》第2期）等100多篇论文。在教材建设上，编撰有本院本科中医专业用《金匮要略》(1959年内部印刷)、代理主编全国中医学院第二版试用教材《金匮要略讲义》(1963年9月上海科技出版社出版),主编本院本科中医专业用《内经选读》(1979年内部印刷)、主编本院中医专业本科、研究生两用教材《内经选读》(1982年内部印刷)、主编教学参考用书《黄帝内经索引》(1985年10月内部印刷),并两次协编全国中医学院教材《中医学基础》(1974年11月上海人民出版社出版和1976年北京中医学院印刷厂印刷),参加陕西中医学院主编全国函授教材《内经讲义》的集体审稿定稿工作(湖南科技出版社出版)。并且还为全国光明中医函授大学编著了《金匮要略讲解》(1987年5月光明日报出版社出版)。

另外,1978~1980年,先生先后在济南、南京、泰安、福州参加了卫生部科研项目《黄帝内经素问校释》《灵枢经校释》《难经校释》《针灸甲乙经校释》《脉经校释》《诸病源候论校释》《针灸大成校释》七部古医书的集体审稿定稿工作。1981年3月,先生应湖北省卫生系统技术职称晋升学术委员会之聘请,主持了中医药学科学术小组,对湖北省中医晋升正、副主任医师进行评审。同时在社会活动方面,除经常参加省内各种活动外,还积极参加全国中医工作和学术会议。1962年夏参加了卫生部在庐山召开的“全国中医学院第二版教材会议”,1977年10月参加了卫生部在北京召开的“全国医学基础学科规划座谈会议”,1978年3月参加了中央在北京召开的“全国科学大会”,受到了党中央首长的接见。1979年3月参加了卫生部在北京召开的“《医学百科全书》会议”,同年5月参加了在北京召开的“中华全国中医学会成立大会暨学术交流会”,1980年5月参加了卫生部委托北京中医研究院在泰安召开的“中医古籍整理出版会议”，1981年6月参加了卫生部在北京召开的“卫生部学位授予单位审核会议”，同年12月参加了南阳“张仲景研究会成立暨学术交流大会”，继之又参加了中华全国中医学会在武汉召开的“中医内科学会成立大会暨学术交流会”，1982年2月参加了中华全国中医学会在北京召开的“常务理事扩大会议”，在会上与全国专家一道共同签名，向党中央国务院提出成立“国家中医药管理总局”，以加强党对中医药工作的有效领导，进一步贯彻党的中医药政策的积极建议。

同年6月参加了卫生部中医司在北京召开的“常务理事扩大会议”，同年6月又参加了卫生部中医司在北京召开的“中医古籍整理出版规划工作座谈会”和人民卫生出版社继之召开的“中医图书编辑委员会议”，同年9月参加了全国中医理论整理研究委员会在长春召开的“第二次委员会议”，同年10月参加了中华全国中医学会在南阳召开的“仲景学说学术讨论会”，继之又参加卫生部在南京召开的“高等中医院校中医药教材编委会议”，1983年9月参加了湖北省8个单位在蕲春联合召开而邀请有全国专家参加的“纪念李时珍逝世390周年学术讨论会”。同年10月参加了全国中医理论整理研究委员会在杭州召开的“全国首届中医校勘学术会议”，继之又参加了四川省中医学辩证法研究会在成都召开的“中医工作问题学术讨论会”，1984年4月参加了河南省中医学会在巩县召开的“发扬中医特色学术讨论会”，继之又参加了卫生部中医古籍整理办公室在北京召开的“卫生部中医重点古籍审定稿会议”，会后，同全国11位中医专家一起签名，给国务院总理赵紫阳同志写了建议信，要求加强党对中医药事业的领导，建立独立的中医药管理系统，给予中医药事业支持。1985 年 1 月底至 2 月初，参加了中华全国中医学会在北京召开的“第二次全国会员代表大会”，受到中央领导的接见。继之又参加了南阳“张仲景国医大学成立大会”，同年 4 月下旬接待了美国华侨中医师黄维三先生，对《难经》问题进行了学术交流。

1986 年 6 月参加了“中国科学技术协会第三次代表大会”和 1991 年 5 月参加了“中国科学技术协会第四次代表大会”，两次会议上都分别受到了党中央领导的接见。1986 年 9 月，接待了日本关西大学药学博士科学史本草学教授宫下三郎先生和日本武田药品工业株式会社中央生药研究所大盐春治博士。1987 年 5 月，接待了美籍台胞庄振辉先生，就药膳问题进行了研讨。

从 1976 年起，先生先后应邀到北京、上海、南京、吉林、辽宁、山东、山西、陕西、河北、河南、安徽、湖南、福建等各地讲学。1994 年夏秋之际，在瑞典分别与瑞典学人和瑞典医生进行了文化交流和医疗访问。1997 年 3 月，应日人邀请为“日中友好之旅”培训班讲授中医经典文献。1997 年 11 月至 12 月间，到韩国大田大学校作学术演讲。在对中医学术与中医对外交流方面，多次建议、联系和组织国际性学术会议，作中外医学学术交流，如“95”国际传统医学大会，“97”鄂港澳台国际学术交流大会，“98”李时珍国际学术研讨大会，“99”国际传统医学与按导医学研讨会等。在争取如瑞典、日本、韩国、马来西亚等国外医生和专家来本省及本院参观访问、参加学术活动并合作办学，做了积极努力的工作。这些活动充分活跃了学术气氛，促进了中医学术和中医事业的发展。2000 年 11 月在法国·巴黎出席参加了第二届“法中中医药学术研讨会”，并在会议开幕式上讲了话。

先生兼任北京中国中医研究院研究生部客座教授、长春中医学院客座教授、《中医杂志》编委。并曾先后兼任有高等医药院校中医专业教材编审委员会委员、全国中医学会中医理论整理研究委员会委员、人民卫生出版社中医图书编辑委员会委员、《中国大百科全书》传统医学卷编辑委员会顾问、《中华本草》编辑委员会委员、中华人民共和国国家中医管理局重大中医药科学技术成果评审委员会委员、湖北省科技成果评议委员会委员、湖北中医学院学位评定委员会副主席等职。同时，先生又为湖北省政治协商会议第四届委员，第五、第六、第七届常务委员及政协教科文卫体委员会副主任；湖北省科学技术协会第二届委员，第三、第四届常务委员；中华全国中医药学会第一届理事、第二届常务理事、第三届顾问；湖北省中医药学会第一届副理事长，第二、第三届理事长；湖北省老科技工作者协会第二、第三两届副理事长。在为继承发扬中医学术、发展中医教育事业和医疗事业，以及党政群团事业、社会公益事业和建设，做了大量工作，充分发挥了作用，尽到了一位老知识分子的职责和义务。

中医学术，先生认为是我们这个伟大民族的一份宝贵文化，“它的基本特色，是把医学世界看作一个整体，并不断发展变化。医疗活动，则是以其基本理论为指导而辨证施治。”“辨证施治，不是中医理论，而是中医在医疗工作中的思想方法，是唯物辩证法‘具体问题具体分析’原则在医疗实践中的体现”，“中医学的哲学基础，是中国古代自发的辩证法思想，因而规定了其基本理论的笼统性，不能适应临床工作中辨证施治的需要。如不提高到现代科学水平上来，今天是很难有大的发展的”；“发展中医学术，根据当前实际情况，一方面应以唯物辩证法为思想指导，按中医学术传统思想和传统理论，继续实践，继续总结，不断求得发展。另一方面，应在中医医疗实践中，利用现代各种检查方法，认真观察，细心体验，大量积累新的资料，以中医传统理论为指导，以中医传统观点详加分析，从中找出新的规律，纳入辨证施治范围，使之为辨证施治服务，从而发展中医学的辨证施治。防止简单依靠西医学已有的现成结论，而丢掉中医学的特色。”同时，先生还指出“中西医学产生和发展的条件不同，是两种完全不同的医学理论体系，也有各自的哲学基础，二者不能相互取代，只能在发展的础上互相结合。然结合应该是‘辩证’的，需要做大量而又艰苦的科学研究工作来完成。简单从事，把二者毫无内在联系的拼凑在一起，是没有意义的”；“临床工作中，依据具体病人的实际病情，采用中西医药配合治愈疾病，这是需要的，但这是医疗工作上‘一切为了病人’的中西医合作共事，而不是学术上的中西医结合”。多少年来，先生一直为正确发扬中医学术、正确理解中西医结合，最大限度发挥中医药学作用，进行着不懈的努力。

专病论治

（一）伤寒

伤寒是指冬季感受自然界寒邪所形成的一类外感疾病。伤寒重于感冒，一般来说，伤寒首先伤及太阳经，形成太阳表证，然后向里传变，从而形成六经病证。伤寒在不同的经脉，其病理变化不一样，临床表现也不一样，因而其治疗原则和治疗方法也就各异。

【太阳病】

1. 太阳经证

（1）麻黄汤证　症见恶寒发热，无汗而喘，头痛身疼，脉浮而紧等。

寒邪外束，阳气不能畅达于外，故见恶寒；寒主收引，腠理致密，故见无汗；阳气被郁，与邪抗争，故见发热；太阳主一身之表，其经上额交巅下项夹脊抵腰，寒束太阳，营卫气血运行不利，故见头痛身疼；皮毛内合于肺，邪气内壅，肺气不降而反上逆，故见气喘；脉浮主表，紧脉为寒，寒邪袭表，故见脉浮紧。此寒伤太阳而然，法当辛温发表。治宜麻黄汤加味：

麻黄 10 克　桂枝 10 克　炙甘草 8 克　苏叶 10 克　防风 10 克　杏仁 10 克（去皮尖，炒，打）

以适量水煎药，汤成去渣取汁温服，日 2 次。

方中取麻黄、桂枝、苏叶、防风辛温发表，散外表之风寒；取杏仁配麻黄宣肺平喘；取炙甘草调和诸药。外寒解，则诸症悉退。

（2）桂枝汤证　症见恶风，发热，头痛，干呕，自汗出，脉浮缓等。

风邪外袭，卫阳被郁而不伸，故见发热，风性疏泄，肌腠疏松，故见自汗出，恶风；足太阳膀胱经行于头部，风袭太阳，太阳经气不利，故见头痛；风气内通于肝，木动土虚，胃气不和，逆而上冲，故见干呕；脉浮缓者，亦为风邪伤表之征。此为风邪袭表，营卫失和而然，法当调和营卫。治宜桂枝汤加味：

桂枝 10 克　白芍 10 克　炙甘草 8 克　当归 10 克　生姜 10 克　大枣 2 枚（擘）

上 6 味，以适量水煎药，汤成去渣取汁温服，日 2 次。

方中取桂枝辛温散寒，发表解肌；取白芍酸收而敛阴液；桂枝配白芍调和营卫；取当归养营血；取生姜、大枣降逆和胃；取甘草调和诸药。

（3）大青龙汤证　症见恶寒发热，头痛身疼，无汗，烦躁不安，脉浮紧等。

寒邪束表，阳气不能伸达于外，故见恶寒；寒性收引，肌腠致密，故见无汗；阳气被郁，与邪抗争，故见发热；太阳主一身之表，其经上额交巅下项夹脊抵腰，寒袭太阳，故见头痛身疼；阳气被郁而化热，热邪内扰心神，故见烦躁不安；脉浮紧，亦为寒邪束表之征。此乃外伤寒邪，内兼郁热。法当辛温散寒，清热除烦。治宜大青龙汤。

麻黄 10 克　桂枝 10 克　炙甘草 8 克　生姜 10 克　大枣 2 枚（擘）　生石膏 15 克　杏仁 10 克（去皮尖，炒，打）

上 7 味，以适量水煎药，汤成去渣取汁温服，日 2 次。

本方即麻黄汤加石膏、生姜、大枣而成，方中取麻黄汤辛温发表，散在表之寒邪，取生姜、大枣温胃和中，以资汗源，取生石膏清热除烦。

（4）小青龙汤证　症见恶寒发热，无汗，咳喘，干呕等。

寒邪外束，阳气不能伸达于外，故见恶寒；寒性收引，肌腠致密，故见无汗；阳气被郁，与邪抗争，故见发热；饮停肺胃，升降失常，肺气上逆，则见咳喘，胃气上逆，则见干呕。此为寒邪束表，饮停肺胃而然。法当外散表寒，内化寒饮。治宜小青龙汤。

麻黄 10 克　白芍 10 克　炙甘草 8 克　细辛 6 克　干姜 10 克　五味子 8 克　桂枝 10 克　法半夏 10 克

上 8 味，以适量水煎药，汤成去渣取汁温服，日 2 次。

方中取麻黄、桂枝辛温发表，散在表之寒邪；取法半夏降逆止呕；取干姜、细辛、五味子温化寒饮，散寒以治咳喘；取白芍利小便，导饮邪下出；甘草调和诸药。

2. 太阳腑证

（1）蓄水证　太阳表证未罢，病邪随经内传膀胱，症见发热，恶风，小便不利，口渴，脉浮等。

太阳表证未罢，故见恶风，发热，脉浮；《素问·灵兰秘典论篇》说："膀胱者，州都之官，津液藏焉，气化则能出矣。"邪传膀胱，气化不利，水邪内停，故见小便不利；水不化气，津液不能上承于口，故见口渴。此乃表邪未解，水蓄膀胱所致。法当化气行水，兼解表邪。治宜五苓散，改散为汤。

猪苓 10 克　茯苓 10 克　炒白术 10 克　泽泻 10 克　桂枝 10 克

上 5 味，以适量水煎药，汤成去渣取汁温服，日 2 次。

方中取桂枝辛温通阳化气，兼解表邪；取白术健脾燥湿；取猪苓、茯苓、泽泻通利小便，导水下行。

（2）蓄血证

①桃核承气汤证　症见小腹胀满，神志恍惚，小便自利，脉沉等。

外邪随经下陷膀胱血分，瘀于胞室，故见小腹部胀满，脉沉；《素问·五脏生成篇》说："诸血者皆属于心"，心藏神，病入血分，故见神志恍惚；膀胱气化未受影响，故见小便自利。此为太阳蓄血轻证，法当活血祛瘀。治宜桃核承气汤。

大黄 12 克　桂枝 10 克　炙甘草 8 克　芒硝 10 克　桃仁 10 克（去皮尖，炒，打）

上 5 味，以适量水先煎 3 味，汤将成加大黄微煎，去渣取汁，纳芒硝于药汁中烊化，搅匀温服，日 2 次。

方中取桃仁活血祛瘀；取桂枝辛甘通阳，温通经络；取大黄、芒硝通泄大便，使瘀热由大便排除；取炙甘草，甘温培中，以防过下伤损胃气。

②抵当汤证　症见小腹硬满，神志恍惚，小便自利，脉沉结等。

外邪随经下陷膀胱血分，热与血结，瘀于胞室，故见小腹部硬满，脉沉结，结者，脉无定时一止而复来，以瘀血阻塞，血脉流行不能相续也，病入血分，心主血藏神，热扰心神，神明失常，故见神志恍惚；膀胱气化未受影响，故见小便自利。此为太阳蓄血重证，法当破血逐瘀。治宜抵当汤：

炒水蛭 10 克　炒虻虫 10 克（去翅足）　大黄 10 克　桃仁 10 克（去皮尖，炒，打）

上 4 味，以适量水煎药，汤成去渣取汁温服，日 2 次。

方中取水蛭、虻虫、桃仁破血逐瘀；取大黄苦寒通下，导瘀血从大便而除。四味相协，合奏逐下焦瘀血之功。

【阳明病】

1. 阳明经证

邪传阳明，症见身大热，汗出，心烦，口渴索饮，脉洪大等。

《素问·至真要大论》说："帝曰：阳明何谓也？岐伯曰：两阳合明也。"《素问·血气形志》说："阳明常多气多血。"阳气旺盛，邪入阳明多从阳化热。阳热亢盛，故见身大热；里热逼迫津液外泄，故见汗出；热邪内扰心神，心神不宁，故心烦；热盛耗损津液，津液不能上承于口，故见口渴，且欲索饮以自救；热邪盛实，故见脉象洪大。此乃阳明气分邪热鸱张使然，法当清解里热。治宜白虎汤。

知母 10 克　生石膏 20 克　炙甘草 6 克　炒粳米 10 克

上4味，以适量水煎药，煮米熟汤成，去渣取汁温服，日2次。若兼见背部恶寒，加人参10克，名为白虎加人参汤。

方中重用生石膏辛寒清解里热，取知母苦润清胃热，生津液；取粳米、甘草养胃气，生津液。若兼见背部恶寒，为热盛伤气，故加人参甘温益气。

2. 阳明腑证

（1）调胃承气汤证　症见发热，腹部胀满，不大便，心烦，甚则谵语等。

邪气初传阳明腑，热邪与大肠燥屎相结不甚，胃气不和，肠中干燥，故见腹部胀满，不大便；里热外达，则见发热；热扰心神，心神不宁，故见心烦，甚则谵语。此为阳明燥热，腑实未甚。法当通下，调和胃气。治宜调胃承气汤。

炙甘草10克　大黄10克　芒硝15克

上3味，以适量水煎炙甘草，汤将成加大黄微煎，去渣取汁，内芒硝于药汁中烊化，温服，日2次。

方中重用芒硝咸寒润燥软坚，泻热导滞；取大黄泻下实热；取甘草调和胃气，以防过泻伤正。

（2）小承气汤证　症见腹部胀满坚硬疼痛，不大便，或大便硬，心烦，潮热，谵语，舌苔黄垢，脉滑实。

邪热结滞大肠，气行不畅，故见腹部胀满；腑气不通，故见不大便，或大便坚硬，舌苔黄垢；热扰心神，心神不宁，故见心烦，谵语；阳明经气旺于申、酉之时，里热亢盛，故见潮热，脉滑实。此为邪热阻滞大肠，气机不畅所致，法当通泄邪热。治宜小承气汤：

大黄12克　厚朴10克　炒炽实12克

上3味，以适量水煎厚朴、枳实，汤将成加大黄微煎，去渣取汁温服，日 2 次。

方中取大黄攻逐肠胃实热，取枳实、厚朴宣畅气机，气行则肠胃积滞可去。

（3）大承气汤证　症见大便秘结，腹部胀满坚硬，疼痛拒按，矢气频频，潮热，烦躁，谵语，舌苔老黄，脉沉实。或见泻下黄色水样便，秽臭难闻。

邪热与燥屎相结，阻遏肠道，腑气不通，故见大便秘结，腹部胀满坚硬，疼痛拒按，矢气频频，舌苔老黄，脉沉实；阳明经气旺于申、酉之时，阳明热甚，故见潮热；热邪内扰心神，心神不宁，故见烦躁，谵语。或燥屎结于肠道，水从燥屎之旁而下，燥屎仍然内结而不动，此谓之热结旁流。古人云：热结旁流者，若水投石，水去而石自若也。热郁则腐败，故泻下秽臭难闻。此为阳明邪热与燥屎相结，腑气不通而使然。法当峻下热结。治宜大承气汤。

大黄 12 克　厚朴 15 克　炒枳实 15 克　芒硝 10 克

上 4 味，以水先煎 2 味，汤将成加大黄微煎，去渣取汁，纳芒硝于药汁中烊化，搅匀温服，日 2 次。

方中取大黄泻下肠胃实热；取芒硝咸寒润燥软坚；取枳实、厚朴行气导滞，以助泻下之力。四味相合，泻热攻积，荡涤肠胃，为泻下中之峻剂。

【少阳病】

1. 少阳经病

邪入少阳，症见口苦，咽干，目眩，往来寒热，胸胁苦满，嘿嘿不欲饮食，心烦喜呕等。

少阳位居半表半里。《灵枢·根结》说："少阳为枢。"邪入少阳，热邪熏蒸，胆气上溢，则见口苦；热伤津液，津液不能上承于口，故见口干；肝开窍于目，与胆为表里，少阳经气不利，故见胸胁苦满而目眩；邪正相争，枢机不利，故见寒热往来；胆气犯胃，故见不欲食而喜呕；热扰心神，心神不宁，故见心烦。此乃邪入少阳，枢机不利而使然。法当和解少阳。治宜小柴胡汤：

柴胡 20 克　黄芩 10 克　法半夏 10 克　党参 10 克　生姜 10 克　炙甘草 10 克　大枣 2 枚（擘）

上 7 味，以适量水煎药，汤成去渣取汁温服，日 2 次。

方中取柴胡、黄芩和解半表半里之邪热；取生姜、半夏降逆止呕；取党参、甘草、大枣培土健中，助正驱邪。

2. 少阳太阳同病

太阳表证未罢，病邪内陷少阳，症见发热恶寒，肢节烦痛，心下支撑胀满，微呕等。

太阳表邪未尽除，故见发热恶寒，肢节烦痛；邪入少阳，少阳经气不利，故见心下支撑胀满；胆气犯胃，胃失和降，故见微呕。此为少阳、太阳两经同病。法当外解太阳，内和少阳。治宜柴胡桂枝汤：

柴胡 15 克　黄芩 10 克　法半夏 10 克　党参 10 克　白芍 10 克　炙甘草 8 克　桂枝 10 克　生姜 8 克　大枣 3 枚（擘）

上 9 味，以适量水煎药，汤成去渣取汁温服，日 2 次。

本方即小柴胡汤与桂枝汤的合方，为解表和里之剂。方取小柴胡汤调和少阳；取桂枝汤外解太阳未尽之余邪。

3. 少阳阳明同病

少阳邪气未罢，内传阳明，症见往来寒热，胸胁苦满，呕吐，大便不通，心烦，舌苔干黄等。

少阳邪气未尽，阳明结滞已成。邪留少阳，故见往来寒热，胸胁苦满，呕吐；阳明结滞，腑气不通，故大便秘结，舌苔干黄；热邪内扰心神，心神不宁，故见心烦。此为少阳、阳明同病所致。法当和解少阳，通便泻结。治宜大柴胡汤：

柴胡 20 克　生姜 10 克　炒枳实 10 克　黄芩 10 克　白芍 10 克　法半夏 10 克　大黄 10 克　大枣 3 枚（擘）

上 8 味，以适量水先煎 7 味，汤将成加大黄微煎，去渣取汁温服，日 2 次。

本方为小柴胡汤加减而成。方取小柴胡汤去人参、甘草甘缓留邪之味，以和解少阳之邪，加大黄、枳实、白芍以通泻阳明之结热。

4. 表邪内陷少阳

表邪未解，内陷少阳，症见胸胁疼痛，咳嗽，或呼吸时疼痛加重，口苦咽干，咳嗽吐黄稠痰。

叶香岩《外感温热篇》说："肺主气属卫。"卫为表，肺居胸中，肺卫表邪不解，内陷少阳。少阳气机郁滞，故见胸胁疼痛；肺热气郁，故见咳嗽或呼吸时疼痛加重；肺热灼津炼痰，故见咳吐黄稠痰；少阳属胆，咽为胆之外候，胆热则胆气外泄，故见口苦咽干。此乃表邪内陷少阳使然。法当和解少阳，兼化痰热。治宜小柴胡汤与小陷胸汤合方：

柴胡 10 克　黄芩 10 克　法半夏 10 克　黄连 10 克　党参 10 克　瓜蒌仁 10 克　大枣 3 枚（擘）　生姜 10 克　炙甘草 8 克

上 9 味，以适量水煎药，汤成去渣取汁温服，日 2 次。

方中取柴胡、黄芩和解少阳，疏利枢机；取黄连苦寒清热；取半夏、瓜蒌仁、生姜化痰降逆；取党参、甘草、大枣健脾益气，扶正逐邪。

【太阴病】

邪传太阴，症见腹胀，腹痛，腹泻，四肢不温，口不渴等。

病邪内传太阴，从阴化寒，寒邪阻滞于内，气机不利，故见腹胀、腹痛；脾运失常，水湿下趋肠道，故见腹泻；脾主四肢，阳气不能外达于四末，故见四肢不温；阴盛于内，故口不渴。此为寒滞太阴，脾运失常使然。法当温中健脾。治宜理中汤：

党参 10 克　干姜 10 克　炒白术 10 克　炙甘草 10 克

上 4 味，以适量水煎药，汤成去渣取汁温服，日 2 次。

方中取干姜温中散寒；取党参、白术、炙甘草甘温健脾益气。

【少阴病】

1. 少阴寒化证

（1）四逆汤证　症见四肢厥冷，恶寒，踡卧，下利清谷，呕不能食，或食入即吐呕，脉沉细而微等。

寒为阴邪，易伤阳气，且寒主收引，阴寒内盛，故见恶寒，踡卧；寒邪盛于内，阳气衰弱，脉行不利，故见四肢厥冷，脉沉细而微；火衰则不能生土，胃失和降，而反上逆，故呕不能食，或食入即吐；阴盛阳衰，无阳热之化，脾之运化失常，水谷不分，直趋肠道，故见下利清谷，此乃阴寒内盛，阳气衰微而然。法当回阳救逆。治宜四逆汤：

生附片 10 克　干姜 10 克　炙甘草 10 克

上 3 味，以适量水煎药，汤成去渣取汁温服，日 2 次。

《素问·至真要大论》说：“寒淫于内，治以甘热。”方中重用大辛大热之生附片，逐寒回阳；取干姜温中散寒，以助附片逐寒之力；取甘平之甘草益气安中。

（2）通脉四逆汤证　症见四肢厥冷，下利清谷，身有微热，其面少赤，脉微欲绝等。

阴寒之邪盛于内，不能与阳气相顺接，故见四肢逆冷；脾肾阳微，不能消磨水谷，且运化无能，故见下利清谷，阴盛于内，格阳于外，故见身微热，面少赤；阳气衰弱，气血运行无力，故见脉微欲绝。此为阴盛于内，格阳于外所致。法当通阳救逆。治宜通脉四逆汤加味：

生附片 15 克　干姜 12 克　炙甘草 8 克　葱白寸长 9 根

上 4 味，以适量水煎药，汤成去渣取汁温服，日 2 次。

本方即前四逆汤在加重附片、干姜用量基础上再加葱白而成。方中重用生附子大辛大热之味，急逐在里之阴寒，以回外浮之阳气；倍加干姜助附子温中散寒；取葱白之温通，以助附子、干姜回阳；取炙甘草益气调中，调和诸药。

（3）附子汤证　症见脊背恶寒，手足寒冷，口中和，身体痛，骨节痛，脉沉等。

督脉行于脊背，总督诸阳，少阴寒盛，阳气衰微，故见脊背恶寒；阳气不能达于四末，故见手足寒冷；内无邪热，故见口中和；阴盛阳弱，故脉沉；肾主骨，寒滞少阴，故见身痛，骨节痛。此乃少阴阴寒气盛而然。法当温阳益气以祛阴寒。治宜附子汤：

制附子 10 克　茯苓 10 克　党参 10 克　炒白术 10 克　白芍 10 克

上 5 味，以适量水煎药，汤成去渣取汁温服，日 2 次。

方中取辛热之附子温经散寒，回逆止痛；取党参、白术培土益气，扶正祛邪；取茯苓、白芍利小便，导附子之毒由小便而去。

（4）真武汤证　症见四肢逆冷，且感沉重疼痛，腹痛下利，小便不利，或心悸，头眩，身瞤动，振振欲仆地等。

下焦阴寒内盛，阳气不能达于四肢，故见四肢逆冷；寒主收引，气血不通，故见腹痛；少阴阴寒内盛，阳气受阻，欲通而不能通，不通而又欲通，故见身瞤动，振振欲仆地；阳不化气，水道失常，则水不行故道而趋后阴，故见小便不利而大便泄水；水湿内停，故身重；水气凌心，则心下悸；清阳不升，浊阳上扰，故见头眩。此乃阴寒内盛，水气停蓄而然。法当温阳散寒，利尿行水。治宜真武汤：

茯苓 10 克　白芍 10 克　炒白术 10 克　生姜 10 克　制附片 10 克

上 5 味，以适量水煎药，汤成去渣取汁温服，日 2 次。

方中取附片、生姜温阳散寒；取白术健脾燥湿利水；取茯苓、白芍利小便，导附子之毒由小便而出。

【案例】

患者某，女，60 岁，住湖北省枣阳市农村，家庭妇女，1950 年 12 月某日就诊。发病已 5 日，卧床不起，时妄言语，语多重复，语声低微，咳嗽唾白色泡沫，小便黄，手足冷，脉微细而浮。先此 2 月见面颧色红如指头大。乃少阴伤寒，阴盛阳浮，治宜温阳行水，散寒止咳，拟真武汤加减：

制附片 10 克　茯苓 10 克　白芍 10 克　炒白术 10 克　干姜 10 克　细辛 6 克　五味子 8 克　炙甘草 10 克

上 8 味，以适量水煎药，汤成去渣取汁温服，日 2 次。药服 2 剂而愈。

按：《伤寒论 · 辨少阴病脉证并治篇》说："少阴之为病，脉微细，但欲寐也。"所谓"但欲寐者"，病者昏睡，呼之则应，旋又昏睡，今谓之“半昏迷”也。邪入少阴，正气大伤，阳浮于上，神明失守，故其卧床不起，时妄言语，语声低微，微细之脉见于浮象之中。阴寒内盛，正阳被遏，则小便黄而手足冷。寒邪化饮，上逆犯肺，故咳嗽而唾白色泡沫。真武汤方，用附片为君，以复其少阴真阳之功能而消阴寒之邪气；白术健脾培土以制水气；干姜、细辛、五味子止咳，且干姜、细辛气味辛温，可助附片散寒去饮；茯苓、白芍利小便，使附片温阳祛寒后，其毒从小便去之，不留于人体内为害；甘草调和诸药。全方共奏温阳行水，散寒止咳之效。其病此方治之可愈。惟其“两颧色红如指大”之象已见2月，殆非佳兆。《灵枢·五色》说：“赤色出两颧，大如母指者，病虽小愈，必卒死。”先父说：“年老人无故而两颧发红如指大，为命门相火动摇，活不过一年。”故示其病此方治之虽可愈，而其寿命终不过一年之期也。后果然。

2. 少阴热化证

（1）黄连阿胶汤证　症见身微热，口干，口渴，心烦不眠，甚至谵语，舌尖红赤，苔黑，脉细数等。

邪入少阴，从阳化热，里热外达，故见身热；火极似水，故见苔黑；热伤津液，津液不能上承于口，故见口干，口渴，热邪内扰心神，心神不宁，心火偏盛，故见舌尖红赤，脉细数。此乃阴虚阳盛而然。法当滋阴清热。治宜黄连阿胶汤：

黄连10克　黄芩10克　鸡子黄2枚　白芍10克　阿胶10克（烊化）

上5味，以适量水先煎黄连、黄芩、白芍，汤成去渣取汁，纳阿胶于药汁中烊化，稍微待冷，再加鸡子黄搅匀温服，日2次。

方中取黄连清心火；取黄芩助黄连清热；取阿胶滋补肾阴；取白芍收敛营阴，以助阿胶补阴之力；取鸡子黄交通上下，使心肾相交。

【案例】

患者某，女，50岁，住湖北省枣阳市某乡镇，家庭妇女，1950年12月某日就诊。发病已数日，卧床不起，但欲眠睡，而又烦躁不得安卧，神昏，呼之则应，妄言胡语而作郑声，口舌干燥，小便黄，舌苔黑色而少津，脉微细数。乃热入少阴，水火未济，治宜滋水泻火，交通心肾，拟黄连阿胶汤：

黄连12克　黄芩10克　鸡子黄2枚　白芍10克　阿胶10克（烊化）

上5味，以适量水先煎3味，汤成去渣取汁，纳阿胶于药汁中化，待温加入鸡子黄烊化，搅匀温服，日2次。另用犀角磨水取汁一小杯顿服（现犀角已禁用）。

按：《素问·天元纪大论》说："少阴之上，热气主之"，邪入少阴，病势已深，故其卧床不起，神昏但欲寐，且妄为言语，然呼之则应。少阴热化，真阴受灼，水火不相济，故心中烦，不得卧而小便色黄。少阴水亏，无以上布，则口舌干燥；少阴热盛，火极似水，则脉微细数，舌苔色黑而少津。《伤寒论·辨少阴病脉证并治篇》说："少阴病得之二、三日以上，心中烦，不得卧，黄连阿胶汤主之。"黄连阿胶汤方，用黄连泻心火，使之下交肾水，以黄芩清热助之；用阿胶补肾水，使之上交心火，以白芍和阴佐之；鸡子黄入中宫，运转上下，以达心肾相交、坎离交媾、水火既济而成"泰"。另用犀角磨水服者，以其入心解热毒，凉血清神也。药服一剂而邪退神清，遂专事调理而病渐愈。

（2）猪苓汤证　症见身微热，口干渴，尿黄，心烦不眠，甚则谵语，小便不利，苔黄等。

邪入少阴，从阳化热，里热外达，故见身微热，苔黄；热邪内扰心神，心神不宁，神明失守，故见心烦不眠，甚则谵语；热伤阴液，故见口干渴，尿黄；水热互结，气化不行，故见小便不利。此乃水热互结，邪热伤阴所致；法当滋阴利水；治宜猪苓汤：

猪苓10克　茯苓10克　泽泻10克　滑石10克　阿胶10克（烊化）

上5味，以适量水先煎前四味，汤成去渣取汁，纳阿胶于药汁中烊化，搅匀温服，日2次。

方中取滑石甘寒清热；取阿胶滋养肾阴；取猪苓、茯苓、泽泻淡渗利水。合奏清热、育阴、利水之效。

【案例】

患者某，女，3岁，住湖北省咸宁县农村。1967年8月某日就诊。发病5天，发热，昏睡，偶尔太息，心烦，时见右腿抬起，而欲小便，尿短少色黄，口渴欲饮水，舌苔黄。乃病邪入里，化热伤阴，治宜养育真阴，利水泄热；拟猪苓汤加味：

猪苓6克　茯苓6克　大贝母5克　泽泻6克　滑石6克　麦门冬6克　阿胶6克（烊化）

上7味，以适量水先煎前6味，去渣取汁，纳阿胶于药汁中烊化，搅匀温服，日2次。

按：《素问·天元纪大论》说："少阴之上，热气主之。"邪气入里，从少阴之热化，则见发热，口渴，心烦，舌苔黄。热盛伤阴，肾水不济，心神失聪，则小便短少，色黄、昏睡，此"昏睡"者，正是《伤寒论》中所述"少阴病"之

"但欲寐"也。其正气郁结，故偶尔见一太息。猪苓汤方加味，用猪苓、茯苓、泽泻、滑石利小便以泄热邪，阿胶养肾之真阴，加麦门冬生津清热除烦，从高源以滋肾水，促真阴之早复，大贝母解郁开结，有助于正气流行。服药1剂，邪热去则真阴复，神气清，病即告愈。

【厥阴病】

1. 厥热胜复

病入厥阴，症见四肢厥冷与发热交替出现，心烦，口渴等。

《素问·阴阳应象大论》说："阳胜则热，阴胜则寒。"病入厥阴，阴盛阳微，故见四肢厥冷，阳进阴退，故见发热；热扰心神，心神不宁，故见心烦；热伤津液，津液不能上承，故见口渴欲饮。此乃厥热胜复，寒热错杂使然。法当寒热并投。治宜乌梅丸，改丸为汤：

乌梅10克　细辛5克　制附片10克　干姜10克　黄连10克　当归10克　蜀椒8克　桂枝8克　黄柏10克　党参10克

上10味，以适量水煎药，汤成去渣取汁温服，日2次。

厥阴属肝，酸入肝，故方中取乌梅酸以补肝；肝藏血，故取当归养肝血；取附片、干姜、蜀椒、桂枝、细辛以散阴寒之邪；取黄连、黄柏苦寒清热；取党参助正以祛邪。

【案例】

患者某，女，38岁，住湖北省枣阳市农村，农民。1950年10月某日就诊。发病10余日。开始恶寒发热，旋即恶寒已而发热3天，则转为手足厥冷3天，今又转为发热已4天，心中烦闷不舒，舌苔白，脉数。乃病入厥阴，厥热胜复，治宜寒热互投，拟乌梅丸方，改丸为汤服：

乌梅 12 克　黄连 10 克　制附片 8 克　黄柏 10 克　干姜 8 克　桂枝 8 克　细辛 6 克　党参 10 克　蜀椒 8 克　当归 10 克

上 10 味，以适量水煎药，汤成去渣取汁温服，日 2 次。

按：病入厥阴，则随其厥阴之化，《素问·至真要大论》说："帝曰：厥阴何也？歧伯曰：两阴交尽也。"两阴交尽谓之厥阴。厥阴为阴气将尽，阳气初生。然阴气将尽而未尽，阳气初生而未壮，居于阴阳进退之界，进则阳胜，退则阴胜。故厥阴为病，进则阳胜而发热，退则阴胜而手足厥冷，阴阳进退，则证见厥热胜复。《素问·六微旨大论》说："厥阴之上，风气治之，中见少阳。"厥阴本风而标阴，中见少阳相火，今厥阴风火循手厥阴心包络经脉上扰心神，故心中烦闷不舒。寒热错杂，故舌苔白而脉数。乌梅丸方，寒热互投，以治其阴阳错杂。《灵枢·经脉》说："酸生肝。"故用乌梅之酸以补肝体为君；当归养血以和肝；《素问·脏气法时论篇》说："肝苦急，急食甘以缓之。"用党参、甘草之甘以缓肝经之急迫；黄连、黄柏以泄阳热之邪；桂枝、蜀椒、干姜、附片、细辛以祛阴寒之邪。寒以泄热，温以祛寒，各自为功，两不相妨。改丸为汤者，丸缓而汤速也。药服 1 剂而病愈。

2. 血虚肢厥

病入厥阴，伤及肝血，症见四肢厥冷，脉微欲绝等。

厥阴属肝，《素问·调经论》说："肝藏血。"邪入厥阴，肝血受损，致使阴血不能与阳气相顺接，故见四肢厥冷；《素问·举痛论》说："寒气入经则稽迟，泣而不行。"肝血不足，不能充盈经脉，故见脉细；寒气入经脉，阳气受阻，气血运行不畅，故见脉微欲绝。此乃肝血不足，阳气不通所致。法当养血通阳，温经散寒。治宜当归四逆汤：

当归 10 克　白芍 10 克　炙甘草 10 克　木通 10 克　细辛 6 克　大枣 3 枚（擘）　桂枝 10 克

上 7 味，以适量水煎药，汤成去渣取汁温服，日 2 次。

方中取当归、白芍、大枣养血活血；取桂枝通血分之阳气；取细辛温经散寒；取木通通经脉之滞；取炙甘草益气补中，助气血生化之源。七味相协，从而达到补阴血、通阳气、散寒邪、温经脉之效。

3. 热深厥深

邪入厥阴，厥热胜复，阳复太过，症见四肢厥冷，身热，口舌干燥，烦渴欲饮，脉滑。

四肢为诸阳之本，阳气内盛，热深厥深，其阳不能与阴相顺接，故见四肢厥冷；热邪内盛，灼伤津液，津液不能上承于口舌，口舌失濡，欲饮水以自救，故见身热，口舌干燥，口渴欲饮；热邪内壅，故见脉滑。此乃邪热内郁，热深厥深；法当清热回厥；治宜白虎汤。

生石膏 15 克　知母 10 克　炙甘草 8 克　炒粳米 10 克

上 4 味，以适量水煎药，汤成去渣取汁温服，日 2 次。

方中重用生石膏甘寒清热除烦；取知母清热止渴；取甘草、粳米资汁和胃，以资津液生化之源，热清则厥回。四味相合，共奏清热回厥之功效。

《素问·热论》说："今夫热病者，皆伤寒之类也。"其"伤寒"之名，首见于此。《难经·五十八难》说："伤寒有五：有中风，有伤寒，有湿温，有热病，有温病。"是从广义角度讲，则中风、湿温、热病、温病等，亦可称之曰"伤寒"，然真正独立的"伤寒"一病。则是人们所说的"狭义伤寒"，乃触冒隆冬严寒之气而即时发病者。《伤寒论·伤寒例篇》说："冬时严寒。万类深藏，君子固密，则不伤于寒。触冒之者，乃名伤寒耳……以伤寒为毒者，以其最成杀厉之气也。中而即病者，名曰伤寒。"又说："从霜降以后、至春分以前，凡有触冒霜露，体中寒即病者，谓之伤寒也。"是伤寒之为病，具有特定之时令界限以其时值隆冬严寒，气最猛烈，伤人则重，故伤寒病发病甚猛，变化尤速，俗有所谓"走马看伤寒"之语者，正谓此也。

伤寒的传变,《素问·热论篇》提出了"太阳""阳明""少阳""太阴""少阴""厥阴"的"六经传变规律",《伤寒论》则在此基础上大大发展了这一理论，阐发了疾病六经传变的具体过程、证候和方治，成为中医药学辨证施治最系统的一部典籍。尽管其中尚有不足和错简脱误，它仍然长期有效地指导了人们临床医疗的实践，促进了中医药学的发展与提高。

前几年里，有人见到《伤寒论》中"麻黄汤"、"麻杏石甘汤"、"小青龙汤"等方证在《太阳篇》，就误认为这是张仲景搞"错"了，说应改成"病在肺"。殊不知《伤寒论》论述的是"传经疾病"，而不是说的"止在肺，始终不传"的"感冒"。如把《伤寒论》中"病在太阳"，改为"病在肺"，试问其病怎样"传到阳明"？又怎样"传到少阳"？再怎样"传到太阴"？麻黄汤方证等在肺，李时珍早就说过，如能改，何待今日？中医学术界可悲的是，一些中医药报刊竟将这一说法当作"最新见解"转载去转载来。可见中医药知识水平在一些人的头脑中低下到何等地步！

另外，中医药学的"伤寒病"，与西医学上"伤寒病"是不一样的。西医学的伤寒病，多发生于夏秋之交，是苍蝇传播的一种传染性疾病，日人叫作“肠窒扶斯”。上海伍连德等人，留学日本回国后，要把日文译成中文，见“肠窒扶斯”的临床证候在《伤寒论》中都记载有，又误认为《伤寒论》一书是专论“伤寒病”的，于是，遂将日文“肠窒扶斯”一病翻译成了中文“伤寒病”至今已有好几十年，大半个世纪了。后来人们又多说《伤寒论》一书是论述“流行性感冒”之病了。

（二）口眼㖞斜

口眼㖞斜，又称口眼歪斜，面瘫，指口眼歪向一侧，不能闭合的病证，同时多伴有患侧额头皱纹消失，鼻唇沟偏斜，舌歪，口角流涎，不能做吹气、鼓腮等动作。

中医学认为，本证由气血不足，脉络空虚，风邪乘虚而入，血气阻痹不通而致。治疗以养血祛风为大法，用加味牵正散：

全蝎 6 克　僵蚕 10 克　白附子 10 克　当归 10 克　川芎 10 克　荆芥 10 克　防风 10 克

上 7 味，加水适量，煎汤，取汁，去渣，温服。日 1 剂。

方以荆芥、防风疏解外风；僵蚕化痰，祛络中之风；白附子辛散，善治头面之风；全蝎镇痉，为定风止掣之要药；当归养血，川芎行血中之气。诸药合用可养血和血，祛除内外经络血分痰浊之风。

临床多配合针刺，效果更佳。常取患侧（歪斜之对侧）局部穴位：地仓、颊车、迎香、四白、太阳等。

【案例】

患者某，男，10岁，学生。1965年4月某日就诊。发病已5天，口眼向右侧歪斜，以口角为甚。左侧面部麻木，偶有口涎流出，而自己无觉，饮食稍有不便。舌苔白，脉浮。乃风邪中络，口眼㖞斜。治宜养血祛风，拟牵正散加味：

白附子8克　全蝎6克　僵蚕8克　当归8克　川芎8克　桂枝6克　防风8克　荆芥8克

上8味，加水适量，煎汤，取汁，去渣，温服。日1剂，分2次服。

针刺：左地仓穴透左颊车穴，留针5分钟；左颧髎穴刺入3分，留针5分钟。

结果药服3剂，针刺1次，病即愈。

按：《金匮要略·中风历节病脉证并治》说："寒虚相搏，邪在皮肤，浮者血虚，络脉空虚，贼邪不泻，或左或右，邪气即急，正气引邪，㖞僻不遂，邪在于络，肌肤不仁……"今贼风中人左侧面颊之脉络，血脉损伤，致血气运行受阻，无以濡布肌肤，肌肤失养而缓纵不收，故左侧面颊麻木不仁，口眼向右㖞斜。口部歪斜不正，则饮食有不便，且因其收摄津液之用失常，故偶有口涎流出，而自己不觉。病无热象，故苔白。其为风邪伤络而络脉血虚，是以脉浮。用牵正散加味以白附子、全蝎、僵蚕、荆芥、防风祛风通络，桂枝温通血脉，当归、川芎养血活血，流畅气血，血行而风去。针刺左侧地仓透颊车，并刺左侧颧髎，以疏通患部经络，流畅患部气血，加强上方养血祛风之效。

（三）偏枯

偏枯，即通常所说的"半身不遂"，以半侧肢体废而不用为其主要临床特点。临床中所见之偏枯，就其形成可分为两大类，一为中风的后遗证；一为风湿所致。如杨倞《荀子》注："《尸子》曰：禹之劳，十年不窥其家，手不爪，胫不生毛，偏枯之病步不相过，人曰禹步。"即指此类。中风后遗证的偏枯，在其病程中有卒中昏倒的病史；而风湿所致的偏估，则往往可追问到风湿病史。在偏枯治疗的过程中，如果肢体麻木的感觉消除，而复又出现疼痛的感受，表明药已中病，是病情渐次好转之象。

1. 中风偏枯

（1）血瘀　中风卒倒醒后，症见肢体半身不遂，麻木，甚至瘦削，神志清楚，舌质黯或有瘀斑，脉涩，或语言謇涩不利等。

风邪所中，风邪与血气相搏结，阻塞经脉，肢体失养，故见半身不遂，麻木，甚至瘦削；血气瘀滞，故见舌质紫暗，或有瘀斑；气血运行不畅则脉涩；瘀阻络脉，心气不能上通于舌，故语言謇涩不利。此乃气血瘀滞不和使然。法当活血祛瘀。治宜血府逐瘀汤。

当归 10 克　生地 10 克　炒枳壳 8 克　红花 10 克　赤芍 10 克　柴胡 4 克　桔梗 5 克　川芎 5 克　牛膝 10 克　桃仁 12 克（去皮尖炒打）炙甘草 8 克

上 11 味，以适量水煎药，汤成去渣取汁温服，日 2 次。

方中生地、当归、川芎、赤芍是谓四物汤，以之养血活血；取桃仁、红花、牛膝活血祛瘀；气为血帅，气行则血流，故取枳壳、桔梗开结行气；取柴胡宣畅气血，推陈致新；甘草调和诸药。

（2）风痰　卒倒醒后，症见肢体半身不遂，麻木，神志清楚，语言不利，或虚烦不眠，舌滑或腻等。

风痰阻塞经络，气血运行不畅，肢体筋脉失养，故见肢体半身不遂，麻木；风痰阻于心络，心气不能上于舌，故见语言不利；风痰内扰心神，故见虚烦不眠。此乃风痰阻塞所致。法当豁痰祛风开窍。治宜温胆汤加味：

法半夏 10 克　陈皮 10 克　茯苓 10 克　炒枳实 10 克　竹茹 20 克　远志 10 克　炙甘草 10 克　菖蒲 10 克　僵蚕 10 克

上 9 味，以适量水煎药，汤成去渣取汁温服，日 2 次。

方中取半夏、竹茹化痰；取陈皮、枳实行气，以助化痰之力；取白僵蚕祛风痰；取菖蒲、远志豁痰开窍；取茯苓、甘草培土健脾，以制生痰之源。

【案例】

患者某，女，55 岁，住武汉市武昌区，某商店售货员。1977 年 10 月某日就诊。数月前突然中风卒倒，昏不知人，移时苏醒后，即见右半身活动失灵，不能运动，口部向左歪斜，言语不清晰，苔白腻，脉沉弦。乃风痰壅阻于身半，气血不养，为“偏枯”之病，治宜利窍祛壅，化解风痰，拟导痰汤加味：

胆南星 10 克　防风 10 克　茯苓 10 克　法半夏 10 克　炙甘草 10 克　陈皮 10 克　炒枳实 10 克　石菖蒲 10 克　白附子 10 克　白僵蚕 10 克　远志 8 克（去骨）

上 11 味，以适量水煎药，汤成去渣取汁温服，日 2 次。

按：《素问·调经论》说："血之与气，并走于上，则为大厥。厥则暴死，气复反则生，不反则死。"风痰阻窍，气血逆乱，神识昏蒙，不能自持，则见突然中风昏倒，不省人事，是乃古之所谓"痰中"也。移时脏腑气复，故苏醒。其神志呈已清醒有知，然风痰仍阻塞于身之右半，经脉不通，失其血气之濡养，故患者右侧半身不遂，右颊邪伤而皮肉筋脉缓纵，左颊无邪则皮肉筋脉相引而见急，故口颊㖞戾而向左侧歪斜。《素问·阴阳应象大论》说："心主舌。"又说："心在窍为舌。"且心手少阴之别络系于舌本，风痰壅窍，心脉受阻，则语言为之不利。风痰内郁为病，故苔见白腻而脉见沉弦，导痰汤方加味，用南星、半夏、白附子、僵蚕、防风化痰祛风，菖蒲、远志开窍祛痰，甘草、茯苓健脾渗湿，以净生痰之源，枳实、陈皮行气，以佐南星、半夏等药之化痰，断断续续服药数十剂，时经半年多而病愈。

（3）气虚夹痰　卒倒醒后，症见肢体半身不遂，麻木，神志清楚，语言不利，食欲不振，肢体无力，少气脉虚等。

脾主运化，脾气转输无力，聚湿生痰，痰浊阻滞经脉，气血不畅，筋脉失养，故见肢体半身不遂，麻木；痰阻心络，心气不能上至于舌，故见语言不利；脾胃虚弱，运化失常，故见食欲不振；气虚不充于周身，故肢体无力，少气而脉虚。此乃脾胃虚弱，痰浊阻滞而使然；法当补脾益气，化痰开窍；治宜六君子汤加味：

党参 10 克　茯苓 10 克　炒白术 10 克　陈皮 10 克　菖蒲 10 克　法半夏 10 克　远志 10 克　僵蚕 10 克　炙甘草 8 克

上 9 味，以适量水煎药，汤成去渣取汁温服，日 2 次。

方中党参、茯苓、白术、甘草是谓四君子汤，以之补脾益气；取半夏、僵蚕、菖蒲、远志化痰开窍；取陈皮利气，以助化痰之力。

【案例】

患者某，男，48岁，住武汉市武昌县农村，干部。1966年9月某日就诊。5月发病，突然昏倒，不省人事，苏醒后即出现右侧半身麻木，活动障碍，经数月治疗，稍有好转，但仍右侧手足失灵，不能随意运动，食欲不振，苔薄脉虚。乃气虚夹痰，阻塞身半之脉络，形成“偏枯”之病；治宜益气化痰，拟六君子汤加味：

党参10克　茯苓10克　炒白术10克　炙甘草10克　法半夏10克　陈皮10克　石菖蒲10克　远志肉10克　僵蚕8克

上9味，以适量水煎药，汤成去渣取汁，温服，日2次。

按：风痰阻窍，气血逆乱，正气不运，神识失职而不守，则卒然发生中风昏倒不知人，是乃古之所谓“虚中”也，故苏醒后即见半身不遂，食欲不振而脉象为虚。六君子汤方加味，用党参、白术、茯苓、甘草健脾益气渗湿，以消除其生痰之源；陈皮、半夏、僵蚕行气而祛风痰之邪；菖蒲、远志开窍通塞，以利其痰浊之化除。共奏益气化痰、利窍开结之功。药服20剂左右而病渐愈。

2. 风湿偏枯

风湿所引起的偏枯，症见肢体半身不遂，麻木，神志清楚，身体痛重等。

《灵枢·热病》说：“偏枯，身偏不用而痛，言不变，志不乱。”风湿阻滞于身半，气血不通，筋脉失养，故见肢体半身不遂而感麻木；湿性重浊，阻遏阳气，故见身体痛重；病不及神明，故神志清楚。此乃血脉偏虚，风湿阻滞所味致；法当祛风燥湿，活血通络；治以白术附子汤之变方加味：

苍术 10 克　制乌头 10 克　炙甘草 8 克　生姜 6 克　威灵仙 10 克　大枣 3 枚（擘）　干姜 10 克　细辛 6 克　当归 10 克　川芎 10 克　红花 10 克　桃仁 10 克（去皮尖，炒，打）

上 12 味，以适量水煎药，汤成去渣取汁温服，日 2 次。

方中取苍术苦温燥湿；取乌头、干姜、细辛温经散寒；取威灵仙祛风湿，通经络；取当归、川芎、桃仁、红花养血活血；取生姜、甘草、大枣调和脾胃，助中焦之转运。

偏枯，乃人身或左或右半身不遂，即身体一侧上下肢不能随意运动也。其病之发生，大致有两类，一是病痿痹逐渐发展而成，由风寒湿邪杂合而至伤于人体分腠，形成痹证疼痛，久之则其患部一侧经络阻滞痹闭不通而阳气不运，以致其失去血气之濡养，遂成为偏枯之疾，《庄子·齐物论》所谓“民湿寝则腰疾偏死”，《灵枢·热病》所谓“偏枯，身偏不用而痛，言不变，志不乱，病在分腠之间”是也。一是人之血气不和，营卫有衰，忽遇虚邪偏客其身半，血气凝涩而无以濡养其身半之形体，遂导致骤发偏枯之证，然偏枯之骤发者，多伴有口眼㖞斜、语言謇涩、神识不清等证出现，殆即所谓“中风”。《素问·大奇论》所谓胃脉沉鼓濇，胃外鼓大，心脉小坚急，皆为（原作“鬲”，误，今改）偏枯，男子发（废）左，女子发（废）右……”《灵枢·九宫八风》所谓“其有三虚，而偏中于风邪，则为击仆偏枯矣”是也。此两类原因所致之偏枯证，皆不易消失，治疗上收功缓慢，少则数月，多则数年始能恢复。针、药并用，比单法治疗效果好。中风偏枯严重者，迅即死亡之例亦时有所见。

考“偏枯”之证，在我国文献里记述较早，至少已有二千五百年以上之历史。《管子·入国篇》首先记述了“偏枯”这一病证名词，《尸子》卷下亦有“偏枯”之记载，《庄子·盗跖篇》亦有“偏枯”字样，而《齐物论》又称之曰“偏死”，《荀子·非相篇》则称之曰“跳”称之曰“偏”，《春秋繁露·三代改制质文》则称之曰“扁”《说文·疒部》则称之曰“痛”，称之曰“半枯”。诸书所称，文虽不同，其义则一，皆谓人身或左或右一侧之不能随意运动也。古者夏禹有此疾而偏枯在右侧，商汤有此疾而偏枯在左侧，皇甫谧亦有此疾，其偏枯亦在身之右侧。诸病此疾者，肢体多萎废而无能劳事以为食，人多哀憐之。根据《管子·入国篇》记载之国都“养疾”者，对“偏枯”患者，并“聋”“盲”“喑哑”“跛躄”“握遞”等不能自以为生者，官家办起“疗养院”加以收容，给饭吃，给衣穿，还给治病。病不愈，则收养一辈子，到死为止，所谓“殊死而后止”也。《黄帝内经》则对“偏枯”一证的发病原因、病理机制、临床证候及证候分类、治疗方法以及预后等，作了较全面的原则论述，为后世认识和治疗此证奠定了基础。后世学者正是在这个基础上，通过长期的医疗实践，对治疗偏枯一证积累了丰富的经验。

（四）肢体麻木

肢体麻木，指四肢或身体某部分肌肤知觉消失，不知痛痒，亦称麻木不仁。“麻”乃非痛非痒。皮肉之内如有虫行，按之不止，搔之更甚，一般是由气虚或风邪造成。“木”

则不痛不痒，自己肌肉如他人之肌肉，按之掐之不觉，如同木头，多因有痰湿与死血。麻与木常同时存在，故二者多相并提。

1. 气虚麻木

肢体麻木，如虫行皮肉之中，有时伴抬举无力，四肢不温，多发生在过于疲劳，或大病之后。

因大病伤气，气虚运血无力，脉络空虚，肢体无养，故麻木无力。气虚甚则伤及阳，阳虚则四肢不温。治宜益气温阳，用理中汤：

党参 10 克　炒白术 10 克　干姜 10 克　炙甘草 10 克

上 4 味，加水适量，煎汤，去渣，取汁，温服，日 1 剂，服 2 次。

方中用党参、炙甘草益气；白术健脾，补气血生化之源；干姜温中；诸药合用益气温阳，可治气虚之麻木。

2. 血虚麻木

肢体麻木，面色萎黄，伴皮肤干燥，头晕失眠，健忘等症。

因营血亏损，脉络空虚，肢体无所禀养，故麻木不仁，皮肤干燥。血虚心无所养，神不守舍，故失眠健忘。血不能上荣头面，故头晕，面色萎黄。治宜补血养心，方用四物汤加味：

熟地 15 克　当归 10 克　白芍 10 克　川芎 8 克　炒枣仁 10 克（打）　柏子仁 10 克　龙眼肉 10 克

上 7 味，加水适量，煎汤，去渣，取汁温服，日 1 剂，服 2 次。

方中用熟地、当归、白芍养血补血；川芎行血中之气，以使补而不滞。柏子仁养心；炒枣仁、龙眼肉安神。合而共奏补血养心之功，适于血虚麻木者。

3. 血瘀气滞麻木

肢体麻木，行走则疼痛，重按之则痛减，舌质黯，脉涩。

血瘀则气行不畅，经络阻塞，营血不养于肢体，故肢体麻木，行走则痛。按摩时可使气血暂时流通，故按之则痛减。舌质黯、脉涩为血瘀气滞之征象。治宜活血通络，佐以行气，用血府逐瘀汤：

生地 10 克　当归 10 克　赤芍 6 克　川芎 5 克　桃仁 12 克（去皮尖，炒，打）　柴胡 3 克　枳壳 6 克　桔梗 5 克　牛膝 10 克　红花 10 克　甘草 3 克

上 11 味，加水适量，煎汤，去渣，取汁，温服，日 1 剂，服 2 次。

方以四物汤养血和血，桃仁、红花、牛膝活血祛瘀，柴胡、桔梗、枳壳行气，甘草调和。诸药合用，可活血化瘀，养血通络，治疗血瘀气滞之肢体麻木。

4. 风痰阻络麻木

肢体麻木，或震颤不已，时感呕恶，肩背沉重，舌苔腻，脉沉弦。

因痰饮久伏，风邪引动，风痰搏于经络而麻木震颤。痰邪阻中则时发呕恶，流于肩背则肩背沉重。治宜祛风化痰，方用导痰汤加味：

制半夏 10 克　陈皮 10 克　茯苓 10 克　甘草 8 克　制南星 10 克　枳壳 10 克　僵蚕 10 克　菖蒲 10 克　防风 10 克

上 9 味，加水适量，煎汤，去渣，取汁，温服，日 1 剂，服 2 次。

方以半夏、陈皮、南星化痰；僵蚕、防风祛风；枳壳行气，以助祛痰；菖蒲豁痰开窍；茯苓渗湿以净化痰之源；甘草调和诸药。风痰去，经络通，麻木可解。

5. 蛔虫麻木

肢体麻木，有吐蛔病史，腹痛，手足厥逆。

因蛔虫扰动，经络壅塞，气血不达，故发麻木，并手足厥逆。治宜驱蛔降逆，用吴茱萸加黄连汤：

吴茱萸 10 克　党参 10 克　生姜 10 克　黄连 10 克　红枣 4 枚（擘）

上 5 味，加水适量，煎汤，去渣，取汁，温服，日 1 剂，服 2 次。

方用吴茱萸、生姜降逆祛浊，且生姜配合红枣可调和肠胃，党参培土补正，加黄连合吴茱萸可理肝解郁杀虫。

【案例】

患者某，女，36 岁，农民，1951 年正月初一就诊，1 天前吃除夕年饭后发病，全身肌肉发麻不已，难于支持，吐蛔虫 1 条，舌苔薄白，脉象沉弦。证乃肝郁生风，风木乘土，治宜理肝扶脾，降逆杀蛔，拟吴茱萸汤加味：

吴茱萸 10 克　党参 10 克　生姜 10 克　红枣 4 枚（擘）黄连 10 克

以水煎服，日 2 次。

药服 2 剂，病愈。

按：《素问·阴阳应象大论》说："东方生风，风生木，木生酸，酸生肝。"肝为风木之脏，肝郁则生风，木郁则乘土。风动虫生，虫随木气之乘土而犯胃，胃气逆上，蛔不得安，亦随之上窜于口中而吐出，故病人吐蛔虫 1 条。胃与脾合，主肌肉，风木乘之，"风胜则动"则脾胃所主之肌肉亦应之而见动象，故其全身肌肉如虫行状而发麻不已。用吴茱萸汤加黄连疏肝解郁，降逆杀虫，药服2剂而愈。

6. 乌头中毒发麻

食乌头后，初起舌麻，继则全身皆麻，头目巅眩，天旋地转，视物不清，烦闷。

因乌头有剧毒，服用过量，毒伤血气，神不守持，故见麻木而烦闷巅眩，治宜甘缓解毒，拟方：

甘草30克，以水煎汁，待冷后顿服。

白糖50克，化水，冷服。

（五）痹证

痹证是人体遭受外邪侵袭后，邪气客于肌表经络，使气血流行不畅，引起肢体、关节等处疼痛、酸楚、重着、麻木等症的一种疾病。其发病与气候变化及居处环境有密切关系。

人体与自然环境息息相关，《灵枢·岁露论》说："人与天地相参也，与日月相应也。"若受外界风、寒、湿、热等邪气的侵犯，人体正气又不足与之抗争时即会发病。当风、寒、热邪与湿邪相结合时，最易稽留于关节，阻塞经络，致气血郁滞，引起肢体关节的疼痛、酸楚、重着、麻木等。故《素问·痹论》说："风寒湿三气杂至，合而为痹也。"《圣济总录·诸痹门》说："皆因体虚腠理空疏，受风寒湿气而成痹也。"

由于感受邪气的性质不同，人的体质又各有差异，所以痹证的表现亦各不相同，一般可分风寒湿痹与热痹两种类型，其治法在祛湿的基础上各有侧重。

1. 风寒湿痹

肢体关节酸痛，关节屈伸不利，尤以气候变化时加重，反复发作，病程缠绵。有风邪偏盛者，见关节疼痛游走不定，称为行痹；有湿邪偏盛者，见关节酸痛沉重，称为着痹；有寒邪偏盛者，见关节疼痛剧烈，遇热则减，称为痛痹，治法各有不同。

（1）行痹　肢体关节烦痛，且游走不定，时而在上肢，时而在下肢，舌苔薄，脉浮虚而涩。

风湿之邪搏结于体表，风重于湿，而正阳虚弱。风湿留于关节，阻塞经络，气血流通不畅，故关节疼痛。风性善行数变，故疼痛游走不定。治宜散风祛湿止痛，用桂枝附子汤加味：

桂枝 12 克　制附子 10 克　生姜 10 克　甘草 8 克　防风 10 克　羌活 10 克　威灵仙 10 克　大枣 4 枚（擘）

上 8 味，加水适量，煎汤，取汁，去渣，温服。日 1 剂，分 2 次温服。

方中用桂枝解表散风，附子温阳止痛，生姜、甘草、大枣健脾和胃，运化水湿。加防风、羌活、威灵仙增强散风除湿之力，尤其威灵仙可祛除十二经之风邪。全方功能助阳祛风，适用于风盛之行痹。

（2）着痹　关节酸痛沉重，屈伸不利，舌苔白，脉濡缓。

湿邪侵犯体表，留于关节，阻塞经络，气血流行不畅，故关节疼痛。湿性重着，故关节酸楚沉重，屈伸不利。舌苔白脉濡缓，均为湿邪留滞之象。治宜祛湿疏风止痛，用白术附子汤加减：

苍术 10 克　制乌头 10 克（先煎）　木瓜 15 克　羌活 10 克　炙甘草 10 克　生姜 8 克　大枣 4 枚（擘）

上 7 味，加水适量，先煎乌头，待水减去 1/3 时，加入其他药再煎，汤成去渣，温服。日 1 剂，分 2 次温服。

方中用苍术代替原方中的白术，乌头代替原方中的附子，以增强燥湿止痛的力量，木瓜、羌活均可胜湿，羌活还能散风，甘草、生姜、大枣健脾，使脾能更好地转输水湿。

（3）痛痹　关节剧烈疼痛，痛有定处，得热则减。舌苔白，脉弦紧。

寒湿侵犯体表，留于关节，阻塞经络，使气血流行不畅，故关节疼痛。血遇寒则凝，故疼痛剧烈，且痛有定处，寒为阴邪，故得热则减。治宜温经散寒止痛，用乌头汤加味：

制乌头 10 克（蜜炒先煎）　麻黄 10 克　白芍 10 克　黄芪 10 克　炙甘草 10 克　细辛 6 克　海桐皮 10 克

上 7 味，先煎乌头，待水减少 1/3 后，加入其他药，再煎，汤成去渣，取汁，温服。日 1 剂，分 2 次温服。

方以乌头逐寒止痛。麻黄、细辛祛表里之寒湿，通阳行痹。黄芪实卫固表，益气蠲痹。白芍、甘草和阴缓急利关节。海桐皮祛寒湿，止痹痛。

如果痹痛日久，出现麻木不仁，手足困重等病，是气血瘀阻，宜于上方中加活血祛瘀药如：当归 10 克、赤芍 10 克、桃仁 10 克、红花 10 克，以通络化瘀。除痛痹外，行痹、着痹亦然。

（4）久痹　肢体关节疼痛，反复发作，缠绵不愈，肌肉消瘦，身体乏力。

痹证日久不愈，气血不足，邪客经络，气血流通不畅，故肢体疼痛，正气不足，偶感外邪，即引动内邪发病，故反复发作，缠绵难愈。痹痛日久，气血虚弱，肢体关节缺乏气血濡养则肌肉消瘦，身体乏力。治宜补益气血，祛风除湿止痛，用独活寄生汤：

独活 10 克　桑寄生 10 克　秦艽 10 克　防风 10 克　细辛 6 克　当归 10 克　白芍 10 克　川芎 10 克　生地 10 克　杜仲 10 克　牛膝 10 克　党参 10 克　茯苓 10 克　桂枝 10 克　甘草 8 克

上 15 味，加水适量，煎汤，取汁，去渣，温服。日 1 剂，分 2 次煎服。

方中用当归、白芍、川芎、生地养血和营；党参、茯苓、甘草益气扶脾；寄生、杜仲、牛膝补肝肾，强筋骨；独活、秦艽、防风散风祛湿；桂枝、细辛祛寒通经止痛。全方扶正祛邪，表里兼治，适用于痹痛日久，气血不足，肌肉消瘦者。若痹证日久不愈，出现四肢关节疼痛，软弱无力，或四肢拘急挛缩，手指屈曲，肌肉萎缩不用，麻木不仁等，是风寒湿邪客留日久，经络受阻，气血流通不畅，关节肌肉失却营养，故从疼痛发展为软弱无力，拘急挛缩，手指屈曲，萎缩不用，麻木不仁。治宜散风祛寒除湿，舒筋活络，可服秦艽酒：

秦艽 30 克　牛膝 30 克　炮附子 30 克　桂枝 30 克　五加皮 30 克　天门冬 30 克　巴戟 20 克　炒杜仲 20 克　石楠叶 20 克　细辛 20 克　独活 30 克　薏苡仁 20 克

上 12 味，共捣粗末，用酒适量（以浸没药末为度）浸渍。夏季泡 3 天，冬季泡 10 天，春秋两季泡 7 天。得气味后，每日饮 1 小酒盅。病证严重或平素酒量大者可酌量增加。

方中用秦艽、独活、五加皮、石楠叶祛风除湿；附子、细辛温阳祛寒；苡仁利湿；桂枝通经；秦艽、五加皮还可舒筋活络；五加皮、石楠叶、巴戟、杜仲、牛膝补肝肾，强筋骨；天门冬《千金方》谓可治“偏枯不随，风湿不仁，冷痹”。

2. 热痹

关节疼痛，局部红肿灼热，痛不可近，或兼有口渴，小便黄，舌苔黄，脉濡数等症。

《金匮要略·脏腑经络先后病脉证并治篇》说：“湿流关节。”湿热搏结，阻于经络，气血流通不畅，故关节疼痛。热为阳邪，故疼痛之关节又见红肿灼热，热灼津液，故口渴，小便黄。舌苔黄、脉濡数为湿热侵犯人体之征。治宜清热利湿，佐以疏风解毒；借用三妙散加味：

苍术 10 克　黄柏 10 克　川牛膝 10 克　薏苡仁 15 克　桑枝 15 克　老鹳草 10 克　升麻 10 克　射干 10 克　木瓜 15 克　威灵仙 10 克

上 10 味，加水适量，煎汤，取汁，去渣，日 1 剂，分 2 次，温服。

方中以苍术、木瓜、苡仁燥湿除湿；黄柏、牛膝、桑枝清热祛风；升麻、射干解毒；威灵仙、老鹳草通经络祛风湿。且桑枝引药行上肢，牛膝、木瓜引药行下肢，威灵仙疏通十二经，搜尽四肢病邪，更利于治疗湿热之痹。

【案例】

患者某，女，23 岁，湖北武昌某工厂工人。1977 年 9 月某日就诊。发病 1 年余，肢体大小关节疼痛肿大，每于天气变化时发作，小便色黄而有灼热感，口渴，脉濡数。病为热痹，治宜燥湿清热，祛风解毒；借用三妙散加味：

苍术10克　黄柏10克　川牛膝10克　薏苡仁15克　老鹳草10克　桑枝15克　木瓜15克　升麻10克　射干10克　威灵仙10克

以水煎服，日2次。

药服20余剂，病愈。

按：《金匮要略·脏腑经络先后病脉证治篇》说："湿流关节。"风寒湿邪杂至，随湿流于关节，阻塞经络，气血郁滞，则肢体关节出现疼痛肿大。人体与自然环境息息相关，天气变化，则人体关节疼痛即应之而发作。素禀阳脏，经络阻塞不通，阳气郁遏，风寒化热，证见口渴，而小便黄，且感灼热。脉濡为湿，数为热，病乃今之"热痹"，唐以前之所谓"风毒"也。借用三妙散加味治之，祛风除湿，清热解毒，通络止痛。药服20余剂病愈。

痹，字俗作"痺"。其病在我国文献里记述较早，如《管子》、《墨子》、《庄子》、《尸子》、《荀子》以及《吕氏春秋》等，都有记载。在《黄帝内经》里则有专篇论述。而《汉书·艺文志·方伎略》中记载有"《五藏六腑痹十二病方》三十卷"，从而表明我国在西汉时期就有一部"痹证专著"流传于世了。今《五脏六腑痹十二病方》已亡佚，《黄帝内经》则详论了痹证的病因、病机、证候、分类和治疗。

《说文·疒部》说："痹，湿病也，从疒，畀声。"《仓颉篇》卷中说："痹，手足不仁也。"《广韵·去声·六至》说："痹，脚冷湿病。"《急就篇》卷四说："痈疽瘛疭痿痹胀。"颜师古注："痹，风湿不仁也。"《荀子·解蔽篇》说："故伤于湿而击鼓，鼓痹则必有敝鼓丧豚之费矣。"杨倞注："痹，冷疾也，伤于湿则患痹……"《庄子·齐物论》说："民湿寝则腰疾偏死。”陆德明音义：“偏死，司马云：‘偏枯死也’。”《素问·痹论》说：“风寒湿三气杂至，合而为痹也。其风气胜者为行痹，寒气胜者为痛痹，湿气胜者为著痹也。”是痹证之发生，虽有因“湿”、因“风湿”、因“风寒湿”之异，然皆谓有“湿”则一也。其为病则证见“体痛”，见“腰疾偏死”，见“手足不仁”。

《墨子·辞过》说：“下润湿伤民。”《孟子·滕文公上》说：“当尧之时，天下犹未平，洪水横流，肆滥于中国。”故《吕氏春秋·仲夏纪·古乐》中记载，昔在“陶唐氏之始，阴多滞伏而湛积，水道壅塞，不行其原，民气鬱阏而滞著，筋骨瑟缩不达。”因水患人们不仅饮食难以为继，且遭水湿侵害而又多病痹。于是帝尧用鲧治水，而“鲧陻洪水”，“绩用弗成”，水患不除，乃“殛鲧于羽山”，启用夏禹为司空以治水患，“禹疏九河，瀹济漯而注诸海，决汝汉、排淮泗而注之江”(见《孟子·滕文公上》)，使“水由地中行”(见《孟子·滕文公下》)，地上洪水得到治理，中国人民从此“可得而食也”，然禹治水在外，“十年不窥其家”，长年累月以水为事，常渐于湿，肌肉久久濡渍，遂患痹证而“一身偏枯”，右半身枯弱痿易，行步失常而两足不能相过，后世有所谓“禹步”者，盖本于此而称之也。另据《晋书·皇甫谧传》载：《针灸甲乙经》作者，皇甫谧亦曾得痹证而病偏枯。

治疗痹证，主要是“温阳通经，除湿蠲痹”。然亦有用单方“豨莶草”，一味煎水内服者，亦有用单方“威灵仙”一味泡酒内服者。其病如有风气胜者，即加祛风药；如有寒气胜者，即加散寒药，亦可用药熨法从外以治之（见《灵枢·寿夭刚柔》中）。其有阳郁化热而为热痹者，则当燥湿清热以为治。痹久邪入络脉导致血气郁滞而肌肤麻木不仁者，则于方中加入活血通络之品。惟形似热痹而发则大小关节红、肿、热、痛剧烈者，为“历节病”，与痹证有异，不得相混。

治疗痹证，针灸有其独特的效果，在《黄帝内经》一书里对此有着丰富的论述，且贯穿了人与天地日月相参应的思想。在临床实践中，以天气晴朗的日中施针治痹为优。对于久痹肢体见有结络色黑者，当先用三棱针刺之出血，再据其病情或针灸或药物辨证而治之。

（六）历节痛

历节痛指周身大小关节剧烈疼痛，与气候变化有关，并多伴有关节屈伸不利，或肿大变形。因其疼痛较甚，也称白虎历节风，或痛风。

本病多由肝肾先虚，又感受外邪而成，故治疗以扶正祛邪为大法。

1. 寒湿凝滞历节痛

肢体关节寒冷，疼痛剧烈，痛有定处，得热则减，身体困重，关节不可屈伸，舌苔薄白，脉弦细。

病因肝肾阳气虚弱，气血不足，又感受寒湿之邪，使经脉阻塞，气血不通，故关节寒冷疼痛，不可屈伸。寒湿为阴邪，故身体困重，疼痛得热则减。治宜驱逐寒湿，通阳止痛。用乌头汤加味：

炮川乌 10 克（先煎） 炙麻黄 10 克 白芍 10 克 炙黄芪 10 克 党参 10 克 白术 10 克 炙甘草 10 克

上7味，加水适量，先煎乌头，待水减去1/3，加入余药再煎，汤成去渣，温服。日1剂。

本方中乌头大热，长于逐寒止痛，麻黄辛温，可表散寒湿，通阳行痹；党参、白术、黄芪益气扶正，健脾化湿；白芍除血痹，利小便，助乌头通阳散寒行痹，并可使其毒从小便而去；甘草调和诸药，共奏温阳逐寒，益气固表，行痹止痛之功。

2. 湿热郁结历节痛

关节红肿发热，痛如锥刺，常涉及肢体大小关节，或伴有口渴、小便灼热等症，舌苔薄，脉数。

感受风湿等外邪，阳郁于内，郁而化热，侵犯关节，故关节红肿发热疼痛，并出现口渴，小便灼热，脉数等症。治宜清热解毒，祛湿止痛；借用三妙散加味：

苍术10克　黄柏10克　川牛膝10克　桑枝15克　老鹳草10克　木瓜15克　薏苡仁15克　升麻10克　射干10克　威灵仙10克　水牛角片30克

上11味，加水适量，先煎水牛角片1小时，然后加入前10味药再煎，汤成去渣，温服，日1剂，分2服。

方以苍术、黄柏、牛膝三妙散清热燥湿祛邪；加木瓜、薏苡仁除湿；桑枝清热祛风；威灵仙、老鹳草通经络，祛风湿，止疼痛；升麻、射干解毒。尤其加水牛角一药，更增强清热解毒之力。全方有桑枝引药上行，牛膝、木瓜引药下行，威灵仙通行十二经，故全身上下各处肢体疼痛均可治。

“历节病”这一病名，首先见之于张仲景的《金匮要略》一书，而未见于《黄帝内经》和《八十一难经》中。惟《灵枢·寒热病》所载“骨痹，举节不用而痛，汗注，烦心，取三阴之经补之”之文，颇似论述历节之病，然他篇所述骨痹则又与此历节病不相涉矣。

《金匮要略·中风历节病脉证并治》谓“历节病”的“发病原因”，乃“肝肾先虚”而又“饮酒汗出当风”或“汗出入水中，如水伤心”所致。其“病历节疼痛不可屈伸”而为寒盛者，治以乌头汤；其“诸肢节疼痛，身体魁羸，脚肿如脱，头眩，短气，温温欲吐”而为关节肿热黄汗者，治以桂枝芍药知母汤，用知母，正以清热消肿也。此《金匮要略》赵开美本“身体魁羸”一句，元刊本及《脉经》卷八第五作“身体魁瘰”。身体，指上“诸肢节疼痛”的“诸肢节”，即肢体疼痛的大小关节。魁羸，叠韵字，谓高大不平。身体魁羸则谓人体发病时肢体各关节肿大高起而不与其上下部位相平也。魁瘰，魁羸，字异而义同。徐镕本作“身体尪羸”，尪，乃“魁”之坏文。俞桥本作“身体尪羸”，尪，义训“瘦弱”，不体现历节病的临床证候特征，当为浅人妄政，不足为据。

在隋代，历节病的成因，《诸病源候论》补充了“血气虚而受风邪”“风历关节与血气相搏交攻”说。《备急千金要方》卷八第三说：“夫历节风著人，久不治者，令人骨节蹉跌，变成癫病，不可不知，古今已来，无问贵贱，往往苦之。此是风之毒害者也。”提出了历节发病的“风毒说”。骨节蹉跌，谓骨节参差不齐，高低不平，今之所谓“骨节变形”也。

《备急千金要方》卷七第一说：“夫风毒之气，皆起于地。地之寒暑风湿皆作蒸气，足当履之，所以风毒之中人也，必先中脚，久而不差，遍及四肢、腹、背、头、项也微时不觉，痼滞乃知。”又说：“风毒中人，或先中手足十指……”进一步论述了历节病是由外邪风毒先中于脚或先中手足十指而延及身体“诸肢节疼痛肿大”而成的。故治疗历节病，古人创立了多个解毒药方，例如：

1.《备急千金要方》卷八第三载：“犀角汤，治热毒流入四肢，历节肿痛方：犀角二两，羚羊角一两，前胡、栀子仁、黄芩、射干各三两，大黄、升麻各四两，豉一升。右九味，㕮咀，以水九升，煮取三升，去渣，分三服。

2.《备急千金要方》卷八第三载：“排风汤，主诸毒风邪所中，口噤，闷绝不识人，及身体疼烦，面目暴肿，手足肿者，方：犀角、羚羊角、贝子、升麻各一两。右四味，治，下筛为麄散，以水二升半，内四方寸匕，煮取一升，去滓，服五合。杀药者，以意增之。若肿，和鸡子傅上，日三。老小以意加减之，神良。亦可多合用之。”

3.《外台秘要·历节风方一十首》载“延年……又疗历节风流入腰脚，方：独活六两，玄参四两，犀角屑、升麻各三两，生地黄切三升暴干，豉三合熬，鼠粘根切三升。右七味，捣筛为散，服方寸匕，饮汁下，日二服，加至二三匕。忌芜荑、蒜、面。”

《备急千金要方》卷七第五中，还载有“卫侯青膏“一方，亦治“历节疼肿，关节尽痛”。方中有“莽草”“野葛”“巴豆”“藜芦”等大毒之品，还有“乌头与半夏”“藜芦与细辛、人参”相反之药同用，正取其“以毒攻毒”也。

历节病与痹证相似而有异，痹证之病于关节者，多在肢体之大关节，而历节病则痛在肢体诸小关节。人们多谓此“历节病”为今之“类风湿性关节炎”也。

（七）疟疾

疟疾是以先恶寒，继而发热，头痛如破，随之汗出而解，如此一日一发，或间日一发，或间二三日一发，发有定时为其主要临床特点。古人认为一年四季均可以发生疟疾，而尤以秋季为多见，如《素问·疟论》说："夏伤于暑，秋必病疟"；其病因多与风邪为患有关；《内经》虽认为十二经均可以发生疟疾，然疟疾多不离少阳。临床上，余常依据《金匮要略》的有关内容，将其分为寒疟、温疟两大类。疟疾的治疗原则，初期以和解祛邪为主，中后期则常以扶正祛邪为治。

1. 寒疟

（1）柴胡桂枝汤证　症见先恶寒，后发热，或只恶寒不发热，寒多热少，发有定时，骨节烦痛，心烦微呕，心下胀闷等。

太阳经受邪，故见骨节烦痛；阳气功能失常，故见寒多热少，或只恶寒不发热；邪中少阳，故见寒热往来，心烦微呕，心下胀闷等。此为疟邪停留于太阳、少阳两经，阳气功能失常所致，法当外解太阳，内和少阳；治宜柴胡桂枝汤：

桂枝 10 克　黄芩 10 克　炙甘草 8 克　党参 10 克　白芍 10 克　法半夏 10 克　柴胡 10 克　生姜 8 克　大枣 2 枚（擘）

上 9 味，以适量水煎药，汤成去渣取汁温服，日 2 次。

本方即小柴胡汤与桂枝汤合方，方中桂枝、白芍、甘草、生姜、大枣是谓桂枝汤，以之外散太阳经之风邪；柴胡、黄芩、半夏、党参、甘草、生姜、大枣是谓小柴胡汤，以之和解少阳之邪。

（2）柴胡桂枝干姜汤证　症见先恶寒后发热，或只恶寒不发热，寒多热少，发作有时，胸胁胀满，小便不利，口渴而不呕，头上汗出，心烦等。

邪停太阳经，故见恶寒；邪入太阳府，膀胱气化不行，故见小便不利。邪留阳明，故见口渴，头上汗出。足少阳胆经入胸中，布胁里，胆气通于心，邪留少阳，故见寒热往来，发有定时，胸胁胀满，心烦；阳气受阻，故见寒多热少，或但寒不热。此为疟邪滞留三阳，阳气功能受阻所致；法当调理三阳；治宜柴胡桂枝干姜汤：

柴胡 10 克　桂枝 10 克　栝楼根 10 克　干姜 8 克　黄芩 10 克　炙甘草 10 克　煅牡蛎 10 克

上 7 味，以适量水煎药，汤成去渣取汁温服，日 3 服。初服微烦，复服汗出则愈。

方中取桂枝、牡蛎和解太阳之表；取干姜、栝楼根和解阳明之里；取柴胡、黄芩和解少阳表里；取甘草调和诸药。

【案例】

患者某，男，49 岁，住武汉市武昌区，某高等学校教师。1975年9月某日就诊。发病已 6 日，每日下午发生欠伸，寒栗，体痛，继之则寒去身热口渴而头痛，然后汗出热解有如常人，惟渐肢体乏力。乃秋伤风凉，邪居风府，卫气应而病作，是则名曰“疟疾”，治宜散其风寒，调其阴阳；拟方柴胡桂枝干姜汤加味：

柴胡 15 克　黄芩 10 克　干姜 10 克　桂枝 10 克　牡蛎 10 克　花粉 10 克　炙甘草 10 克　常山 10 克　乌梅 10 克

上 9 味，以适量水煎药，汤成去渣取汁温服，日 2 次。

按:《素问·疟论》说:“夫痎疟皆生于风……疟之始发也,先起于毫毛,欠伸乃作,寒栗鼓颔,腰脊俱痛,寒去则外内皆热,头痛如破,渴欲冷饮。帝曰:何气使然?愿闻其道。岐伯曰:阴阳上下交争,虚实更作,阴阳相移也。”邪居风府,卫气应之则病作,故疟病蓄作有时,其气上下并居,并于阴则阴盛而阳虚,阴盛则内寒,阳虚则外寒,内外皆寒,故欠伸,寒栗,体痛;并于阳则阳盛而阴虚,阳盛则外热,阴虚则内热,外内皆热,故身热,口渴,头痛。《素问·疟论篇》说:“疟气者,必更胜更虚,当气之所在也。病在阳,则热而脉躁;在阴,则寒而脉静。极则阴阳衰,卫气相离,故病得休……”,物极必反,其邪正相搏至极,则阴阳俱衰,卫气相离,故汗出热解有如常人,邪久不去正气日伤,故渐肢体乏力。柴胡桂枝干姜汤方加味,用柴胡、桂枝、干姜祛风散寒以和阳;黄芩、花粉清热以和阴,常山、乌梅劫疟,甘草和中,牡蛎入肝软坚散结,以防气血之著肝坚结而成肝积。共奏散风寒,和阴阳,愈疟病,防坚结之效。药服2剂而疟解。

2. 温疟

温疟,症见只发热,不恶寒,骨节烦痛,时时呕吐,朝发暮解,暮发朝解,脉平或弦数。

伏邪化热外出,故见只发热不恶寒,邪热犯胃,胃气不和,故见时时呕吐;疟邪藏于骨髓,至春而外发,故骨节烦痛;温疟为里邪外出,而非新感,故脉平;若热邪过甚,故脉见弦数;里邪外出,故朝发暮解,暮发朝解。此为伏藏于骨髓之疟邪,至春夏外出而发,疟邪欲外出之势;法当解表清里;治宜白虎加桂枝汤:

石膏 15 克　知母 10 克　炒粳米 10 克　桂枝 10 克　炙

甘草 8 克

上 5 味，以适量水煎药，煮米熟汤成，去渣取汁温服，日 2 次。

本方即白虎汤加桂枝而成，方中石膏、知母、甘草、粳米是谓白虎汤，以之清热生津；加桂枝辛温解肌，因势利导以散外发之疟邪。

单方：鬼哭丹

砒石 3 克（研） 朱砂 3 克（研） 小麦面 30 克（研）

上 3 味，合研为均匀细末，以水调和，作成饼状，置火上烤焦香，再研为极细末，磁瓶收贮备用。每用时取药末 1 克，于疟疾发作前 1 小时冲服。本方虽多为剧毒药，但每次用量较少，但用无妨，一般很少出现中毒现象。

3. 妊娠患疟

妇人怀孕患疟，症见寒热往来，发有定时，每日或间日一发。

少阳位居半表半里，疟邪进于少阳，内并于阴，则阴胜而阳虚，故见恶寒；外并于阳，则阳胜而阴虚，故见发热；阴阳交替相并，故见寒热往来，发有定时，此为疟邪进于少阳所致；法当和解少阳；治宜小柴胡汤加味：

柴胡 20 克 党参 10 克 法半夏 10 克 黄芩 10 克 甘草 8 克 生姜 8 克 青皮 10 克 大枣 3 枚（擘）

上 8 味，以适量水煎药，汤成去渣取汁温服，日 2 次。

本方即小柴胡汤加青皮而成，方取小柴胡汤和解少阳以治疟病；加青皮和厥阴以防少阳疟邪内传。

4. 久疟

症见先恶寒，后发热，休作有时，寒热亦弱，倦怠乏力等。

患疟日久，正气已伤，病邪由少阳内入厥阴。《素问·至真要大论篇》说："帝曰：厥阴何谓？歧伯曰：两阴交尽也。"厥阴，阴气将尽而未尽，阳气已生而尚少。是退则为阴而恶寒，进则为阳而发热，故休作有时，惟正气已伤，无力与邪抗争，故见证寒热不剧；正气不能充养其体，故见倦怠乏力。此乃邪入厥阴，正气已虚，寒热错杂而然。法当寒热并投，兼以扶正，治宜乌梅丸，改丸为汤。

乌梅 12 克　细辛 6 克　制附片 10 克　黄连 10 克　黄柏 10 克　桂枝 10 克　党参 10 克　干姜 10 克　川椒 10 克　当归 10 克

上 10 味，以适量水煎药，汤成去渣取汁温服，日 2 次。

厥阴属肝，酸入肝，故方中用酸味之乌梅补肝之体；取细辛、附片、桂枝、干姜、川椒以散寒；取黄连、黄柏苦寒清热；取党参以扶正气；取当归养血活血。

单方：

炒白术适量

上 1 味，以白酒浸泡 1 周后，每日饮 1 小盅。

方以白术益气健脾，补正祛邪，正复邪自去；且借酒之辛散以行药力。

5. 牡疟

牡疟，症见恶寒，发热，寒多热少，休作有时。

疟邪伏藏于心间，心为牡脏，故称其为牡疟。疟伏于心，心阳被阻不能外达，故见其恶寒多；疟伤心阳，心阳不足，故见发热少，且休作有时。此乃疟邪伏藏心间，心阳受损所致；法当助阳截疟；治宜蜀漆散加味：

蜀漆 10 克（洗去腥）　云母 10 克（烧 2 昼夜）　龙骨 10 克　制半夏 10 克　陈皮 10 克　党参 10 克　甘草 8 克

上 7 味，研为细末收贮备用。每用时取药末 10 克，于疟疾发作前 1~2 小时，以开水送下。

方中蜀漆为常山之苗，取其截疟；因其阳虚多寒，故取云母、龙骨助阳扶正，且云母能升清阳之气，使阳气达于外。蜀漆具有涌吐之性，故取龙骨、半夏、陈皮降逆和胃；取党参、甘草培土益气，以防蜀漆伤伐胃气。

6. 劳疟

症见恶寒发热，稍劳即发，或兼见口咽干燥，尿黄等。

疟疾日久，邪未尽除，故见恶寒，发热；《素问·举痛论》说："劳则气耗。"疟久伤正，劳则正气愈益受伤，故每遇劳则发作；病久伤阴，故或见口咽干燥。此为疟邪未尽，阴液受损所致；法当截疟扶正；治以《千金方》蜀漆丸：

蜀漆 10 克　知母 10 克　麦门冬 10 克　白薇 10 克　升麻 8 克　地骨皮 10 克　鳖甲 15 克　常山 10 克　炙甘草 8 克　玉竹 10 克　石膏 10 克　淡豆豉 8 克　乌梅 10 克

上 13 味，研末，炼蜜为丸如梧桐子大，每服 10 丸，温水送下，日 2 次。

方中取常山、蜀漆载疟邪；取鳖甲、麦冬滋阴补液；取乌梅配甘草酸甘化阴；取知母、石膏、白薇、地骨皮以清热；取玉竹配甘草味甘以扶佐正气；少佐升麻、淡豆豉以升散其清阳之气。

7. 疟母

症见疟疾未愈，胁下结有痞块，腹胀，食欲不振等。

疟病日久，正气已伤，疟邪未尽，疟邪与痰、食、血等有形之物，搏结不散，日积月累，形成痞块，痞块内阻，气机不畅，故见腹胀；胁下属肝，肝木伤伐脾土，脾运失常，故见食欲不振。此为疟邪与痰、食、血相结于胁下所使然；

法当活血祛瘀，软坚散结，兼以扶正；治宜鳖甲煎丸：

炙鳖甲12分　烧射干3分　黄芩3分　柴胡6分　炒鼠妇3分　干姜3分　大黄3分　白芍5分　桂枝3分　炒葶苈1分　石韦3分（去毛）　厚朴3分　赤硝12分　瞿麦2分　紫葳3分　制半夏1分　党参1分　䗪虫5分　阿胶3分　炙蜂窝4分　炒蜣螂6分　桃仁2分　丹皮5分（去心）

上23味，按上述比例配剂，除鳖甲外，余药研为细末备用。取煅灶下灰适量，置一容器中，加酒浸泡，待酒减半时，加鳖甲于其中，煮烂如胶时，绞取汁与前药末混合为丸如梧桐子大，6~7丸空腹服下，日3服。

方中鳖甲咸平，软坚散结，尤其经煅灶灰酒浸煅制后，更能入肝脏消瘀血而破癥瘕，配合鼠妇、䗪虫、蜣螂、蜂窝、桃仁、丹皮、大黄、白芍、赤硝、紫葳以破血消瘀，推陈致新；取厚朴、半夏、葶苈、射干、瞿麦、石韦理气化痰利小便；取人参、干姜佐以柴胡、半夏为小柴胡汤之法和解少阳；取阿胶、白芍、桂枝疏达肝气而润风燥；大黄、赤硝以攻下积滞。

如疟疾已愈，惟左胁下结有痞块而不消者，可用党参、山药、白术、芡实、莲子、沙参、玉竹、茯苓、陈皮、炙甘草等份，共研细末，过筛，与同等量炒糯米粉拌合均匀，稍加白糖，每服一汤匙，早晚各1服，开水送下。

瘧，小篆作"瘧"，《说文·疒部》说："瘧，寒热休作，从疒，从虐，虐亦声。"而"虐"字，小篆则作"虐"。《说文·虐部》说："虐，残也，从虍爪人，虎足反爪人也。"虎足反爪人而残暴酷虐，其病作则寒甚热猛似之，是故曰"瘧"。疟疾，在我国古代文献里记述颇早，《尚书·周书·金縢》篇中，就有"遘厉虐疾"之句，虐，即为"瘧"字之借，是周武王姬发曾病过虐疾。《春秋·左昭十九年传》说“许悼公疟，被其大子误进药服之而死亡。”《周礼·天官冢宰下·疾医》记载：“秋时有疟寒疾。”《礼记·月令》亦谓“孟秋……民病疟疾。”是战国时人已认识到疟疾多发于秋季也。他如《诗》《墨子》《孟子》等书也皆提到过疟疾。《山海经》一书还记载了治疗疟病的药物，尤其《黄帝内经》则用《疟论》专篇，详论了疟病的发病原因、病理机制、证候特征、发作时间、针治原则、不能刺其疟病发作方盛之时，必待其病势之衰而刺之。并把疟疾分为“寒疟”“温疟”“瘅疟”三种。继之又以《刺疟论》专篇论述“足太阳疟”“足少阳疟”“足阳明疟”“足太阴疟”“足少阴疟”“足厥阴疟”和“肺疟”“心疟”“肝疟”“脾疟”“肾疟”“胃疟”等十二疟的针刺治疗，体现了针刺疟病的辨证施治思想，并指出“凡治疟，先发如食顷，乃可以治，过之则失时也”。强调了把握治疗时机的重要性。针刺治疗如此，药物治疗亦如此。药物治疟，亦必于疟发前一小时服药，待疟发服药则药与病相逆矣，病必不愈。

有趣的是，近世针灸医家治疟，多取“大椎”“陶道”等穴以刺之，刺前查血有疟原虫活跃，刺后疟病愈而查血亦无疟原虫之踪影了，岂不神哉！另外，又用现代科技手段在一千五六百年的晋代《肘后方》里挖掘出了“青蒿治疟”，制成治疟新药“青蒿素”进入了美国医药市场。这足见中国医药学，确是一个“伟大的宝库”！

（八）痢疾

痢疾，是以腹痛，里急后重，下痢脓血为其主要临床特点的一种肠道疾病，初期多为湿热之邪壅滞肠道。肝欲疏泄而不能，肺欲收敛而不得，致使气机不畅，传导失常，进而湿热灼伤肠道络脉，气血郁滞，腐败气血。

1. 痢疾初起

痢疾初起的前3天，如果没有明显的热象，病人仅表现为腹部疼痛，里急后重，下痢赤白脓血等。

湿热郁积，气机阻滞不通，故见腹痛，里急后重；湿热积滞，腐败气血，故见下痢脓血。此乃湿热郁结，气机阻滞；法当清利湿热，行气活血；治宜芍药汤方：

白芍10克　黄芩10克　甘草8克　黄连10克　大黄10克　槟榔10克　当归10克　肉桂3克　广木香8克　干姜10克

上10味，以适量水煎药，汤成去渣取汁温服，日2次。如果里急后重太甚，可加枳壳10克、桔梗10克。

《素问·至真要大论》说："湿淫于内……以苦燥之。"方中取黄芩、黄连、大黄苦寒清热、燥湿，通利肠胃积滞；取当归、白芍走血分养血活血；取广木香、槟榔行气导滞；少佐肉桂、干姜辛以散之，以助行气之力，合《素问·脏气法时论》"肝欲散，急食辛以散之"旨意；以甘草甘缓和中，以缓急迫。如果里急后重太甚，则加枳壳、桔梗疏利气机，以加强行气之力。此所谓"行血则便脓自愈，调气则后重自除"。

2. 热痢

痢疾以热为主，热重于湿，症见腹部疼痛剧烈，下痢脓血，里急后重，身热，烦躁，口渴，尿黄赤而热，舌质红绛，舌苔黄燥，脉滑数等。

湿热郁滞，熏蒸肠胃，腐败气血，下趋肠道，故见下痢脓血；气机阻滞，故见腹部疼痛剧烈，里急后重；里有郁热，故身热，脉滑数；热扰心神，故烦躁；热邪灼伤津液，故口渴，尿黄赤而热，舌质红绛，舌苔黄燥。此乃湿热蕴结肠胃，热重于湿；法当清热燥湿，养血活血；治宜白头翁汤方加味：

黄柏 10 克　黄连 8 克　白头翁 15 克　秦皮 10 克　当归 10 克　赤芍 10 克

上 6 味，以适量水煎药，汤成去渣取汁温服，日 2 次。若里急后重较甚，加枳壳 10 克、桔梗 10 克。

方中重用白头翁苦寒清热，凉血止痢；取秦皮、黄连、黄柏清热燥湿，是谓白头翁汤，清热燥湿止痢；加当归、赤芍入血分养血活血。若里急后重较甚，表明气滞尤重，故加枳壳、桔梗以疏利气机。

3. 冷痢

症见下痢白色冻子，里急后重，腹痛，肠鸣，四肢不温，小便清长，苔白，脉沉紧。

寒湿内停，脾阳被困，运化失职，故见下痢白色冻子；寒湿阻遏，气机郁滞，阳气不通，故见里急后重，腹痛，四肢不温，小便清长；气行击水，故肠鸣；苔白，脉沉紧亦为寒湿内滞所致。此为寒湿内积所使然；法当温中散寒，涩肠止痢；治宜大桃花汤：

赤石脂 10 克　干姜 10 克　当归 10 克　炒白术 10 克

龙骨10克　牡蛎10克　制附片10克　甘草8克　白芍10克

上9味，以适量水煎药，汤成去渣取汁温服，日2次。

方中取于姜、附片温中祛寒，散郁行滞；取白术、甘草燥湿健脾；取赤石脂、龙骨、牡蛎收涩止痢；取当归、白芍养血活血以和肝。共奏温中补虚，散寒止痢之功。

4. 虚极下痢

素体虚弱之人，复感湿热之邪，而成下痢。症见下痢脓血，里急后重，小腹疼痛，身热；或兼见口渴，精神疲惫，头晕眼花，苔白，脉虚弱而数等。

湿热郁滞，熏蒸肠胃，腐败气血，故见下痢脓血；湿热郁滞，气机不畅，故见里急后重，小腹疼痛；热郁于里，故见身热；热伤津液，故口渴；血虚清窍失养，故头晕眼花；气血不足，故见精神疲惫，苔白，脉虚弱而数。此乃气血虚弱，湿热内郁使然；法当清热燥湿，益气补血；治宜白头翁汤加甘草阿胶汤方：

白头翁12克　黄连10克　黄柏10克　秦皮10克　甘草10克　阿胶10克（烊化）

上6味，以水适量先煎前5物，去渣取汁，纳阿胶于药汁中烊化，温服，日2次。

《金匮要略·妇人产后病脉证治》说："产后下痢虚极，白头翁加甘草阿胶汤主之。"这里借用其治疗血虚下痢颇为对证。方中重用白头翁苦寒清热，凉血止痢；取黄连、黄柏、秦皮苦寒清热燥湿；取阿胶滋养阴血；取甘草缓中补虚，调和诸药，取"热淫于内……佐以甘苦"之义。

【案例】

患者某，女，35岁。1969年8月9日就诊。1969年8

月5日发病，发热，下痢红白黏脓，且时伴以鲜血，1日达二三十次，里急后重，痛苦不堪，口渴欲饮水，恶心欲吐，食欲不振。经他医治疗未效而于8月9日就诊于余。诊见形体消瘦，精神困惫，舌苔黄，脉细数。此乃湿热郁遏肠道，气血郁滞，拟白头翁汤加味：

白头翁12克　黄连10克　黄柏10克　广木香6克　秦皮10克　当归10克　槐花12克　地榆15克

上8味，以适量水煎药，汤成去渣取汁温服，日2次。服药1剂，发热，口渴，恶心等症消失，食欲好转，表明热邪稍退，胃气渐顺。然仍下痢红白黏脓，1日夜二三十次，里急后重，困惫异常。仍以原方加减。

白头翁12克　黄连10克　黄柏10克　广木香6克　秦皮10克　当归12克　炙甘草10克　地榆30克　阿胶12克（烊化）

上9味，以适量水先煎前8物，去渣取汁，纳阿胶于药汁中烊化，温服。药服1剂，大便转为正常，红白黏脓全无，里急后重消失，痢疾已愈。再以其方1剂巩固疗效。

按：湿热郁遏，熏蒸于肠胃，腐败瘀滞，气机不畅，故里急后重，下痢1日夜达数十次。胃气失降，故恶心欲呕，且食欲不振。热盛于身则发热，口渴欲饮水，舌苔黄，脉细数，其病为湿热痢而热重于湿，治本《伤寒论·厥阴病篇》“热痢下重者，白头翁汤主之”，“下痢欲饮水者，以有热故也，白头翁汤主之”之法，以白头翁汤泄热燥湿，凉血解毒为主，加当归行血以愈便脓，加广木香调气，枳壳、桔梗疏利气机以除后重。服药2剂未见稍效，遂以其邪热过甚而减去疏利气机之桔梗、枳壳，加入槐花、地榆以增强凉血泄热之力。服药后，发热、口渴、恶心等症消失，食欲亦好转；

但下痢红白黏胨伴鲜血之证不减轻，1日夜仍为数十次，里急后重，困惫不堪；舌苔黄，脉细数。此乃劳累体弱之故，遂本《金匮要略·妇人产后病脉证治》“产后下痢虚极白头翁加甘草阿胶汤主之”之法，于上方减凉血之槐花，加入阿胶以养阴止血，炙甘草资汁补中，助正气以除湿热。患者虽非产后，但其痢前身体衰弱，与“下痢虚极”实为相似，故服药1剂，即正复邪退大便转为正常，红白黏胨全无，里急后重消失，痢疾告愈。

5. 阳虚久痢

阳气虚弱，下痢日久，症见下痢脓血，轻微里急后重，或无里急后重；同时兼见神疲气弱，腹痛喜温，按之痛止，舌淡白，脉迟弱或细微等。

脾阳虚弱，温煦无力，故见神疲气弱，腹痛喜温，按之痛止，舌淡白，脉迟弱或细微；脾失统御，故见下痢日久，泻下脓血；气滞未甚，故见里急后重轻微，或无里急后重。此乃脾阳虚弱，固摄无力，法当温中涩肠，治宜桃花汤方：

干姜8克　炒粳米10克　赤石脂20克（一半研为细末另包）

上3味，除一半赤石脂研末外，其余各药以适量水煎，汤成去渣取汁，内赤石脂末于药汁中搅匀温服，日2次。如果兼见泻下脓血黑便，加当归10克、川芎10克、红花10克、蒲黄10克；如果兼见少气无力，可于方中加党参10克、炒白术10克。

方中取干姜温中散寒；取粳米健脾益气，以助固摄之力；取赤石脂涩肠而止泻痢。3味相合，从而达到温中散寒，涩肠止痢之目的。如果出现脓血黑便，表明瘀血阻滞，所以加当归、川芎、红花、蒲黄养血活血；如果见少气无力，表明脾气虚弱，故加白术、党参健脾益气。

【案例】

患者某，女，48岁，1954年8月患痢疾，时缓时剧，绵延20年。经武汉、北京等地医院治疗未效，后剖腹探查诊断为结肠溃疡。1974年6月就诊于余。诊见患者形体消瘦，食欲不振，面色少华，常畏寒；大便时下脓血，便色乌黑，下血前常有多汗、小腹急痛，但无后重感，大便无血时则稀溏而色如果酱，或带白色黏液。近来发生上腹部满胀，每于饥饿时刺痛，得食则减，遇寒则剧，口泛酸水。月经时断时潮；经前小腹刺痛，经色乌黑，脉沉迟细弱，治以桃花汤加味：

赤石脂30克　干姜6克　党参12克　炒粳米15克　当归24克　川芎9克　炒白术12克　炙甘草9克　白芍15克　延胡索12克　红花9克　桂枝6克　蒲黄炭9克

上13味，以适量水煎药，汤成去渣取汁温服，日2次。服药5剂，大便基本成形，下血停止，便色转正常，汗出之症消失，畏寒减轻，精神、食欲、面色均好转，惟稍劳则小便遗出。仍拟原方去红花加炙黄芪12克。服6剂，诸症悉退，仅大便稍稀，仍以原方去桂枝、蒲黄炭，加山药12克、广木香4克以善其后。

又服药11剂，大便完全恢复正常，食欲转佳，体重增加，形体渐盛，诸症减退，其病告愈。

按：患者脾肾虚寒，肠滑不固，故久久下痢以至20余年不愈，虽病痢而无后重感。气虚阳弱，则精神疲乏，食欲不振，面色少华，畏寒，痢前多汗或大便带白色黏液以及腹部饥饿则痛，遇寒则剧，口泛酸水，脉沉迟细弱。络伤血瘀，则大便色黑或如果酱，上腹部刺痛。月经前小腹刺痛，经色乌黑，亦为血瘀之征。病久则经血亏损，故形容消瘦。遂本《金匮要略·呕吐哕下利病脉证治》“下利便脓血者，桃花汤主之”之法，加当归、川芎、白芍、红花、延胡索、蒲黄炭养血活血、止痛止血，加桂枝通阳温经，以助血行。服后精神、食欲、畏寒、大便均好转，下血及汗出亦止，惟劳则小便遗出，故于方中减破血之红花，加炙黄芪益气补虚以固摄，继之再去温通止血之桂枝、蒲黄炭，加山药以益脾固涩，广木香利气以防补药之壅。

6. 下痢脾陷

下痢日久，症见泻痢滑脱不禁，脱肛，腹痛食少，苔白，脉迟细。

脾气下陷，失于固摄，故见下痢滑脱不禁、脱肛；脾气虚弱，温煦无力，失于健运，故见腹痛，苔白，脉迟细，食少。此乃久痢脾虚下陷，固摄无权，法当温补脾肾，升阳举陷，治宜真人养脏汤方：

党参 10 克　炒白术 10 克　炙甘草 10 克　肉桂 10 克　广本香6克　当归10克　白芍10克　肉豆蔻10克（面裹煨）　炙罂粟壳 10 克　诃子皮 10 克（面裹煨）

上 10 味，以适量水煎药，汤成去渣取汁温服，日 2 次。

方中取党参、白术、炙甘草健脾益气，升阳举陷；取肉桂、肉豆蔻温阳止泻；取炙罂粟壳、诃子皮固肠止滑；取当归、白芍养血活血止痛；取广木香疏利气机。10 味相合，共收益气举陷、固肠止痢之效。

7. 久痢

下痢日久，时轻时重，痢下赤白脓血，腹痛，里急后重。

下痢日久，正气受伤，热邪未尽，故见下痢赤白脓血，腹痛，里急后重。此乃病入厥阴，其经寒热错杂所使然，法当寒热并投，治宜乌梅丸加味，改丸为汤：

乌梅 10 克　干姜 10 克　黄连 10 克　当归 10 克　蜀椒 10 克　细辛 6 克　制附片 10 克　桂枝 10 克　黄柏 10 克　广木香 6 克　党参 10 克

上 11 味，以适量水煎药，汤成去渣取汁温服，日 2 次。

方中取乌梅酸收止痢；取干姜、附片、蜀椒、桂枝、细辛温里通阳；取黄连、黄柏苦寒清热，以厚肠胃；取当归养血活血；取党参益气补虚；取广木香行气通滞。

8. 噤口痢

下痢赤白脓血，腹痛，里急后重，恶心呕吐，不能食，精神疲乏，舌苔黄腻等。

湿热疫毒蕴结肠胃，腐败气血，故见下痢脓血；湿热阻滞，气机不利，故见腹痛，里急后重；胃失和降，故见不能食，恶心呕吐；湿热上泛于口，故见舌苔黄腻，下痢伤损脾胃，故见精神疲乏。此乃湿热疫毒熏灼肠胃，正气受伤所致，法当败毒祛湿，疏利气机，培中固本，治宜仓廪散：

党参 10 克　茯苓 10 克　甘草 8 克　前胡 10 克　川芎 10 克　羌活 10 克　独活 10 克　桔梗 10 克　柴胡 10 克　炒枳壳 10 克　陈仓米 20 克

上 11 味，研为细末备用。每用时取药末 20 克，以生姜 10 克、薄荷 10 克煎水送服。

方中取羌活、独活燥湿；取党参、茯苓、甘草、陈仓米、生姜健脾和胃降逆；取柴胡、前胡一升一降通达上下；取桔梗、枳壳疏利气机；取川芎行血中之气；取薄荷以升清阳。

“痢”者，人病于“利”，大便欲利而又不能利也。其证

“里急后重，泄利脓血”。

脾居中州，属土，时司长夏。农历六七月之交的长夏，湿热蕴积于脾土，腐败气血，脾气下陷，失其升清之用，其血气之腐败者，随脾气之下陷而下出于后阴之窍，泄出红白冻子而为“便脓血”。人身气血，气主于肺而肺司收敛，血藏于肝而肝司疏泄。血瘀气滞，则肝失其疏泄之用，而肺失其收敛之能，肺欲收敛而不能收敛，肝欲疏泄而不能疏泄，以致大便频频欲利而又不能利，即肛门时发坠胀欲便而又难以便出，证所谓“后重”也。《素问·六元正纪大论》说：“厥阴之至为里急。”厥阴之经为肝脉，肝脉不和，则腹里拘急。故每次欲行泄利，则先见小腹急痛旋即肛门坠胀而泄利脓血难出。病人痛苦不堪，常致困惫。然其病初起易于治愈，常言说：痢疾“活血则便脓自愈，调气则后重自除”。发病在三日内者，严禁用收涩药止泄，宜取“通因通用”法，速选“芍药汤”，以木香、槟榔、干姜调气，当归、芍药活血，桂枝通经助血行，黄连、黄芩之寒以清热、苦以燥湿，病在三日之内则邪盛而正未伤，用大黄攻结而荡涤其偏盛之邪。唐宗海治疗痢疾，则主张加“枳壳”“桔梗”以疏利气机，增强药效。三日后，正衰邪亦微者，可用“地榆”一味，炒炭研末，醋调服下。如痢疾已止，余邪未尽，积结于内，“至其年月日时”与天气相应而“复发者”，当通下以去积结，仲景主以大承气汤，余则以为其病日久，更多的当属陈寒固结，用“三物备急丸”温下尤为合适也。

（九）浮肿

浮肿病既是一个常见病多发病，也是一个大病难病。以病人肌肤浮肿，按之没指为其主要临床特点。《内经》将其发病原因和临床证候叙述颇为清楚，并提出了“平治于权衡”的治疗原则，及“开鬼门，洁净府”“针刺”“放血”等具体治疗方法。后汉张仲景在其所著的《伤寒杂病论》中，对本病作了进一步阐述，将其分为风水、皮水、正水、石水等类型，并结合所在的脏腑进行辨证，且提出了很多有效的治疗方法，从而使《内经》的理论更加具体化。后世又将其分为阴水、阳水两大类。然余在临床工作中，治疗浮肿之病，根据前人的经验，结合自己的临床体会，每采用下列数种治疗方法。

1. 发汗消肿法

发汗消肿法，即《内经》所谓之“开鬼门”法。《素问·阴阳应象大论》说：“其在皮者，汗而发之。”《金匮要略·水气病脉证并治》说：“腰以上肿，当发汗乃愈。”所以，这种治疗方法主要用于病邪偏表、偏上的水肿病。在临床上，又当根据不同病人的具体情况，选用恰当的发汗方法。

（1）辛凉发汗　宜于症见肢体浮肿，按之没指，微热，恶风，身痛，自汗出，口渴欲饮，小便黄赤，脉浮大或数等。

风邪外伤皮毛，水邪阻滞肌肤腠理，故见肢体浮肿；风热郁于表，故见微热，身痛，脉浮等表证；风性疏泄，故见自汗出；汗出则腠理疏松，故恶风；风为阳邪，郁滞化热，热灼津液，故见口渴欲饮，小便黄赤而脉亦见数象。此乃风伤肌腠，郁滞化热所致。法当辛凉解表，兼清郁热。治宜越婢加术汤：

麻黄 10 克　石膏 20 克　炒白术 10 克　生姜 10 克　甘草 10 克　大枣 3 枚（擘）

上 6 味，以适量水煎药，汤成去渣取汁温服，日 2 次。

方中取麻黄辛散，疏通肌表郁滞之邪；取石膏甘寒，清除郁热；麻黄与石膏相伍，麻黄之辛味留而温性去，故成辛凉疏风清热消散水肿之剂；取生姜、甘草、大枣补中益气，调和营卫；取白术培土以制水。

【案例】

患者某，女，57 岁，1971 年 12 月初就诊。发病 10 余日，面部浮肿，目下微肿如卧蚕，小便黄赤，微恶风寒，发热，头痛，腰疼，鼻塞，流清涕，口渴欲饮冷，心下硬满，按之不舒，然不碍饮食，心悸，微咳，脉浮。

拟越婢加半夏汤主之。

麻黄 10 克　炙甘草 10 克　生姜 10 克　石膏 20 克　法半夏 10 克　大枣 3 枚（擘）

上 6 味，以适量水煎药，汤成去渣取汁温服，日 2 次。

服药 2 剂后，恶寒、鼻塞、流清涕及咳嗽等症均消失，浮肿、小便黄赤亦好转，唯昨天出现大便带黄色黏液。守原方加减继进。

麻黄 10 克　石膏 20 克　炙甘草 10 克　生姜 10 克　黄芩 10 克　炒白术 6 克　大枣 3 枚（擘）　炒枳实 10 克

上 8 味，以适量水煎药，汤成去渣取汁温服，日 2 次。

服上药 3 剂后，诸症悉退，其病即愈。

按：风寒侵袭于肌肤，则证见微恶风寒，发热，头痛，腰痛，鼻塞，流清涕，脉呈浮象。风邪扰动内水而上浮于头面，故面目浮肿。水邪滞结心下且上犯于心、肺，故心下痞硬而按之不舒，并伴见心悸、微咳等症。阳气受阻，内郁化热，则小便黄赤而口渴欲饮冷。其病外有表邪，内有郁热，属风水为患。《金匮要略·水气病脉证并治篇》说："腰以上肿，当发汗乃愈。"用发汗清热之越婢加半夏汤，麻黄发汗散邪，生姜、红枣、甘草和胃补中以助之，石膏清里热，加半夏蠲饮降逆。服药2剂后，恶寒、鼻塞、清涕、咳嗽等症悉退，口渴、尿赤亦减轻，然面目浮肿未去而大便忽带黄色黏液，是内结之湿热欲去而不能。遂于原方中去半夏而合枳术汤为方，发汗清热，燥湿磨痞，服药后肿消而病愈。

（2）辛温发汗

①香苏饮证　病见肢体浮肿，按之没指，恶寒，无汗，脉浮等。

肺外合皮毛，风寒束表，肺失宣发，水液停滞于肌肤，故见肢体浮肿；风寒束表，肌腠闭密，阳气不通，寒留于外，故见恶寒无汗；脉浮，为病邪在表。此乃风寒束表，风水相激，郁于肌腠所致；法当辛温发表；治宜香苏散加味：

制香附10克　紫苏10克　陈皮10克　甘草6克　葱白6克　生姜6克　杏仁10克（去皮尖，炒，打）　防风10克

上8味，以适量水煎药，汤成去渣取汁，不拘时服。

方中取紫苏、防风、杏仁、葱白、生姜辛温发表，宣肺消肿；取香附、陈皮行气，以助发表之力；取甘草调和诸药。

【案例】

患者某，男，35岁，武汉地区某大学教工。1976年5月就诊。3日前右下肢髀部生一小疖，前天忽然发生恶寒，头面四肢微浮肿，小便黄，舌苔白，脉浮。某医院检查尿中有蛋白，诊断为“急性肾炎”。乃风寒侵袭，风激水上；治宜辛温散邪；拟香苏饮加减：

紫苏叶10克　防风10克　荆芥10克　陈皮10克　桔梗10克　生姜8克　葱白2茎　杏仁10克（去皮尖，炒，打）

上8味，以适量水煎药，汤成去渣取汁温服，日2次。

按：下肢生一小疖，乃血气郁滞所致。血气不和，易为外邪侵袭。风寒侵袭于表，故恶寒而苔白脉浮。风激水上，壅逆于头面四肢及皮肤，故头面四肢微肿。《灵枢·本脏》说：“三焦膀胱者，腠理毫毛其应。”邪在腠理毫毛之皮肤，内应于三焦膀胱，三焦主水道，膀胱为水府，故其小便为之黄。香苏饮方加减，用紫苏叶、防风、荆芥、生姜、葱白等通阳发表以散风寒，杏仁宣肺，桔梗开提，陈皮行气利气机，以助紫苏叶、防风、荆芥等药之表散。风邪去，水无所激，则自不逆壅于上，而复其下行之性矣。药服3剂，肿消寒已而尿中蛋白亦失。

②大青龙汤证　症见四肢浮肿，按之没指，发热，恶寒，周身疼痛，无汗，烦躁，脉浮等。

肺外合皮毛，风寒袭表，肺失宣发，水液内停，故见四肢浮肿；风寒束表，肌腠闭密，阳气不通，故见恶寒、无汗、周身疼痛；阳气内郁化热，故见发热，烦躁；脉浮表明病邪在表。此乃风寒束表，内生郁热所致；法当外散风寒，内清郁热；治宜大青龙汤：

麻黄 10 克　桂枝 6 克　炙甘草 6 克　生姜 10 克　石膏 20 克　大枣 3 枚（擘）杏仁 10 克（去皮尖，炒，打）

上 7 味，以适量水煎药，汤成去渣取汁温服，日 2 次。

本方即辛温发表的麻黄汤加味而成。方中取麻黄、桂枝、杏仁、生姜辛温发表，宣肺消肿；取石膏清郁热以除烦躁；取甘草、大枣培土以制水。

③助阳发汗　适宜于症见肢体浮肿，按之没指，骨节疼痛，汗出恶风，脉沉等。

风寒外束，津液运行失常，水邪内停，故见肢体浮肿；风寒束表，阳气不通，故见骨节疼痛；正阳不足，故见汗出、恶风、脉沉。此乃正气不足，风寒外束所致；法当温阳发表；治宜麻黄附子汤：

麻黄 10 克　制附片 10 克　炙甘草 8 克

上 3 味，以适量水煎药，汤成去渣取汁温服，日 2 次。

方中取麻黄、附子辛温以温经助阳，发散表寒而消水肿；取甘草益气健中，培土制水。

2. 利尿消肿法

利尿消肿法，即《内经》所谓之“洁净府”。《金匮要略·水气病脉证并治》说：“腰以下肿，当利其小便。”所以，这种治疗方法主要用于水肿偏重于身体下半部而后肿及全身的水肿病。在临床上，又当根据不同病人的具体情况，采用适当的利尿方法。

（1）化气利尿　适用于症见肢体浮肿，按之没指，小便不利，汗出而渴，或恶寒发热，脉浮等。

《素问·灵兰秘典论》说：“膀胱者，州都之官，津液藏焉，气化则能出矣。”膀胱藏津液而主气化，表邪循经内传膀胱腑，膀胱气化失职，故见小便不利而水无下出之路，遂向外浸渍肌肤，于是出现肢体浮肿；津液不能上布于口舌，故见口渴；表邪末尽，故见恶寒发热，汗出，脉浮等表证。此乃表邪未尽，膀胱气化不利所致；法当化气利水，兼散表邪；治宜五苓散：

桂枝 10 克　茯苓 10 克　炒白术 10 克　泽泻 10 克　猪苓 10 克

上 5 味，以适量水煎药，汤成去渣取汁温服，日 2 次。

方中取桂枝辛温化气，兼散未尽之表邪；取茯苓、猪苓、泽泻淡渗利水，以消水肿；取白术健脾祛湿。

【案例】

患者某，男，63 岁，住湖北省荆州城某工地，工人。1972 年 1 月 15 日就诊。发病月余，全身浮肿，以下肢为甚，阴囊亦肿，微咳，腹部胀满，饭后加重，拒按，肠鸣，小便短少色黄，苔白，脉弦。乃气滞水停，阳郁不化。治宜宽中利气，通阳行水。拟五苓散加味：

桂枝 10 克　茯苓 12 克　炒白术 10 克　猪苓 12 克　陈皮 12 克　苍术 6 克（漂）　槟榔 12 克　干姜 6 克　厚朴 12 克　泽泻 12 克

上 10 味，以适量水煎药，汤成去渣取汁温服，日 2 次。

26 日复诊：上方服 11 剂，浮肿消失，诸症亦退，惟感下肢酸软无力，微咳有痰，食欲甚差，改用六君子汤健脾益气化痰为治。

党参 10 克　茯苓 10 克　炒白术 10 克　陈皮 12 克　生姜 9 克　制半夏 10 克　炙甘草 9 克

上 7 味，以适量水煎药，汤成去渣取汁温服，日 2 次。

28 日三诊：服药 3 剂，复发胀满，下肢浮肿，小便不利等证，仍拟五苓散加味。

桂枝 10 克　茯苓 10 克　炒白术 10 克　猪苓 12 克　泽泻 12 克　苍术 6 克（漂）　厚朴 12 克　陈皮 12 克　制半夏 10 克　槟榔 12 克　干姜 6 克　莱菔子 12 克

上 12 味，以适量水煎药，汤成去渣取汁温服，日 2 次。

按：水为阴，赖阳气以运化，故气滞则水停。气滞于中，则腹部胀满而按之不舒，且饭后加重。气机壅遏，膀胱气化不行，故小便不利，量少而色黄。水湿无下出之路而停滞于中，则为肠鸣，逆射于上，则为咳嗽，浸渍于外，则为全身浮肿。水性就下，无风以激上，故其浮肿以下肢为甚。阴囊属肾，肾主水，水湿犯肾，故阴囊亦见肿。水为阴邪，其病无热，故舌苔白而脉弦。五苓散方加味，用厚朴、陈皮、槟榔宽中行气，白术、苍术健脾燥湿，茯苓、猪苓、泽泻利水祛湿，桂枝通阳化气，以复膀胱之气化而行水。服后胀消肿退，正气一时未复而腿软食少，因用六君子汤党参、甘草误补，气机壅滞，以至浮肿、腹胀等症复起，再用上加味五苓散方宽中消胀，利气行水，并加莱菔子增强导滞消胀之效，法半夏降逆蠲饮以止咳嗽。药又服 6 剂，肿消症退而病渐愈。

（2）温阳利尿　适用于症见肢体浮肿，按之没指，四肢厥冷，小便不利，小腹胀满，脉沉等。

《素问·水热穴论》说：“肾者，胃之关也，关门不利，故聚水而从其类也。上下溢于皮肤，故为胕肿，胕肿者，聚水而生病也。”肾阳郁阻，关门不利，水液内停，故见肢体浮肿；肾开窍于前后二阴，肾阳郁阻，故见小便不利；阳气郁而不伸，故见四肢厥冷，脉沉；水邪内聚，气机不利，故见小腹胀满。此乃阳气失常，关门不利所致。法当温阳利尿。治宜真武汤：

制附片 10 克　茯苓 10 克　生姜 10 克　炒白术 10 克　白芍 10 克

上 5 味，以适量水煎药，汤成去渣取汁温服，日 2 次。

方中取大辛大热之附片温通阳气，阳气通则水液化；取茯苓、白术、生姜健脾祛湿和胃；取白芍利小便，使附片发挥药效后其毒性由小便排出。

【案例】

患者某，女，7 岁，1970 年 11 月 10 日初诊。发病 1 月余，近日加剧。诊见全身浮肿，腹满按之软，大便时溏，小便短少色黄；手足冷，不渴，偶欲热饮，食欲差，舌苔白润，脉沉小迟，昨晚微咳，流清涕。

拟以真武汤加减。

制附片 6 克　茯苓 8 克　生姜 6 克　炒白术 8 克　炙甘草 6 克

上 5 味，以适量水煎药，汤成去渣取汁温服，日 2 服。

服药 2 剂后，病好转；服药 4 剂，病即痊愈。

按：患儿水湿内阻，阳气抑遏而不得伸。水湿浸于外而全身浮肿，水湿渍于内而大便时溏。阳气郁遏而不化膀胱之气，则小便短少色黄；不能达于四肢，则手足为之冷；不能正常运行血气，则脉沉小迟；不能温暖于脾胃，则食欲较差。舌苔白润，亦为湿盛阳郁之象。其湿邪内盛于中焦，故证见腹部膨满；然腹满究为湿邪内滞所致，终非燥热实邪，故腹部虽满而按之仍软。阳气被抑，失其主外之能，稍遇风寒即感而加病；后增微咳且流清涕者，乃微感外寒使然。治用真武汤以温阳化气，利水祛湿。因其病中虚便溏，故去动胃之芍药而加补中之甘草。服后水利湿去，阳通正复，而肿病旋愈，其外感之微寒亦自散。

（3）甘寒利尿　适用于症见肢体浮肿，按之没指，小便不利，或滴沥涩痛，口干渴，脉数等。

水热壅结，气化不行，故见小便不利或滴沥涩痛；水液停蓄，溢于肌肤，故见肢体浮肿；内有郁热，故见脉数；热伤津液，津液不能上承于口，故见口干渴。此乃水热结滞，壅遏膀胱，尿道阻滞所致。法当甘寒利尿。拟方：

芦根 15 克　茅根 15 克　冬瓜皮 20 克　石韦 10 克　苡仁 15 克　西瓜翠衣 10 克　滑石 15 克　灯心草 10 克（若无可以通草代）　杏仁 10 克（去皮尖，炒，打）

上 9 味，以适量水煎药，汤成去渣取汁温服，日 2 次。

方中取冬瓜皮、芦根、茅根、滑石、西瓜翠衣甘寒清热利尿；取灯心草、苡米甘淡寒清热利尿渗湿；取石韦甘苦寒清热燥湿利小便；取苦温之杏仁利肺气，以清水之上源。

【案例】

患者某，男，19 岁，住湖北省枣阳市农村，农民。1972 年 10 月某日就诊。发病 10 余天。全身浮肿，以下肢为甚，小便短少色黄，有灼热感，口渴，苔薄黄，脉细数。乃阳热内郁，不能化气行水，水窜皮肤，发为浮肿。治宜清热利水。拟方：

冬瓜皮 20 克　茯苓皮 10 克　芦根 20 克　白茅根 15 克　薏苡仁 15 克　石韦 10 克　车前仁 10 克　灯心草 10 克　滑石 10 克　泽泻 10 克　西瓜翠衣 20 克

上 11 味，以适量水煎药，汤成去渣取汁温服，日 2 次。

按：《素问·灵兰秘典论》说："三焦者，决渎之官，水道出焉；膀胱者，州都之官，津液藏焉，气化则能出矣。"三焦阳气郁结，失其决渎之职，则膀胱气化不利，而小便为之不利，证见尿少色黄。小便不行，水无下出之路，则必横溢于皮肤之中，发为浮肿之病。阳郁则生热，热生于上则口渴苔黄，热生于下则尿黄而感灼热。水邪阻滞则脉细，阳热内郁则脉数。自拟清热利水汤，用冬瓜皮、茯苓皮、西瓜翠衣行皮肤之水以消浮肿，芦根、滑石、灯心草利水以清上焦，石韦、泽泻、车前仁利水以清下热，白茅根凉血利水而清血分之热，薏苡仁祛水湿而顾脾胃。药服7剂而热除肿消，其病遂愈。

3. 逐水消肿法

水邪内结，症见肢体浮肿，按之没指，腹部肿大如鼓，小便不利，脉沉实等。

《素问·灵兰秘典论》说："三焦者，决渎之官，水道出焉。"三焦不通，水道受阻，水液内停，故见肢体浮肿，按之没指，腹部肿大如鼓；膀胱气化受阻，故小便不利；《伤寒论·平脉法》说："沉潜水蓄。"水邪壅盛，脉道被阻，故见脉沉。此乃水邪壅盛，凝聚于内，三焦不通，气化受阻所致。法当峻下逐水。治宜十枣汤：

芫花（炒）、甘遂、大戟各等份　肥大枣适量

上4味，除大枣外，其余3味共研为极细末，收贮备用。每用时取肥大枣10枚，擘开，煎水去渣取汁，加药末2克调服。本药只宜早晨服，不宜晚上服。服药后一时许当利，若利不止，可饮冷米汤1碗；若不利，可饮热米汤1碗；仍不利，待第2天早晨再如法服用。本方药味峻猛，非病实体壮者，不可服用。若为安全起见，可将药末同枣肉捣和为丸服用；或将药末用食醋调成糊状，敷于小腹部，则为更妥当。

方中取芫花、甘遂、大戟峻下逐水；取肥大枣健脾益气，培土固中，以防峻下过伤正气。

4. 泻肺消肿法

邪壅于肺，症见肢体浮肿，按之没指，小便不利，胸部胀满，咳嗽，喘息等。

肺外合皮毛，为水之上源，主肃降而通调水道，上源受阻，肃降失职，水道不通，水液随其所合而渗溢于皮肤，故见肢体浮肿，按之没指；上源塞则下窍不通，故见小便不利；肺气壅塞，气机阻滞，故见胸部胀满；气壅滞于肺，肃降失常，肺气上逆，故见咳嗽，喘息等。此乃肺气壅塞，肃降失职所致。法当泻肺行水。治宜葶苈大枣泻肺汤：

葶苈子 15 克（炒捣碎） 肥大枣 4 枚（擘）

上 2 味，以适量水先煎大枣，汤成去渣加葶苈子煎，去渣取汁顿服。

方中取葶苈子启水之上源，泻肺行水；取大枣健脾益气，培土固中。

5. 散结消肿

大气不转，症见水肿，腹胀，心下坚，大如盘，边如旋杯，手足厥冷，肠鸣；或兼见身冷，恶寒，骨痛，麻痹不仁等。

阴气内盛，阳气虚弱，气化不行，水湿内停，浸于肌肤，故见水肿；下焦阴寒之气上逆填于心下，浊气痞塞，饮邪凝结，故见心下坚，大如盘，边如旋杯；升降失常，气机阻塞不通，故见腹胀；水走肠间，气行击水，故见肠鸣；阴寒内盛，阳气不能达于四末，故见手足逆冷；阳气虚于外，故身冷恶寒；阴邪盛于内，故见骨痛，麻痹不仁。此乃阳虚阴盛，升降失常所致；法当通达阴阳，转运大气；治宜桂枝去芍药加麻黄细辛附子汤：

桂枝 10 克　生姜 10 克　制附片 10 克　麻黄 8 克　细

辛6克　大枣3枚（擘）　炙甘草8克

上7味，以适量水煎药，汤成去渣取汁温服，日2次。

方中取麻黄、桂枝、生姜攻其上以祛其邪；取附子、细辛温其下以助其阳；取甘草、大枣补其中以运其气。上下之气交通，中焦之气运转，其病即愈。此即所谓大气一转，其气乃散。

6. 健脾消肿

脾虚而肿，症见浮肿，早起两眼胞肿，两腿肿消；而下午则双下肢肿，面目肿消，或兼见大便稀薄，倦怠乏力。

脾虚气滞，失其正常运行之能。夜间平卧，则气滞于眼胞，故早起见两眼胞浮肿而下肢肿消；白天行走坐立，两腿下竖，则气滞于胫足，故下午见两足浮肿而两眼肿消。脾虚气少，阳气失职，故或兼见大便稀溏；气虚无以充养于肢体，故其倦怠乏力。此乃脾虚气滞，阳化不及所致，法当健脾益气。治宜六君子汤：

党参10克　茯苓10克　炒白术10克　陈皮10克　制半夏10克　炙甘草10克

上6味，以适量水煎药，汤成去渣取汁温服，日2次。

方中取党参、甘草补中益气；取白术、半夏健脾燥湿；取茯苓淡渗利湿；取陈皮行气和中，使脾气复而肿自消。

7. 补肾消肿

肾虚而肿，症见浮肿，按之没指，腰膝酸软无力，小便黄而不利。

肾为胃之关，主管水液代谢，肾虚失其主水之职，水液内停，渍于肌肤，故见浮肿，按之没指；肾阴亏虚，虚火内扰，故尿黄；肾开窍于前后二阴，肾虚失用，故见小便不利；腰为肾府，肾主腰膝，肾虚失其充养，故见腰膝酸软无力。此乃肾阴亏虚，失其主水之职所致，法当滋阴补肾。治宜六味地黄汤：

熟地 24 克　山药 12 克　山茱萸 12 克　茯苓 10 克　泽泻 10 克　丹皮 10 克

上 6 味，以适量水煎药，汤成去渣取汁温服，日 2 次。

方中取熟地、山药、山茱萸滋补肾阴；取茯苓、泽泻淡渗利水；取丹皮以清虚热。

【案例】

患者某，男，22 岁，住湖北省枣阳市某乡镇，农民。1950 年 10 月某日就诊。久疟后发生两脚浮肿，腰酸脚软，小便黄少，大便干燥，口干不欲饮，面色无华，脉细而无力。乃疟后伤肾，阴虚热郁，治宜滋补肾阴，利水渗湿，拟方六味地黄汤加味。

熟地 20 克　山药 12 克　山茱萸 12 克　茯苓 10 克　丹皮 10 克　肉苁蓉 10 克　泽泻 10 克

上 7 味，以适量水煎药，汤成去渣取汁温服，日 2 次。

按:《素问·逆调论》说:“肾者水脏，主津液。”疟后伤肾，肾伤不能主宰水液正常流行，则两脚浮肿《诸病源候论·腰背病诸候·腰痛候》说:“肾主腰脚。”肾病则阴精不足，无以濡养腰脚，故腰酸脚软。肾开窍于二阴，肾阴不足，虚热郁结，则小便黄少而大便干燥。肾足少阴之脉，人肺中，循喉咙，夹舌本，阴液不能循经上布于口舌，故口舌干燥。病无实热，故虽口舌干燥而仍不欲饮水。阴精亏少，无以华色充脉，故其面色无华，脉细而无力。六味地黄汤方加味，用熟地、山药、山茱萸、肉苁蓉填补肾之阴精，丹皮清解虚热，茯苓、泽泻利水渗湿。共奏滋补肾阴，主宰水液之效。药服 3 剂，尿利肿消，逐渐康复。

8. 化痰消肿

痰肿，多见于身体某一局部浮肿，如腿肿，且两腿肿势大小不一，外表皮肤颜色不变等。

痰浊阻滞于下肢，阻塞经络，水湿运行不畅，停留于局部，故见浮肿；肿势随阻滞轻重而表现程度不一；病不及皮肤，故皮肤颜色不变。此乃痰浊阻滞所致，法当温化痰湿，治宜导痰汤：

制半夏 10 克　茯苓 10 克　陈皮 10 克　炒枳实 10 克　胆南星 10 克　甘草 8 克

上 6 味，以适量水煎药，汤成去渣取汁温服，日 2 次。

方中取半夏、南星化痰；取茯苓淡渗利湿；取陈皮、枳实行气，以助其化痰祛湿之力；取甘草调和诸药。

单方：

（1）陈葫芦壳不拘多少

上 1 味，放于白酒中浸泡，越久越好，每用时取葫芦壳 10 克，以水酒各半煎药，汤成去渣取汁顿服。

（2）巴豆 10 枚

上 1 味，以适量水煎药，汤成去渣取汁，以旧布蘸药汁拭肿上，注意不得近目及阴部。

浮肿，乃一种水邪浸渍于人体肌肤，致肌肤浮起之病。其病因于水，故古人称之曰“水病”或曰“水气病”。在古代就是一种常见病，春秋时代齐景公就曾病“水”。我国古代对其病已经有了较深刻的认识，《山海经》记载有多种治疗浮肿的药物，而《黄帝内经》则较详细的论述了浮肿的发病原因、病理机制、临床证候及其分类、治疗原则、针刺部位、病期护理、死亡预兆以及浮肿病发展过程中的并发证。针刺“水病五十七穴”和“去菀陈”即“取皮肤之血者”的

“络脉放血”已不见用于今之临床，唯《素问·汤液醪醴论》所谓“开鬼门”“洁净府”之法，仲景继承了下来并加以阐发，提出“诸有水者，腰以下肿，当利其小便；腰以上肿，当发汗乃愈”，至今犹为临床治疗浮肿病必须遵循的基本原则。仲景还创立了峻下逐水法，以取代《灵枢·四时气》篇用“导管穿入腹内以放水”之法，今之民间犹有“用牵牛子炒研为末，以开水冲服”，下水邪而治浮肿病者。

《脉经》卷五第四所载水病人之诸死证中，亦有不死而病愈者，余幼年见一患者身体洪肿发亮，阴囊、阴茎俱肿，肚脐外突，久治不愈，自以为必死而坐以待其死，讵料其肿甚而皮肤裂破，致水流出而肿尽消也。又见酒浸苦瓠陈久外壳煎水内服，治愈久病水肿者。

浮肿病人，不得食盐，无已，则当以“秋石”代之。亦不得食猪肉、鸡肉、鲫鱼等，当严禁之。可食些乌鱼为佳。

十好多年前，余在北京见一浮肿患者，年20多岁，大学生，干部子女。经医院化验检查，尿中有管型（++++），脉象濡数，诊断为“慢性肾炎”，就诊于某老中医肾炎专家。连续服用“黄芪”“党参”等温补脾胃药数百剂，未见稍效，尿中管型（++++）未变。后家中自买中成药河南“胜金丹”（方以“西瓜”为主药）给服，并以茅根、石韦二物煎水代茶饮，外以薏苡仁、黄芪、糯米煮稀饭日三餐吃。终于尿中管型消除，获得痊愈。可见中医药治疗肾炎，不能只注意尿中蛋白的有无而不管病人的具体情况，必须保持和发扬中医药学的特色辨证施治。

（十）风肿

风肿，是指感受外界风邪所引起的一种肿病。《素问·生气通天论》说："因于气为肿。"缓者为气，急者为风，风、气相同，只是急、缓之别。所以"因于气"即是指"因于风"。风肿与水肿的病因、病机、症状特点、治疗原则以及治疗方法是完全不同的，因此临证之时，应当认真地加以区别。

感受风邪致肿，症见肌肤浮肿，其肿势多数先从头面部开始肿起，而后蔓延及全身，皮肤颜色一般不改变，并兼见皮肤瘙痒，或见恶寒发热，脉浮等。

风邪袭表，滞于皮里，阻于肌肤，致使营卫之气运行不畅，故见肌肤浮肿；"高巅之上唯风可到"，因而其肿势总是先从头面部开始，而后延及周身；风为无形之邪，与水气不同，故其为病皮肤颜色不变；《伤寒论·平脉法》说："风强则……身体为痒"，且风性善动，故见皮肤瘙痒；风伤肌表，故见恶寒发热，脉浮等。此乃风伤肌腠所致。法当疏风解表。治宜荆防败毒散：

荆芥 10 克　防风 10 克　羌活 10 克　独活 10 克　柴胡 10 克　前胡 10 克　炒枳壳 10 克　茯苓 10 克　桔梗 10 克　川芎 10 克　生姜 6 克　炙甘草 8 克

上 12 味，以适量水煎药，汤成去渣取汁温服，日 2 次。

方中取荆芥、防风、羌活、川芎祛风；《素问·阴阳应象大论篇》说："风气通于肝。"故取柴胡、前胡入肝胆药，一升一降，以疏散全身上下之风邪；取枳壳、桔梗疏利气机，以助诸药宣散风邪之功；取茯苓、生姜、甘草健脾和中，且甘草调和诸药，使之发挥整体综合之效用，散其全身壅遏肌肤之风邪而又不伤损中气。

【案例】

患者某，男，42岁，湖北省来凤县农民，1976年夏月某日就诊。发病已3天，初起头面部浮肿，延及四肢，继而全身肿胀，皮肤颜色无异常，肿胀之处皆发痒，搔之则皮肤现红痕，苔薄，脉浮。乃风邪壅遏于肌肤使然。治以疏风散邪。拟荆防败毒散方：

荆芥10克　防风10克　茯苓10克　川芎8克　羌活10克　独活10克　柴胡10克　前胡10克　炒枳壳10克　桔梗10克　炙甘草8克

上11味，以适量水煎药，汤成去渣取汁温服，日2次。

按:《素问·平人气象论》说："面肿曰风。"风邪壅于肌肤，肌肤气机不利，故身体为之肿胀。《伤寒论·平脉法》说："风强则……身体为痒。"故其肌肤肿胀而瘙痒。治用荆防败毒散方，以荆芥、防风、羌活、独活、川芎祛风，取柴胡、前胡入肝胆，一升一降以散周身之邪，枳壳、桔梗疏利气机，以助宣散风邪，茯苓、甘草健脾和中，且甘草调和诸药。患者服药1剂，其病告愈。

（十一）臌胀

臌胀，是以腹部胀大如臌，颜色苍黄，甚至青筋暴露为主要临床特点。古代有气臌、水臌、血臌、虫臌之分。而气臌、水臌、血臌，有时也相互为病，唯有先后主次之别。

1. 水臌初起

水臌初起，症见双眼微肿，人迎脉搏动明显，咳嗽；逐渐出现足胫肿，全身浮肿，腹部肿大如臌，小便不利等。

水湿内渍，停于眼睑、足胫等处，故见双眼微肿，足胫肿；《灵枢·经脉》说："肺手太阴之脉，起于中焦，下络大肠，还循胃口。"又说："胃足阳明之脉……，其支者，从大迎前下人迎。"水射肺胃，故见人迎脉搏动明显，咳嗽；《素问·至真要大论篇》说："诸湿肿满，皆属于脾。"脾恶湿，湿困脾阳，运化无力，故见全身浮肿，腹部胀大如臌；肾主气化，气化不行，则小便不利。此乃水邪浸渍，阻遏肺、脾、肾三脏阳气，致肺气不降，脾气不运，肾气不化而然；法当峻下逐水；治宜内服十枣汤，或外敷控涎丹。

十枣汤方：

肥大枣 10 枚（擘） 炒甘遂、炒芫花、炒大戟各等份

上 4 味，先将甘遂、大戟、芫花共研为极细末收贮备用。每用时取药末 3 克，以肥大枣 10 枚煮汤于清晨空腹送服，得快利，米粥自养。若未下，次晨再服。如虑药力过峻，可将药末与枣肉同捣研均匀为丸服用，取"丸者，缓也"之意。

控涎丹方：

甘遂、大戟、芫花、白芥子各等份

上 4 味，共研为极细末收贮备用。每用时取适量药末以醋调和，均匀地敷于脐周，外以纱布覆盖，24 小时换药 1 次。若敷后皮肤上出现轻度溃破，无虑，取紫药水擦几次即可。

《神农本草经》卷三说："甘遂味苦寒，主大腹疝瘕，腹

满，面目浮肿”“大戟味苦寒，主蛊毒，十二水肿满”“芫花味辛温，主蛊毒。”故方中取甘遂、大戟、芫花峻下逐水；取大枣甘缓补中，且可缓和峻下药之毒性。外用方中，去大枣之甘缓，加白芥子搜剔皮里膜外之水气。

2. 气臌

气臌症见腹部胀大如臌，嗳气频作，食欲不振，旦食不能暮食，小便不利等。

气机阻滞于内，故见嗳气频作；中焦脾胃气滞，运化失常，故见腹部胀大，食欲不振，旦食不能暮食；气行则水行，气滞则水停，气化不行，故见小便不利。此乃气机阻滞，脾不转运所致；法当燥湿行气，化气利水。治宜胃苓汤与鸡矢醴联合运用：

（1）胃苓汤方

苍术 10 克　茯苓 10 克　炒白术 10 克　猪苓 10 克　泽泻 10 克　川厚朴 10 克　桂枝 10 克　甘草 5 克　广陈皮 10 克

上 9 味，以适量水煎药，汤成去渣取汁温服，日 2 次。

方中取苍术苦温燥湿；取白术、茯苓健脾祛湿；取猪苓、泽泻淡渗利湿；取厚朴、陈皮宽中利气；桂枝通阳化气；取甘草调和诸药。

（2）鸡屎醴方

鸡屎醴 1000 毫升

上 1 味，每次取 50 毫升饮服，日 3 次。鸡屎醴，能通利大小便，治心腹臌胀。

【案例】

患者某，女，28 岁，住湖北省枣阳市农村，农民。1952 年 4 月某日就诊。发病 1 月余，腹部臌胀如臌，按之不舒有痛感，噫气，食欲差，稍食之则感腹胀难受，小便不利，尿色黄，脉缓，苔白腻。乃腹内气机滞塞，气化失职，发为“臌胀”，治宜宽中行气，化气渗湿，拟胃苓汤加减，另服鸡屎醴方。

厚朴 10 克　陈皮 10 克　苍术 10 克（漂）茯苓 10 克　槟榔 10 克　炒白术 10 克　桂枝 10 克　猪苓 10 克　广木香 6 克　泽泻 10 克　炒枳实 10 克

上 11 味，以适量水煎药，汤成去渣取汁温服，日 2 次。

鸡屎醴：

雄鸡屎 6 克（炒黄）米酒汁 1 小碗

上 2 味，将雄鸡屎盛于一干净小布袋内，同米酒汁一起，放入罐或小锅内于火上煮汁，去渣，顿服之。二三日 1 服。取雄鸡屎法：大雄鸡 1 只，关于大鸟笼内，或选室内一角，将地扫干净，圈定其鸡。不使外行，每日饲之以米、水，不得杂食污饮，将每日鸡屎收起，贮于清洁容器内，加盖，备用。

按：腹内之气机郁滞阻塞，壅逆不行，则腹部膨胀如鼓，按之痛而脉见缓象。气不下行而上逆，故噫气。气机不利，壅遏中焦脾胃，则不欲饮食，强食之则感腹胀难受。气不行则水不能流，气水相结，则证见小便不利而尿色变黄。胃苓汤方加减，用厚朴、陈皮、枳实、槟榔、广木香破气除满；苍术气味辛烈，善开解气之郁结，用之以助破气除满之效；桂枝通阳化气，白术、茯苓、猪苓、泽泻健脾渗湿利水。《素问·腹中论》说：“黄帝问曰：治之奈何？岐伯曰：治之以鸡屎醴，一剂知，二剂已。”鸡屎醴方，用雄鸡屎通利大小便，下气消积，米酒行药势且以养体。

3. 血臌

血臌症见腹部胀大如鼓，腹壁青筋暴露，颜色苍黄，食欲不振，小便不利等。

臌证久治未愈而致气滞血瘀，经脉运行不利，水液停滞，故见腹部胀大如臌；气血瘀阻于腹部，故见腹部青筋暴露，腹部颜色苍黄；湿邪困脾，脾运失常，故见食欲不振，小便不利。此乃水血互结，气滞血瘀所致。法当活血祛瘀。拟方：

当归 15 克　赤芍 15 克　莪术 6 克　三棱 6 克　虻虫 3 克　苏木 12 克　红花 9 克　炒枳壳 5 克　广木香 5 克　甘草 6 克　炒白术 8 克

上 11 味，以适量水煎药，汤成去渣取汁温服，日 2 次。

方中取当归、赤芍、三棱、莪术、虻虫、苏木、红花活血化瘀；取枳壳、木香行气，以助活血之力；取白术、甘草益气培中，以防活血之药伤伐太过。

臌胀，又称“臌证”。此“臌胀”之“臌”，或作“鼓”或作“蛊”，或作“瘕”。臌证中之“血臌”“水臌”常并合发生，而证见“腹大如鼓，小便短少，肤色苍黄，腹部青筋暴露，时或吐血，时或大便下血”，甚或出现神识昏糊而死亡。南方江河湖泊之域尤多见此证，殆即西医学之“肝硬化腹水”也。治之当以解毒活血为主，犀角、茜根、升麻、荠苨、蓝实、白蘘荷等为其首选药物。

“臌胀”或曰“蛊胀”，不同于“水胀”。蛊胀但腹部胀大而四肢不肿，水胀则腹部胀大而四肢亦肿，且小便较少。二者病证有异，治法亦别，如“治蛊以水药，治水以蛊药，或但见胀满皆以水药”（见《千金要方》卷二十一第四），未有不偾事者也。遇临床证候不典型，一时难以识别为何者，则当以法验之，令病人唾水中，沉者是蛊，浮者不是蛊而为水胀之病也。

4. 虫臌

虫臌症见腹部胀大如鼓，面色萎黄，多食消瘦等。

虫寄生于体内，损伤脾胃，转运失常，气机阻滞，故见腹部胀大如鼓；虫消谷食精微，故见面色萎黄，多食消瘦。此为虫寄生于体内，阻滞气机所致；法当杀虫兼以行气。拟方：

槟榔 30 克　广木香 8 克　吴茱萸 10 克　鹤虱 10 克　使君子 10 克　榧子 10 克　雷丸 10 克　芜荑 10 克　萹蓄 10 克　当归 10 克

上 10 味，以适量水煎药，汤成去渣取汁温服，日 2 次。

方中重用槟榔配广木香杀虫行气，通畅大便；取使君子、鹳虱、榧子、雷丸、芜荑、萹蓄等杀虫；取吴茱萸入肝杀虫；取当归和肝养血。

虫臌，早见于《黄帝内经》。其《灵枢·厥病》说“心痛不可刺者，中有盛聚，不可取以腧，肠中有虫瘕。”此文“心痛”者，乃谓“腹痛”也。《金匮要略·趺蹶手指臂肿转筋阴狐疝蛔虫病脉证治》中“蛔虫之为病，令人吐涎心痛，发作有时”之文，亦作“心痛”，古人每有以“心”字指“腹”者，如仲景于“鳖甲煎丸”下曰“空心服”，而于“薯蓣丸”下则曰“空腹酒服”是其例。此文“肠中有虫瘕”之“瘕”，当读若“蛊”，郝懿行义疏《尔雅·释诂下》说“蛊，假音同，古读‘段’如‘蛊’也”，而假、瘕二字俱谐“假”声，例亦得通假，故《说文解字通论·关于医疗学》谓“瘕病即蛊症”。是“虫瘕”即“虫蛊”或“虫臌”也，此则乃“蛔虫之臌”。《史记·扁鹊仓公列传》载太仓公淳于意，给

“饮以芫华一撮”治愈“临菑汜里女子薄吾”之“蛲积瘕”，清代尤怡《医学读书记》谓其即今之‘虫蛊’之病”也。此则为“蛲虫之臟”，芫花治之可愈。《神农本草经》卷三明谓“芫花，味辛温”主“杀虫鱼”，惜今人惟用其去水，鲜有用之以杀蛲虫者，此尚有待吾辈挖掘之。

（十二）黄疸

黄疸，亦称“黄瘅”，以身黄、目黄、小便黄为其主要临床特点。依其形成，前人分为谷疸、酒疸、女劳疸等类，但总称其为“黄疸”，后世又有二十八候、九疸、三十六黄之说，虽过于繁杂，但表明古人对此病的认识已相当深入。

1. 湿热黄疸

（1）湿重于热　症见周身皮肤黄染，两眼发黄，小便不利，腹胀满，口渴，微热等。

《素问·金匮真言论》说：“中央黄色，入通于脾。”《灵枢·五色》说：“脾为黄。”《素问·宣明五气》说：“脾恶湿。”湿热郁滞于脾胃，致脾色外露，故见周身皮肤黄染；脾为湿热所困，津液运化失常，不能上承于口，故见口渴；津液不能下行，故见小便不利；湿热壅遏中宫，气机不利，故见腹胀满；里热外达，故见发热。此乃脾胃湿热，湿重于热。法当利湿清热。治宜茵陈五苓散：

茵陈蒿 15 克　猪苓 10 克　茯苓 10 克　炒白术 10 克　泽泻 10 克　桂枝 10 克

上 6 味，以适量水煎药，汤成去渣取汁温服，日 3 服。

若热势重，加黄柏10克，栀子10克。

方中重用茵陈蒿苦寒清热，利湿祛黄；取猪苓、茯苓、泽泻淡渗利湿，使湿从小便而去；取桂枝辛温通阳化气，以利小便；取白术健脾，以助中焦转运之力；若热势较重，加黄柏、栀子苦寒泻热。共收利湿清热，消除黄疸之功。

【案例】

患者某，男，18岁，住湖北省新州县农村，农民。1975年6月某日就诊。发病3天，两白眼珠及全身皮肤皆发黄如染，腹满，小便不利，口渴，脉缓。病属“黄疸”，治宜利湿退黄。拟茵陈五苓散合栀子柏皮汤：

茵陈蒿15克　桂枝10克　茯苓12克　炒白术10克　猪苓10克　泽泻10克　栀子10克　黄柏10克

上8味，以适量水煎药，汤成去渣取汁温服，日2次。

按：《素问·金匮真言论》说：“中央黄色，入通于脾。”脾恶湿，湿热郁滞，脾色外现，故见两目发黄，全身皮肤皆发黄。脾失运化津液之用，津液不能上布则口渴，不能下行则小便不利，郁滞于中则腹满。湿遏阳气，血气流行不畅，故脉象见缓。茵陈五苓散合栀子柏皮汤，以白术、茯苓、猪苓、泽泻健脾渗湿，桂枝温化以助水湿之下去，茵陈蒿善退黄疸，用之为君，以祛周身上下之黄，栀子、黄柏苦寒清热。共收利湿清热，消除黄疸之效。药服6剂而黄尽，诸症退。

（2）热重于湿：症见一身俱黄，面黄，目黄，黄色鲜明，小便黄，大便不爽，腹部微满，口渴，舌苔黄腻，脉沉实等。

湿热郁蒸，脾色外露，故见身黄，面黄，小便黄，黄色鲜明；湿与热滞，气机不利，传导失职，故见腹部胀满。大便不爽，舌苔黄腻，脉沉实；津液不能上承，故口渴。此乃脾胃湿热，热重于湿。法当清热利湿。治宜茵陈蒿汤：

茵陈蒿 20 克　栀子 10 克　大黄 10 克

上 3 味，以适量水煎药，汤成去渣取汁温服，日 2 次。如果热势较重，除可加大栀子的用量外，还可加用黄柏；如果热毒重，加连翘。

方中重用茵陈蒿清利湿热；配栀子通利三焦，佐大黄通泄瘀热。3 味药均苦寒下降，使湿热之邪从下而除。热势重加大栀子的用量，复增黄柏苦寒清热；热毒过重者，加连翘清热解毒。

【案例】

患者某，女，4 岁，住武汉市武昌区阅马场。1963 年某日就诊。黄疸发病已 2 日，一身尽黄，色鲜明如橘子之色，两目珠色黄，腹满，大便干燥，小便黄而少，舌黄。乃湿热郁结，热重于湿，发为黄疸。治宜利湿泄热退黄。拟方茵陈蒿汤加味：

茵陈蒿 12 克　大黄 6 克　黄柏 6 克　栀子仁 6 克　黄芩 4 克　茯苓 5 克

上 6 味，以适量水先煎茵陈蒿，待水减去 1/3 时，下余药再煎，取汁温服，日 2 次。

《素问·脏气法时论》说："脾色黄。"湿热内郁，熏蒸于脾，脾色外现，则一身面目尽黄，且舌亦为之变黄。脾失转输之职，故腹满。湿热熏蒸而热甚于湿，故大便干燥，小便短少而色黄。茵陈蒿汤加味，用茵陈蒿、黄柏退黄疸，大黄通便调中，且大黄、黄柏与栀子、黄芩皆为大苦大寒之品，用之以泄热燥湿，茯苓利小便，以助其黄从小便而出。药服 2 剂，黄疸退而腹满消，其病渐愈。

2. 寒湿黄疸

寒湿伤脾，症见面目发黄，且黄色晦暗，腹胀纳少，大便稀薄，四肢欠温，苔白，脉沉等。

寒湿困脾，脾色外现，故见面目发黄，寒湿均为阴邪，故黄色晦暗；寒湿阻滞，脾胃运化失常，气滞不行，故见腹胀；胃失受纳，故见纳少；脾失运化，水湿下趋肠道，故见大便稀薄；脾主四肢，寒湿中阻，阳气不能外达，故见四肢欠温；寒湿壅遏，脉道不利，故见脉沉，苔白亦为寒象。此乃寒湿困阻脾阳；法当温中散寒，健脾祛湿；治宜茵陈理中汤：

茵陈蒿 15 克　炒白术 10 克　干姜 10 克　炙甘草 8 克　党参 10 克

上 5 味，以适量水煎药，汤成去渣取汁温服，日 2 次。

方中重用茵陈蒿祛湿退黄；取辛温之干姜温中散寒；取党参、白术、甘草健脾益气，培土以制湿。五味相合，从而达到温中散寒，健脾祛湿之目的。

3. 中毒性黄疸

服药中毒，症见身黄、目黄、小便黄、腹胀纳少等。

药毒伤肝，肝郁乘脾，脾色外露，故见身黄、目黄；湿热下注，故见小便黄；脾胃受损，运化失常，故见腹胀纳少。此乃药毒伤损肝脾，运化失常，聚湿化热所致，法当清热、利湿、解毒，治宜茵陈蒿汤合栀子柏皮汤加味。

茵陈蒿 15 克　栀子 10 克　黄柏 10 克　生甘草 10 克　大黄 10 克　水牛角片 30 克

上 6 味，先将水牛角切为薄片，以适量水先煎 1 小时，下茵陈、栀子、黄柏、甘草继续煎，汤将成下大黄微煎，去渣取汁温服，日 2 次。

方中取茵陈蒿利湿退黄；取栀子、黄柏苦寒清热；佐大黄通泄郁热；《素问·脏气法时论》说："肝苦急，急食甘以缓之。"故取甘草以缓急迫；牛角入肝以解毒。六味相合而成清热利湿解毒之功。

4. 女劳疸

症见身黄，额上黑，足下热，傍晚恶寒，小便不利，小腹满急，微汗出，大便稀薄而色黑，尺脉浮。

肾居下焦，主司前后二阴。房劳伤肾，瘀血坚结，阳气不化，蓄为湿热。《素问·宣明五气》说："脾恶湿。"湿热困脾，脾色外现，故一身皮色发黄。额为心之部，《素问·五脏生成》说："诸血者皆属于心，肾伤血瘀，则肾之黑色随心血而外见于心部之额上，故见额上黑。"肾足少阴之脉，起于足心之涌泉穴，湿热循经下注于足，故其足下热。阳气郁滞，不能化气，则小便不利；惟其小便不利，水湿无下出之路，停滞于内，故膀胱窘急不舒而小腹为之胀满。内有瘀血，浸渍肠中，故见大便稀溏而色黑。阳滞于阴分，下午为阴，故其傍晚则恶寒。阳郁于内，失去外固之用，故微汗出。尺脉属肾，肾伤则其精血不足而其气外浮，故其尺脉浮而重按当有涩象。乃房劳伤肾，瘀血坚结导致湿热困脾之女劳疸。治宜消坚祛瘀，清热燥湿。方用硝石矾石散加味：

硝石、枯矾、滑石各等分

上 3 味，共研为细末备用；再取适量大麦煮粥，调服药末，日 2 次，若兼见腹大为难治。

方中硝石即火硝，味苦咸，入血分而消坚结，祛瘀热；枯矾入血分而燥湿化浊；滑石清热利湿；大麦粥甘平益气养脾。若腹胀大，为脾肾俱虚，故难治。

5. 酒黄疸

饮酒成疸，症见周身皮肤发黄，小便不利，足下热，心烦，不眠，腹满，不能食，口鼻干燥，舌红苔黄。

酒有湿热之性，其气慓悍滑疾。嗜酒过度，聚湿生热，湿热内郁，脾色外现，故见周身皮肤发黄；湿热郁滞，气化不行，故见小便不利；热邪内扰心神，心神不宁，故见心烦不眠，湿热下注，故见足下热；热邪上犯，故见舌红、苔黄；湿热壅遏于中，气机不畅，故见腹满，不能食；津液不化，故见口鼻干燥。此乃湿热蕴结所致。法当清热攻积。治宜栀子大黄汤：

栀子 10 克　大黄 10 克　炒枳实 10 克　淡豆豉 10 克

上 4 味，以适量水煎药，汤成去渣取汁温服，日 2 次。

方中取苦寒之栀子清泄三焦之热；取淡豆豉开宣上焦，发越卫气；取枳实行气于中，以畅中焦之郁；取大黄以导下焦之结。上中下三焦分消走泻，使热去而湿无所恋，其病自愈。

《素问·阴阳应象大论》说："中央生湿，湿生土，土生甘，甘生脾……在色为黄。"《素问·金匮真言论》说："中央黄色，入通于脾。"《灵枢·九针论》说："脾恶湿。"湿热邪气瘀蒸于脾土，致中阳不运，脾色外露，周身皮肤色黄且鲜明如橘色，而两目之白睛亦为之黄者，是谓"黄疸病"，多伴有"腹满""小便不利"也。治之当清热利湿退黄，以"茵陈蒿汤""茵陈五苓散"等为其常用药方，其身黄而晦暗，则为寒湿在里，当用"茵陈四逆汤"温里退黄为治。如脾土滞积敦阜，致肝木郁陷于土中，成为《周易·蛊·象文》所谓"山下有风蛊"者，削土则恐伤其郁陷之肝木，扶木又恐助其敦阜之脾土。泻、补两相妨碍，则不易为治矣。俗有所谓“风劳臌膈无药医”者之“臌”，即指此。臌、蛊字通也。今人见黄疸，则多根据西医学理论称之为“黄疸性肝炎”，谓是“病毒引起肝脏炎症、胆汁流入血液之中而致皮肤色黄”。用西医学理论取代了中医学理论。在临床治疗上，又把中、西医学两个绝然不同的理论体系混之不分，用中医药学理论体系中的入肝胆药与清热解毒药，治疗西医学理论体系中的“病毒性肝炎”，岂不是在“南其辕而北其辙”、牛头不对马嘴也哉？从中医药学角度看，西医所谓的许多“肝炎”病人，其病位并不在中医药学的肝胆上，而是在“脾胃”。西医学上所谓“病毒”，是一种生物，又何尝有中医药学“毒”的概念？这种中西不分，理论混淆，牵强附会，诛罚无过，无怪乎其病久治而收效仍微！

（十三）痰饮

痰饮有广义、狭义之分，广义的痰饮是指体内水液不得正常输化，停聚于某一部位，出现咳嗽、喘满、心悸、头眩、气短、胁痛等一类的病证。狭义的痰饮，则是四饮之一。

由于痰饮所停聚的部位不同，其临床表现亦不相同，故又分为痰饮、悬饮、溢饮、支饮四种。《金匮要略·痰饮咳嗽病脉证并治》说：“其人素盛今瘦，水走肠间，沥沥有声，谓之痰饮；饮后水流在胁下，咳唾引痛，谓之悬饮；饮水流行，归于四肢，当汗出而不汗出，身体疼重，谓之溢饮；咳逆倚息，短气不得卧，其形如肿，谓之支饮。”

痰饮病的发生，《金匮要略·痰饮咳嗽病脉证并治》说："夫病人饮水多，必暴喘满。凡食少饮多，水停心下，甚者则悸，微者短气。"故痰饮之病，一由饮水过多，超过脾之运化功能，水湿停聚而为水饮，此痰饮病之骤得者；一由食物常少，脾气渐弱，而饮水常多，脾失运化，水湿内聚，形成水饮，此痰饮病之渐得者。痰饮与水肿俱是水邪为患，不过痰饮是水邪停滞于内腔，水肿是水邪浸渍于肌肤，二者常互为因果。水邪停于腔内过甚则外渍肌肤，发为水肿；水肿病水邪内犯脏腑，亦可成为饮病。痰饮病也包括水饮犯肺引起的咳嗽上气，故痰饮、水肿、咳嗽上气三种病证常常相兼而见。

治疗痰饮病当首先辨明痰饮邪气所在的部位，才能因其所在而治之。若心下有饮，其人后背寒冷如掌大；胁下有饮，痛引缺盆，咳嗽则转甚；胸中有饮，其人短气而渴，四肢历节痛；隔上有饮，满喘咳吐，发则寒热，背痛腰疼。饮邪犯心则心下坚筑，短气、恶水不欲饮；饮邪犯肺则吐涎沫，欲饮水；饮邪犯脾则少气身重；饮邪犯肝则胁下支满，嚏而痛；饮邪犯肾则脐下悸，甚则冲逆于上，心下悸动。

频饮病治疗原则为："温阳化饮"，包括发汗、利小便、逐水饮等方法，故《金匮要略》提出："病痰饮者，当以温药和之。"其有表证或流溢四肢者，治以温而发汗；无表证而水饮停聚于里者，则温化或温利小便；水饮内结，深痼难化，发汗、利小便力量不足者，宜温而攻逐。具体辨治如下

1. 痰饮

痰饮指体内水谷运化失常，以致使水饮留于胃肠，出现胸膈痞满，呕吐清涎，口渴不饮，背部觉寒，头目眩晕，心悸气短，或水走肠间，下利腹满等症，宜分别上下虚实，辨

证治之。

（1）苓桂术甘汤证　心下有痰饮，症见心下逆满，气短，起则头晕目眩，小便不利。

水湿不能运化，阻遏脾阳，饮邪停于心下，气机阻塞，故觉心下逆满、气短。痰饮阻遏清阳，不得上升于空窍，起则头晕目眩；阳不化气，故小便不利。治宜健脾温阳，以祛饮邪，用苓桂术甘汤：

茯苓 12 克　桂枝 10 克　白术 10 克　甘草 6 克

上 4 味，加水适量，煎汤去渣，取汁温服，日 1 剂，煎服 2 次。

方中用茯苓甘淡渗湿以利水饮，桂枝辛温宣导以行阳气，白术祛湿健脾，甘草和中。用后脾阳得伸，水湿得化，痰饮祛除，诸症可愈。

（2）小半夏加茯苓汤证　水饮停于胸膈，症见心下痞满，呕吐，心悸，目眩。

水饮停于胸膈，阻塞气机，故心下痞满。水饮上逆则呕吐，水气凌心则心悸。升降之机阻滞，清阳不升，故目眩。治宜利水祛饮，降逆止呕，用小半夏加茯苓汤：

制半夏 10 克　生姜 10 克　茯苓 12 克

上 3 味，加水适量，煎汤去渣，取汁温服，日 1 剂，煎服 2 次。

方以半夏、生姜蠲饮降逆止呕，茯苓利水祛饮宁心。痰饮一去，呕吐、悸眩等症自除。

（3）肾气丸证　水饮内停，症见短气，小便不利，腰酸，小腹拘急。

肾主水，肾虚不能化气行水，水湿内停，聚为水饮，阻塞气机，故见短气，小便不利，小腹拘急。腰为肾府，肾虚故腰酸。治宜温肾化气，用肾气丸：

生地 18 克　山茱萸 12 克　山药 12 克　泽泻 10 克　茯苓 10 克　丹皮 10 克　制附片 3 克　肉桂 3 克

上 8 味，加水适量，煎汤去渣，取汁温服。日 1 剂，煎服 2 次。

方中用生地、山茱萸、山药滋补肾阴；附片、肉桂温助肾阳；泽泻、茯苓渗利水湿；丹皮活血，走而不守，以防地黄之过滋。用后肾气充足，复其主水之职，消除水饮。

（4）真武汤证：肾阳郁阻不能化饮，症见头目眩晕，身体动摇振振，小便短黄，四肢不温，苔白，脉沉。

肾阳不用，痰饮内积，阻遏清阳不能上升于头目，则头目为之眩晕不已，阳气被遏，不能通而又欲通，故身体动摇振振而不宁。阳失其化气行水之用，且又不达于四肢，以致小便短黄而四肢不温。阳不上升而退伏于下，无阳热之化，其脉见沉而舌苔为之见白。治宜温阳化气，行水祛饮，拟真武汤方：

附片 10 克（炮）　白术 10 克（炒）　茯苓 10 克　白芍 10 克　甘草 10 克（炙）

上 5 味，以水适量煎药，汤成去渣，取汁温服，日 1 剂，煎服 2 次。

方中用炮附片温阳化气，决通水道以蠲饮邪，白术、茯苓、甘草补脾培土以除水饮之源，白芍利小便，使附片发挥其温通阳气作用而其毒从小便以去，且甘草又调和诸药。

【案例】

患者某，女，37 岁，住湖北省枣阳市农村，农民。1950 年 4 月某日就诊。发病 2 日，全身振振动摇欲倒，不能自持，小便黄，脉沉。乃寒饮内结，正阳受阻，治宜温阳利水，拟真武汤加味：

附片 10 克（炮） 白术 10 克（炒） 茯苓 10 克 白芍 10 克 生姜 10 克 细辛 6 克

以水煎服，日 2 次。

按：脉沉为阴。《伤寒论·平脉法篇》说："沉潜水蓄。"水饮邪气蓄结于内，正阳被遏不能外出，故脉见沉象。阳不化气，则小便黄。寒饮阻遏阳气，阳欲通而不能通，不能通而又欲通，正邪交争于体内，故身体振振动摇而欲倒，《伤寒论·辨太阳病脉证并治中篇》说："……头眩身瞤动，振振欲擗地者，真武汤主之。"真武汤方温正阳以化寒饮，加细辛散寒以助之。药服一剂而病愈。

（5）己椒苈黄丸证 水饮停于肠间，症见腹满，水走肠间，沥沥有声，口干舌燥，二便不畅。

证因水饮停于肠间，三焦水道不通，气机窒塞，故腹满，二便不畅。水不得化气上承，则口舌干燥。治宜祛除水湿，消满泄闭，用己椒苈黄丸：

防己 10 克 椒目 10 克 葶苈子 10 克 大黄 10 克

上 4 味，加水适量，煎汤去渣，取汁温服。日 1 剂，煎服 2 次。

口渴者加芒硝 5 克。

方中以防己利小便，除下焦湿热，椒目利小便消腹水胀满，二药辛苦相济，善能导水下行，通前阴利小便；葶苈子泻水、破坚，通利水道，大黄荡涤肠胃，二者相合泄可去闭，逐肠胃间积滞水气。四药共用，通行二便，使水饮尽去，诸症自除。若渴甚，是水饮不化，燥邪坚结，致津液不布。芒硝咸寒，可润燥软坚泻下，故加之。

2. 支饮

支饮即水饮停留于胸中，见胸中支满，咳逆喘息不得卧，面目似肿等症。

（1）小青龙汤证　寒热，咳嗽，唾白色泡沫，喘息不得平卧，胸部满闷，面目似肿。

胸中素积痰饮，又感受风寒，外邪引动内饮，壅阻于肺，肺气不降，故寒热、咳嗽、唾白色泡沫，喘不得卧，胸部满闷。饮邪阻滞，气逆于上，故面目似肿。治宜发表祛饮，降逆止咳，用小青龙汤：

麻黄 10 克　桂枝 10 克　白芍 10 克　炙甘草 10 克　干姜 10 克　细辛 5 克　制半夏 10 克　五味子 10 克

上 8 味，加水适量，煎汤去渣，取汁温服。日 1 剂，煎服 2 次。

方用麻黄、桂枝开肺解表，止咳平喘；半夏降逆逐饮；干姜、细辛、五味子散寒止咳。诸药合用，外散寒邪，内降水饮，为临床常用止咳平喘名方。

（2）葶苈大枣泻肺汤证　无寒热，但见咳嗽，吐白色泡沫，呼吸不利，胸满。

因饮邪留结，气塞胸中，肺气壅遏，故呼吸不利而胸满；饮邪阻滞，肺气上逆，故咳嗽唾白色泡沫。治宜泻肺祛饮，用葶苈大枣泻肺汤：

葶苈子 10 克（炒令黄）　大枣 4 枚（擘）

上 2 味，加水适量，煎汤去渣，取汁温服。日 1 剂，煎服 2 次。

方中葶苈子苦寒，专入肺经，泻肺逐水饮；佐大枣甘温补正，以防葶苈峻泻过猛，损伤肺气，二药合用，可泻肺逐水而不伤正气。

3. 悬饮

悬饮指水饮流于胁下，见胁下胀痛，呼吸则胁痛而引缺盆亦痛，咳唾尤甚，转侧不便，短气。

《金匮要略·痰饮咳嗽病篇》说："水在肝，胁下支满。"肝脉布于胁肋，水饮流于胁间，经络被阻，升降失常，故胁下胀痛，转侧咳唾则加甚。气机阻滞故短气。水饮上迫于肺，故咳嗽。此悬饮之邪在肝部，治宜攻逐水饮。用十枣汤：

芫花 3 克（炒） 甘遂 3 克 大戟 3 克 大枣 10 枚

前 3 味，研成细末，清晨空腹服 3 克，用大枣煎汤调下，当泻下水，以快下为度；如未尽，第 2 天清晨空腹再服 1.5 克。不可 1 日再服。

芫花、甘遂、大戟均为攻逐水饮峻下之品，用大枣煎汤调下，是取其扶正补脾，能缓和诸峻药之毒，减少药后反应，使下不伤正。

4. 溢饮

溢饮指水饮流于四肢，见身体疼痛沉重，浮肿，无汗恶寒，咳喘，痰多。

（1）大青龙汤证 发热恶寒，身体疼痛，四肢浮肿，无汗，烦躁，脉浮紧。

水饮流溢于四肢肌肉，故身体疼痛，四肢浮肿，寒束肌腠，卫气不通，故发热恶寒，无汗，脉浮紧。寒邪外束，阳郁化热，内扰心神，故烦躁。治宜散寒祛饮，清热除烦，用大青龙汤：

麻黄 10 克 桂枝 10 克 杏仁 10 克 甘草 8 克 石膏 15 克 生姜 10 克 大枣 4 枚（擘）

上 7 味，加水适量，煎汤去渣，取汁温服，日 1 剂，煎服 2 次。

《素问·阴阳应象大论》说："其在皮者，汗而发之。"寒邪留于肌肤为患，故方用麻黄、桂枝发汗散邪，杏仁宣肺以助之，此所谓"汗而发之"也。石膏清热除烦，甘草、生姜、大枣和中。本方适用于溢饮而兼有里热者。

（2）小青龙汤证　身体疼痛，四肢浮肿，恶寒发热，心下有水气，咳嗽。

《素问·脉要精微论》说："溢饮者，渴暴多饮而易（溢）入肌皮肠胃之外也。"饮邪溢于肢体肌肤，故身体疼重，手足浮肿；邪居肌肤，阻遏阳气运行，营卫不和，故恶寒发热。饮留心下，逆而上犯，故心下有水气而又咳嗽。治宜通阳散邪，降饮止咳，方用小青龙汤：

麻黄 10 克　桂枝 10 克　白芍 10 克　甘草 10 克　干姜 10 克　细辛 6 克　制半夏 10 克　五味子 10 克

上 8 味，加水适量，煎汤去渣，取汁温服。日 1 剂，煎服 2 次。

方用麻黄，桂枝发汗散邪；半夏降逆蠲饮；白芍利小便；干姜、细辛、五味子散寒止咳，以祛心下之水气。

《黄帝内经》中 162 篇无"痰"字，只有"饮"，其病机归于脾。《金匮要略》中"痰饮"之"痰"，《脉经》《诸病源候论》《备急千金要方》《千金翼方》《外台秘要》等引之多作"淡"。《小学钩沈》载《文字集略》说："淡，谓胸中液也。"是"淡"为人体内"水液"之病，与"饮"同义。淡饮连用，为"叠词同义"，今之所谓"相同联合词"也。

淡，加"疒"旁成"痰"，而"痰"字省"氵"则为"痰"矣。《广韵·下平声·二十三淡》："淡，胸上水病。"《类篇·疒部》："痰，徒甘反，病液。"故"痰"之本字为"淡"，义与"饮"同，为水液停聚体内之病，与后世"稠者为痰，稀者为饮”之“痰”字义别。

“痰”之为字，始于六朝。故仲景之前无“痰”字，今本《金匮要略》中“痰饮”之“痰”，乃唐宋间人删节《伤寒杂病论》时改作使然。

《诸病源候论·妊娠病诸候下·妊娠痰候》说：“水饮停积，结聚成痰，人皆有之，少者不能为害，若多则成病。”水液是人体生活中不可缺少的物质，人从饮食中摄入于胃后，“脾为胃行其津液”，通过脾的转输作用，输送至于人体脏腑经络，五官九窍，四肢百骸，以濡养人体各部组织，是谓“津液”。如水液停积，不能流布，结聚于体内，则转化为水湿之邪而成痰饮之病。随痰饮结聚的部位不同而病候各异，其停聚胸膈，支妨于肺，则为“支饮”而见“咳逆倚息不得卧，其形如肿”；停聚胁下，则为“悬饮”而见“咳唾引痛”；流于肠间，则为“痰饮”而见“沥沥有声”；流归四肢，则为“溢饮”而见“手足肿满”；满于肺中，则为“肺胀”而见“咳嗽上气，喘鸣迫塞”。

痰饮病，是水液在人体内结聚为病，治疗原则“当以温药和之”。如水液浸渍于肌肤为病，则为“浮肿”，是另一疾病，治疗原则又当是“开鬼门”“洁净府”和“去菀陈”也。然二者又皆是水液为病，故又常相互影响，痰饮病常并发浮肿，浮肿病亦每并发痰饮而咳嗽短气也。

（十四）咳嗽

咳嗽是肺部最常见的疾患，其发生原因，乃各种邪气犯肺，导致肺失肃降之职，肺气上逆所引起，古人有将其分为咳和嗽者，现在多不分开而统称为咳嗽。

咳嗽可由外感风、寒、热、暑、湿、燥等邪气引起，也可由脏腑功能失调引起，见于多种疾病之中。本节所论是以咳嗽为主症的病患，他病兼见咳嗽者不在讨论之列。外感咳嗽在感冒中已论及，此处不再重复。

咳嗽乃肺之本病，由各种原因引起的肺气不得肃降，其气上逆而得。虽然“五脏六腑皆能令人咳”，但必须累及肺脏才能发生本证。

1. 痰湿咳嗽

（1）痰湿停肺咳嗽　症见咳嗽，痰多，色白，容易咳出，胸闷，舌苔白，脉弦或缓。

因痰湿壅盛，停留于肺，使肺气不降，故咳嗽痰多。痰阻于肺，肺居胸中，故胸闷。治宜燥湿化痰止咳，用款菀二陈汤：

法半夏 10 克　陈皮 10 克　茯苓 10 克　炙甘草 10 克　款冬花 10 克　紫菀 10 克

上 6 味，加水适量，煎汤，取汁，去渣，日 1 剂，分 2 次，温服。

方中用半夏、陈皮燥湿化痰，茯苓渗湿，款冬花、紫菀降逆止咳，甘草补脾健运兼调和诸药，用于痰湿停肺咳嗽颇为适合。

（2）寒痰咳嗽　症见怕受寒凉，感则即发咳嗽，痰多呈白色泡沫状，形寒肢冷，食欲不振，舌苔白，脉缓。

寒凉之邪，内犯于肺，肺气逆上，则发为咳嗽。肺失肃降，水道不通，水湿运化不利，遂成饮成痰，故痰多呈白色泡沫状。寒痰内伏，则形寒肢冷；中阳被遏，则食欲不振。

寒邪属阴，痰性为湿，犯则舌苔白，脉缓。治宜温寒散饮，敛肺止咳，用款菀二陈汤加干姜、细辛、五味子：

法半夏 10 克（打） 陈皮 10 克 茯苓 10 克 炙甘草 10 克 款冬花 10 克 紫菀 10 克 干姜 10 克 细辛 6 克 五味子 8 克

上 9 味，加水适量，煎汤，取汁，去渣，日 1 剂，分 2 次，温服。

方中用二陈汤化痰祛饮，款冬花、紫菀降逆止咳，加干姜、细辛温寒散饮，五味子敛肺止咳，适用于咳吐白色泡沫，形寒肢冷，感寒即发的寒痰咳嗽。

（3）咳嗽兼喘 症见咳嗽，喘气，不能平卧，吐白色泡沫痰，甚则面目浮肿，食欲不振。

痰饮内停于肺，肺气下降，上逆而咳，呼吸不利，发为喘气。痰饮多则咳吐白色泡沫；水饮不化，阻遏阳气运化，故面目浮肿，食欲不振。治宜祛痰降肺止咳喘，用款菀二陈汤加厚朴、杏仁。

法半夏 10 克 陈皮 10 克 茯苓 10 克 炙甘草 10 克 款冬花 10 克 紫菀 10 克 厚朴 10 克 杏仁 10 克（去皮尖，炒，打）

上 8 味，加水适量，煎汤，取汁，去渣，日 1 剂，分 2 次，温服。

方中用款菀二陈汤化痰止咳，加厚朴、杏仁降肺下气平喘，适用于痰湿咳嗽兼喘气上逆者。

【案例】

患者某，男，45 岁，武汉市江岸区某单位职工。1990 年 3 月某日就诊。数日前因受凉发生咳嗽，至今不已，唾白色泡沫痰，微有喘气，舌苔白，脉缓。乃寒邪犯肺，气逆咳喘。治宜散寒逐饮，降逆利气，拟款菀二陈汤加味：

款冬花10克　紫菀10克　陈皮10克　法半夏10克　炙甘草10克　茯苓10克　五味子8克　细辛6克　干姜10克　厚朴10克　杏仁10克（去皮尖，炒，打）

以水煎服，日1剂，分2次，温服。

结果药服3剂而病愈。

按：《素问·五脏生成》说："肺之合皮也，其荣毛也。"《素问·阴阳应象大论》说："肺生皮毛，……在变动为咳。"此案因数日前感受寒凉之邪，寒凉从其所合而内入犯肺，肺气逆上，则发为咳嗽，且见微喘之象。无形之寒气入肺，遂化为有形之泡沫，故咳唾白色泡沫痰，其病乃寒邪犯肺所致，故舌苔白而脉缓。

方用款冬花、紫菀下降逆气，以复肺之肃降之用；半夏、陈皮燥湿祛饮，且陈皮理气，气顺则痰饮自消；茯苓渗湿，消除痰饮之本源；加干姜、细辛、五味子温寒散饮，敛肺止咳；加厚朴、杏仁利气平喘；炙甘草健脾以转输津液，使水饮自化。

诸药合用，共奏散寒逐饮，止咳平喘之效。

（4）咳嗽夹燥　症见咳嗽，痰黏稠，咽喉作痒，痒即咳，咳而汗出，口微渴，大便干燥难解。

寒邪入肺，肺气郁结，日久不愈，痰湿从稀薄转为黏稠，故见咳嗽痰稠。肺气失降，阳气郁遏，久而生热化燥，损伤津液，故咽喉发痒，口渴，大便干燥。肺气不利，不能布于皮毛，皮毛不固，故咳而汗出。治宜清热润燥，降肺止咳，用款菀二陈汤加天冬、黄芩：

法半夏10克　陈皮10克　茯苓10克　炙甘草10克　款冬花10克　紫菀10克　天门冬10克　黄芩10克

上 8 味，加水适量，煎汤，取汁，去渣，日 1 剂，分 2 次，温服。

方中用二陈汤化痰，款冬花、紫菀降逆止咳，黄芩清热，天门冬润燥，用于咳嗽夹燥者。

【案例】

患者某，男，65 岁，大学教授。1994 年 1 月 6 日就诊。

1 个月前发生感冒，经某医院治疗，寒热症状虽退，但咳嗽至今不已，且唾白色稠痰；咽喉痒，汗出，微渴，大便干，舌苔薄白，脉沉。证乃痰结肺逆，郁而化热。治宜化痰止咳，润燥清热，拟款菀二陈汤加味：

款冬花 10 克　紫菀 10 克　陈皮 10 克　法半夏 10 克　炙甘草 10 克　茯苓 10 克　天门冬 10 克　黄芩 10 克　桔梗 10 克　大贝母 10 克　枇杷叶 10 克（去毛，炙）

水煎服，日 2 次。

药服 5 剂痊愈。

按：肺合皮毛，在变动为咳。风寒侵袭于皮毛，从其所合而内入肺，则皮毛之寒热等症虽退，而肺气上逆之咳嗽不已。其无形之寒气入肺，致肺气郁结，遂化生有形之稠痰随咳而出，故其咳唾白色稠痰。肺气逆于上，不能布于皮毛，皮毛不固，则咳而汗出。肺失清肃之用，阳气郁而不行，遂化生燥热，以致见咽喉发痒，微渴，大便干。病邪入里，故脉见沉象。款菀二陈汤加味，用半夏、陈皮、大贝母、桔梗化痰止咳；茯苓渗湿健脾，以除生痰之源；紫菀、款冬花、枇杷叶三药，下降肺逆，以复肺气之肃降，而增半夏、陈皮等止咳之效；天门冬、黄芩润燥清热；炙甘草调和诸药；合用则化其痰，降其逆，清其热，润其燥，故使迁延 1 月之咳嗽者药服 5 剂即愈。

（5）气虚夹痰咳嗽　症见咳嗽，有痰，咳即汗出，少气乏力，舌苔白，脉虚。

素体气虚体弱，又兼痰湿停肺，故咳嗽有痰。气虚肺卫不固，故咳即汗出，少气乏力。治宜燥湿化痰，扶正止咳，用款菀二陈汤加党参、白术：

法半夏 10 克　陈皮 10 克　茯苓 10 克　炙甘草 10 克　款冬花 10 克　紫菀 10 克　党参 10 克　炒白术 10 克

上 8 味，加水适量，煎汤，取汁，去渣，日 1 剂，分 2 次，温服。

方中用二陈汤化痰祛饮，款冬花、紫菀降逆止咳，加党参、白术益气扶正，适用于年老体弱气虚之人又兼痰湿咳嗽者。

2. 肺热咳嗽

症见咳嗽声重，咳痰黄稠，发热口渴，小便黄，舌苔黄，脉浮滑兼数。

因肺有郁热，致肺气不利，故咳嗽声重，咳痰黄稠，并发热；肺气上逆不能敷布津液，故见口渴欲饮；下不能通调水道，故小便黄，治宜清热宣肺，降逆止咳，用越婢加半夏汤：

炙麻黄 10 克　石膏 20 克　炙甘草 8 克　法半夏 10 克　生姜 6 克　红枣 4 枚（擘）

加水适量，先煮麻黄，去上沫，纳诸药煎汤，取汁，去渣，日 1 剂，分 2 次，温服。

方中用麻黄宣肺止咳，石膏清解肺热，半夏降逆化痰，生姜、红枣调和营卫，甘草和中，合而清热宣肺止咳。

【案例】

患者某，女，2 岁，1973 年 3 月 30 日就诊。

其母代诉：患儿于 2 周前开始鼻流清涕，打喷嚏，咳嗽。数日后清涕、喷嚏症退，但咳嗽加剧，频频咳嗽而痰少，咳有回声，眼胞浮肿，且发热汗出，鼻干，口渴欲饮，食欲减退，舌红少苔，指纹稍紫。乃肺郁化热，气逆咳嗽。治宜宣肺清热，降逆止咳，佐以和胃。用越婢加半夏汤：

炙麻黄 5 克　炙甘草 5 克　石膏 9 克　法半夏 6 克　生姜 3 克　红枣 2 枚（擘）

以水煎服，日 2 次。

4 月 1 日复诊，服上方 1 剂，热退咳止，肿消食进，唯仍口渴，鼻干，仍拟上方，以天花粉易半夏，续服：

炙麻黄 5 克　炙甘草 5 克　石膏 9 克　天花粉 6 克　生姜 3 克　红枣 2 枚（擘）

以水煎服，日 2 次。

又服 1 剂而病愈。

按：《素问·宣明五气》说："肺恶寒。"又说："肺为涕。"且肺开窍于鼻，在变动为咳。风寒袭肺，肺气上逆，失去收摄津液之用，故证见咳嗽而鼻流清涕。风寒束肺，阳气内郁而欲外奋，其气发于肺之外窍而喷鼻外出，故其频频喷嚏。数日后，寒邪化热，则清涕、喷嚏等症自去而咳嗽加重。肺气不利，其咳有回声。肺不敷布，则水液上壅于眼睑，故眼泡浮肿。肺有郁热，则身热、鼻干、舌红、口渴欲饮水，并指纹见紫色。肺热不能外主皮毛，皮毛不固则汗出；不能通调水道，下输膀胱则小便黄，所谓源浊则流不清也。肺气不降，则脾胃机能失调，故食欲减退。越婢加半夏汤用麻黄、石膏宣肺气而清郁热，半夏降逆以止咳，生姜、红枣、甘草和中以理脾胃。药服 1 剂，热退咳止，肿消食进，唯口渴鼻干未已，遂于方中去半夏之燥，而加天花粉生津止渴，且助方中清热之效，故又服 1 剂则病愈。

3. 肺燥咳嗽

（1）津亏燥咳　咳嗽频频，少痰或无痰，咽喉干燥而痒，口干欲饮。

肺为娇脏，宜常润。若津液亏损，肺失滋养，则清降失常，咳嗽频频而无痰，气道干燥则咽喉干痒。肺燥不能敷布津液，故口干欲饮，治宜润燥降逆，用自拟款菀枇杷汤：

枇杷叶 10 克（去毛，炙）　桔梗 10 克　款冬花 10 克　紫菀 10 克　沙参 10 克　天门冬 10 克　麦门冬 10 克　霜桑叶 10 克　核桃肉 10 克　炙甘草 10 克

上 10 味，加水适量，煎汤，取汁，去渣，日 1 剂，分 2 次，温服。

方中枇杷叶、款冬花、紫菀润燥止咳，天门冬、麦门冬、沙参、核桃肉滋养肺阴润燥，桑叶清肺润燥，桔梗、甘草利咽止咳。合而共奏养阴润燥止咳之效。

（2）凉燥咳嗽　咳嗽少痰，遇凉则燥加重，咽痒，小便频数，舌苔白，脉浮。

素体肺燥，感受凉燥之气则引动内燥发作，使肺气失于肃降，上逆而咳。治宜宣肺降逆止咳，用麻杏二陈汤：

炙麻黄 10 克　杏仁 10 克　法半夏 10 克　陈皮 10 克　茯苓 10 克　炙甘草 10 克

上 6 味，加水适量，煎汤，取汁，去渣，日 1 剂，分 2 次，温服。

方中用麻黄、杏仁宣肺散邪止咳；陈皮、半夏下降逆气；茯苓淡渗利湿，导肺气不行；甘草和中补土。合而共奏宣肺散邪，降气止咳之效。

【案例】

患者某，女，55 岁，干部。1991 年 4 月 11 日就诊。

咳嗽已 2 年，每天睡眠入被时即咳嗽频频不休，喉咙痒，干咳少痰，小便频数、短少、色黄，舌苔薄白，脉浮。病乃凉燥犯肺，肃降失职，治宜宣肺利水，下逆止咳，拟麻杏二陈汤加味

炙麻黄 10 克　京半夏 10 克　茯苓 10 克　炙甘草 10 克　款冬花 10 克　紫菀 10 克　陈皮 10 克　车前仁 15 克　泽泻 10 克　杏仁 10 克

以水煎服，日 2 次。

药服 5 剂后告愈。

按:《素问·阴阳应象大论》说:“西方生燥，燥生金，金生辛，辛生肺，肺生皮毛。”肺为燥金之脏，而外合皮毛，故燥邪每易伤肺。然燥与热合则为温燥，与寒合则为凉燥。凉燥留肺，肺气不和，故睡眠入被时，被褥寒凉之所侵于皮毛而内合于肺，引动肺中凉燥发作，致肺清肃之令不行，而其气上逆不已，故其喉咙发痒而干咳频频不休，待被褥睡暖则咳已。肺为凉燥所伤，不能通调水道，故小便不利，而见小便频数短少色黄。病在肺，肺合皮毛，故脉浮。加味麻杏二陈汤用麻黄、杏仁宣肺散邪；用陈皮、半夏之辛散以佐麻黄、杏仁宣散之力，且取二者之下气；配紫菀、款冬花降逆止咳；茯苓、泽泻、车前仁利小便，以导肺气之下行；甘草和中补土，资中焦之汁以润燥，故药服 5 剂而愈。

4. 瘀血咳嗽

症见咳逆倚息，不能平卧，咳吐痰涎时带乌红色血，胸胁满闷或刺痛，舌青或有紫斑，脉涩。

因瘀血不能归经，停留于肺，阻塞呼吸之道，瘀血随痰而咳出，故咳逆倚息，不能平卧，痰中带血，胸胁刺痛。治宜活血祛瘀，用代抵当汤加味：

大黄8克（酒炒） 莪术6克（酒炒） 当归10克 丹皮10克 穿山甲8克 红花8克 茯苓10克 制半夏10克（打） 夜明砂10克 牛膝6克 桃仁10克（去皮尖，炒，打）

上11味，加水适量，煎汤，取汁，去渣，日1剂，分2次，温服。

方中用当归、丹皮活血；大黄、红花、桃仁祛瘀；莪术、穿山甲攻坚散瘀；夜明砂祛死血；茯苓、半夏祛痰饮；牛膝引药下行。此方与抵当汤相仿，但药力较平和，副作用小。若瘀血停留一侧胁内，则时有咳嗽，睡眠只能侧卧一侧，翻身则咳嗽频频而不休，有咳血病史。

《灵枢·经脉》说："肝足厥阴之脉……属肝络胆，上贯膈，布胁肋……其支者，复从肝别上膈，注肺中。"或左或右一侧胁内为瘀血停留，肝脉郁滞不畅，压之则其气逆壅于肺，致肺气上逆而频频咳嗽，故其睡眠只能侧卧于无瘀血之一侧，如翻身则瘀血停留之一侧受压而发为咳嗽频频不休。治宜活瘀疏肝，方用血府逐瘀汤：

当归10克 生地10克 桃仁10克（去皮尖） 红花10克 赤芍10克 川芎5克 柴胡6克 枳壳6克 牛膝10克 桔梗5克 甘草5克

上11味，加水适量，煎汤，取汁，去渣，日1剂，分2次，温服。

方中用桃红四物汤及牛膝活血祛瘀；柴胡、枳壳、桔梗舒理胁肋之气；甘草调和诸药。合而共奏活血化瘀，疏利气机之效。

单方：

生莲藕，不拘多少，经常吃，日食二三次。

（十五）喘证

喘证，也称喘息、气喘，即呼吸急促，严重时张口抬肩，鼻翼煽动，不能平卧。常见于多种急慢性疾病的过程之中。

喘息之证，与肺、肾、心三脏有关。肺主气，司呼吸，外合皮毛，为五脏之华盖。如感受内外邪气，失于肃降，则上逆发为喘促。同时，肾为气之根，与肺同司气体之出纳。若肾虚下元不固，摄纳无权，则肺气无所主，上逆而为喘。另外，心主血脉，与肺同居上焦胸中，也是助肺呼吸的重要脏腑。因为肺之吸入清气，呼出浊气的吐故纳新过程，必须通过心所主的血脉布散全身才能完成。如心脉不运，清气与浊气不能及时更替，亦会发为喘促，治疗宜分别情况，辨证论治。

1. 肺气失降喘息

（1）肺热　见发热，喘逆上气，汗出，口渴烦闷，甚至身热不退，气急鼻扇。

因肺中热邪壅盛，肺气不降，故身热喘息；热则腠理大开，故汗出；热伤津液，故烦渴。治宜泄热平喘，用麻杏石甘汤：

炙麻黄 10 克　杏仁 10 克　石膏 20 克（先煎）　炙甘草 6 克

以上 4 药，用水适量先煎石膏，后入余药，煎汤，取汁，去渣，日 1 剂，分 2 次，温服。

方以石膏清泄肺热，麻黄、杏仁平喘，甘草调和诸药。

方虽简单，却能堪大任。

（2）痰浊　咳嗽喘气，痰多黏腻，胸中满闷，呕恶便秘，舌苔白，脉浮弦。

因痰浊壅肺，肺气失利，难以下降，故咳喘痰多，痰浊上逆，肺气膹郁，故胸满呕恶。治宜祛痰降肺平喘，用苏子降气汤加减：

苏子 10 克　制半夏 10 克　陈皮 10 克　前胡 10 克　厚朴 10 克　沉香 3 克　当归 6 克　炙甘草 8 克

以上 8 味，加水适量，煎汤，取汁，去渣，日 1 剂，分 2 次温服。

方以苏子降气平喘，半夏、前胡、陈皮化痰降逆，厚朴宽中下气，沉香降气暖肾纳气，当归养血温润，又可防诸药之燥，甘草调中。全方降气化痰平喘，用治痰涎壅盛之喘咳

如患者体质较差，动则气喘，胸闷，痰咳出后喘则减轻，苔白腻，脉滑者，宜用三子养亲汤加皂角汤：

苏子 10 克　白芥子 10 克　莱菔子 10 克　皂荚 3 克

以上 4 味，以水煎汤，取汁，去渣，日 1 剂，分 2 次，温服。

方中苏子降气化痰，白芥子利气豁痰，莱菔子顺气开郁，降气祛痰，皂荚通肺祛痰导滞，合用可治痰喘。

（3）肺燥　见喘息，胸闷，口燥咽干，舌上少津，脉细无力。

证因素体肺阴不足，又为燥热所伤，肺失其清肃润降之常，气逆于上，故见喘息胸闷，口干舌燥。治宜滋肺养阴，清热润燥，用清燥救肺汤：

冬桑叶 10 克　生石膏 10 克　党参 10 克　甘草 8 克　胡麻仁 10 克　阿胶 10 克（烊化）　麦门冬 10 克　杏仁 8 克

（去皮尖，炒，打） 炙枇杷叶 10 克（去毛）

以上 9 味，以水适量煎汤，取汁，去渣，日 1 剂，分 2 次，温服。

方以党参、麦冬、阿胶、胡麻仁补肺养阴，杏仁、桑叶、枇杷叶润燥解郁降逆，石膏清燥以除烦，炙甘草补中培土以生肺金，且调和诸药，共奏清金保肺之功。

【案例】

患者某，男，60 岁，湖北枣阳某乡镇，经商。1950 年 9 月某日就诊。素有咳血病史，今日突发喘气，呼吸疾促，胸闷不舒，烦躁，口咽干燥，苔薄少津，脉浮细无力。乃肺阴不足，燥热内郁，治宜滋养肺阴，润燥清热；拟方清燥救肺汤：

麦门冬 12 克　巨胜子 10 克　党参 10 克　冬桑叶 10 克　炙甘草 10 克　石膏 10 克　枇杷叶 10 克（去毛，炙） 杏仁 10 克（去皮尖，炒，打） 阿胶 10 克（烊化）

以上 9 味，以水先煎 8 味，待其水减半，取汁，去渣，入阿胶烊化，日 1 剂，分 2 次，温服。

药服 1 剂而喘减，2 剂而喘平。

按:《素问·阴阳应象大论》说:“西方生燥，燥生金，金生辛，辛生肺。”是肺之为脏，在五行属金，在六气则主燥。患者有咳血史，肺阴素亏，少遇燥热，则失其清肃之性，肺气逆上，故呼吸疾促而喘气。肺气不降，逆浮于上，故胸闷不舒。肺阴亏虚，燥热内郁，无以布津，故烦躁而口干燥，苔薄少津。其病在肺，肺位居高，则脉应之而浮；阴液亏少，无以充养血脉，则脉见细而无力，清燥救肺汤方，用党参、麦门冬、巨胜子、阿胶补肺养阴，杏仁、桑叶、枇杷叶润燥解郁降逆，石膏清热以除烦，炙甘草补中培土以生肺金，且调和诸药，使热得以清，燥得以润，肺阴得以滋养，故服1剂而喘减，2剂而喘平病愈。

2. 肾不纳气喘息

（1）肾气虚，下元疲惫　见喘促日久，呼多吸少，动则喘甚，腰膝酸软，四肢不温，脉虚弱。肺为气之主，肾为气之根。肾气不足，摄纳失司，致气不归元，呼多吸少，见喘促不已，动则益甚。肾气虚故腰膝酸软，四肢不温，脉虚。治宜补益肾气，纳气归根。用肾气丸，改丸为汤：

干地黄25克　山药12克　山萸肉12克　泽泻10克　丹皮10克　茯苓10克　肉桂3克　附子3克

以上8味，以水适量，煎汤，取汁，去渣，日1剂，分2次，温服。

方以六味地黄丸补益肾阴，加附子、肉桂温肾中之阳，使阳归于阴，通过阴阳并补，水火协调，肾气得固，职司纳气，喘息可平。

（2）阳虚水泛，上凌心肺　见咳喘，心悸，吐白色泡沫，四肢不温，小便不利，甚则肢体浮肿，舌质淡胖，脉象沉细。

因肾阳虚衰，不能温化水饮，因而水泛为患，为痰为饮，饮邪内盛循经逆于胸中，上凌心肺，故见咳喘心悸，吐白色泡沫。因肾阳不足，不能温养于手足，且气化失职，故四肢不温，小便不利，甚至肢体浮肿。治宜温阳祛饮止喘，用真武汤加减：

炮附片10克　茯苓10克　白术10克　干姜10克　细辛6克　五味子8克　白芍10克

以上7味，以水适量，煎汤，取汁，去渣，日1剂，分2次，温服。

方中附子辛热，温肾阳，祛寒邪；白术健脾制水；茯苓、白芍利小便，使附子发挥温阳逐饮作用后，其毒从小便而去；干姜、细辛、五味子散寒止咳。阳复饮去，则喘自平。

（3）阴虚，阴不敛阳　见喘促日久，呼多吸少，动则喘甚，喘则面红，口燥咽干，腰酸，尿黄，脉细弱。

因肾阴亏损，阴不敛阳，气不摄纳，故呼多吸少，动则喘甚。阴不敛阳，则阳气浮越，故喘则面红，口燥咽干。肾阴亏虚，肾居腰中，故腰酸，尿黄。治宜滋肾纳气，用都气丸：

干地黄 25 克　山药 12 克　山茱萸肉 12 克　泽泻 10 克　丹皮 19 克　茯苓 10 克　五味子 10 克

以上 7 味，以水适量，煎汤，取汁，去渣，日 1 剂，分 2 次，温服。

方用六味地黄汤滋阴补肾，壮水以配阳，以复其肾气之用，加五味子收敛肺气而滋肾水，共起滋阴纳气之效。

3. 心阳不振喘息

（1）心阳不足　见头晕心悸，胸闷气短，甚则喘息，面色皖白，肢冷形寒，脉细弱。

《灵枢·邪客》说："宗气积于胸中，出于喉咙，以贯心脉，而行呼吸焉。"因此心亦主呼吸。如阴寒过盛，心阳不足，鼓动无力，则胸闷喘息；阳气不达，则头晕心悸，面白肢冷。治宜益气通阳，用茯苓四逆汤加味：

茯苓 10 克　党参 10 克　炮附片 10 克　干姜 10 克　炙甘草 8 克　桂枝 10 克

上 6 味，加水适量，煎汤，取汁，去渣，日 1 剂，分 2 次温服。

方以茯苓、党参、炙甘草补气；附子、干姜益阳祛寒；桂枝温经通阳。诸药合用，可温经祛寒，益气通阳，心阳充盛，鼓动有力，则呼吸正常。

（2）瘀血内阻　心悸怔忡，胸闷不舒，甚则心痛喘息，舌质紫黯，脉涩。

因瘀血内阻，气滞不通，故心悸怔忡，胸闷不舒。心阳阻痹，心络挛急，故心痛、喘息。血行不畅，则舌黯脉涩。治宜活血化瘀通阳，用失笑散加味：

当归 10 克　川芎 10 克　赤芍 10 克　蒲黄 10 克　五灵脂 10 克　桂枝 10 克　桃仁 10 克　红花 10 克

上 8 味，加水适量，煎汤，取汁，去渣，温服。日 1 剂，分 2 次服。

方以当归、川芎、赤芍活血；蒲黄、五灵脂、桃仁、红花化瘀；桂枝通阳。瘀血去，心阳通，喘息、心痛等症可止。

4. 阴虚阳脱喘息

呼吸气急，呼多吸少，烦躁不安，肢冷，出冷汗，脉浮大无根。

证属危急，不但肺肾俱衰，心阳也欲竭，乃孤阳欲脱之候。急宜扶元救脱，镇摄肾气，用黑锡丹：

金铃子 30 克（蒸去皮核）胡芦巴 30 克（酒浸炒）附子 30 克（炮去皮脐）肉豆蔻 30 克（面裹煨）补骨脂 30 克（酒浸炒）阳起石 30 克（酒煮 1 日，焙干，研）茴香 30 克（舶上者，炒）沉香 30 克　木香 30 克　肉桂 15 克　硫黄 60 克（透明者）黑锡 60 克（去渣）

上 12 味，先用黑盏或新铁铫内，如常法结黑锡、硫黄砂子，放地上去火毒，研令极细末。余药亦研为细末，过筛。将两末一处和匀，入研，自朝至暮，以黑光色为度，酒糊丸如梧桐子大，阴干，入布袋内令光莹，每服6克，温开水送下。

方以黑锡甘寒镇水，硫黄大热扶阳，2味为主药。更以附子、肉桂温补命门，引火归元；补骨脂、胡芦巴、茴香、阳起石补肾壮阳，协同硫黄温肾扶阳；佐木香、豆蔻温中调气，兼以固下；金铃子利气为反佐；沉香降逆平喘，纳气入肾。本方为急救之方，待阳气归根后再行治本之法。

（十六）哮证

哮喘是一种常见病证，哮指呼吸困难，喉嗌窘迫，噎不得息，喘息间有痰鸣哮吼之声，古称“上气”。喘指呼吸急促，甚至张口抬肩。由于哮必兼喘，故称为哮喘。

哮喘是一种经常性发作的疾病，其发病机理主要在于内有痰饮，每遇诱因而触发。发作时痰随气升，气因痰阻，相互搏结，阻于气道肺气升降不利，致呼吸困难急促。因气道狭窄，气体出入时又触及痰饮，故产生哮鸣之声。因此，痰阻气闭即为哮喘的基本病机。治疗以祛痰利气，疏邪宣肺为大法。

由于患哮喘的病因不同，病人体质、患病久暂、临床证候亦不相同，治疗时必须区别对待，具体问题具体分析。

1. 风寒束肺、气郁化热哮喘

见咳喘上气，唾白色泡沫，口渴欲饮，目如脱状，烦躁，脉浮大。

因风寒外束，肺失宣散，水津不布，郁壅于肺，肺气逆上，故见咳喘上气，唾白色泡沫。肺气郁久而化热，故见烦躁、口渴、脉浮大。治宜外散寒邪，内清郁热。用越婢加半夏汤：

麻黄12克　石膏24克　生姜10克　法半夏10克　炙甘草8克　红枣5枚（擘）

上方以水适量，先煎麻黄去上沫，纳诸药再煎，汤成去渣，温服。日1剂。

本方中麻黄辛温，可表散风寒，同时又是止咳平喘要药；石膏甘寒，清解郁热；半夏祛痰饮降逆气；甘草佐诸药解表止咳；姜枣为使，调和营卫，培补正气。

2. 外寒激动内饮，上逆犯肺哮喘

（1）射干麻黄汤证　见肺胀，喘而上气，唾白色泡沫，喉中有哮鸣声，脉浮。

因素有痰饮，又感受外寒，寒邪激动痰饮，上逆犯肺，息道狭窄，致呼吸不利，故出现上症。治宜外散寒邪，内降水饮，用射干麻黄汤：

射干10克　麻黄12克　生姜10克　细辛6克　紫菀10克　款冬花10克　法半夏10克（打）　五味子8克　红枣3枚（擘）

上方以水适量，先煮麻黄两沸，去上沫，纳诸药再煮，汤成去渣，温服。日1剂。

方中麻黄散风寒，止咳喘；射干利咽喉；半夏、紫菀、款冬花、细辛、五味子降逆祛饮止咳；姜枣和中。适用于肺胀病，咳而上气，喉中水鸡声，并有发热恶寒，胸满喘息等症。

（2）小青龙汤证　表邪较甚，恶寒发热较重，又有喘息上气，唾白色泡沫，喉中有哮鸣声者，是心下有水气。治以小青龙汤：

麻黄 10 克　桂枝 10 克　白芍 10 克　细辛 6 克　干姜 10 克　五味子 6 克　法半夏 10 克（打）　炙甘草 10 克

上方以水适量，先煮麻黄去上沫，纳诸药再煮，汤成去渣，温服，日 1 剂。

如烦躁者，是内有郁热，于小青龙汤中加石膏 10 克，以清热除烦。

方中以麻黄、桂枝发表散寒；半夏逐饮；白芍利小便，导水饮下出；干姜、细辛、五味子止咳，且干姜、细辛温里散寒，助半夏逐饮；甘草调和诸药。是为外散寒邪内降水饮之名方。

【案例】

患者某，女，23 岁，某学校教工家属。1958 年 8 月某日就诊。患者自幼病哮喘，每冬夏两季发作。今怀孕 3 月，2 天前哮喘复发，胸中满闷，呼吸气塞，倚物布息，不能平卧，喉中喘鸣，咳唾白色泡沫，烦躁，心下有水浸泡感，心窝部时贮少许汗水，苔白，脉浮。治宜外散表寒，内降水饮，佐以清热除烦，拟小青龙加石膏汤：

麻黄 10 克　桂枝 10 克　白芍 10 克　五味子 8 克　细辛 6 克　干姜 10 克　制半夏 10 克　甘草 10 克　石膏 15 克

上 9 味，以水煎服，日 2 次。

3 日后复诊，服上方 3 剂，哮喘减轻，改拟厚朴麻黄汤：

厚朴 12 克　麻黄 10 克　干姜 10 克　五味子 8 克　细辛 6 克　石膏 15 克　半夏 10 克　杏仁 10 克（去皮尖，炒，打）　小麦 20 克

上 9 味，以水煎服，日 2 次。

又服 3 剂而诸症尽退，至春节后顺利分娩。惟产后偶感寒邪，哮喘又复发。仍以小青龙汤外散寒邪，内降水饮，加当归 10 克、川芎 10 克，以养血活血为治。药服 10 余剂病愈，至今未复发。

按：《素问·调经论》说："气有余则咳嗽上气。"肺居胸中，主气，司呼吸，外合皮毛。水饮之邪蓄积在胸，遇外寒则牵动水饮上逆犯肺，阻塞气道，肺气壅遏而肺叶不布，故胸闷，呼吸气塞而倚物布息，不能平卧。息道狭窄，则呼吸不利而喉中喘鸣。《素问·阴阳应象大论》说："肺……在变动为咳。"外寒、内饮交相犯肺，致肺气不降，故咳嗽而唾白色泡沫。水饮阻于心胸，阳气郁结不伸，则心下有水气浸泡感，且见烦躁。心在液为汗，心液外泄，则见心窝部时贮有汗水。病由外寒引动内饮而发，故脉见浮象。《金匮要略·肺痿肺痈咳嗽上气病脉证并治》说："肺胀，咳而上气，烦躁而喘，脉浮者，心下有水（气），小青龙加石膏汤主之。"小青龙加石膏汤方，用麻黄、桂枝发表散寒，半夏逐饮，白芍《神农本草经》卷二谓其"利小便"，用之以导水饮下出，干姜、细辛、五味子止嗽，且干姜、细辛温里散寒以助半夏之逐饮，甘草调和诸药，共成小青龙汤，为"外散寒邪，内降水饮"之名方。加石膏者，以其清热除烦躁也。有谓半夏落胎，然有病则病当之，无碍于胎也。药服 3 剂，病情好转，改拟厚朴麻黄汤方，用麻黄、杏仁、厚朴发散外邪和利气止喘，半夏逐饮，干姜、细辛、五味子止咳，且干姜、细辛温里散寒以助半夏之逐饮，小麦、石膏宁心清热而除烦躁。又服 3 剂而诸症尽退，至春节后则顺利分娩。唯在产后偶感寒邪哮喘又复发，遂以小青龙汤外散寒邪，内降水饮，加当归 10 克、川芎 10 克以养血活血为治。药服 10 多剂病愈，至今未复发。

3. 痰浊阻遏肺窍，息道闭塞哮喘

（1）葶苈大枣泻肺汤证　咳逆上气，喘鸣迫塞，咳吐白色泡沫，不得平卧，胸部满胀，一身面目浮肿，小便不利。

因痰饮壅肺，肺气壅闭，气道阻塞，故咳逆上气，不得平卧；饮邪壅盛，故咳吐白色泡沫，胸部胀满。肺气壅闭，水道不通，故小便不利，一身面目浮肿。治宜决壅泻闭，用葶苈大枣泻肺汤：

葶苈子 12 克（炒令黄色，捣丸）　红枣 4 枚（擘）

先用水适量煮枣取汁，去枣纳葶苈再煮，汤成去渣，温服。

葶苈子泻肺逐水，佐大枣甘温补正，使不伤正气。

（2）皂荚丸证　见咳逆上气，时时吐浊涕浓痰，但倚物而坐不得眠卧。

本证为积痰阻肺，肺金失手肃降，故见咳逆上气。因痰浊顽稠，随气上出，故时时唾浊。然痰虽出而病不减，积痰在肺，肺气壅塞，故但能倚物而坐不得平卧。治宜涤痰通窍，用皂荚丸：

皂荚 250 克

研为细末，过筛，炼蜜为丸，如梧桐子大，以枣膏和汤服 3 丸，日服 3 次，夜服 1 次。

本方皂角涤痰祛垢，佐以蜜丸枣膏，兼顾脾胃，使痰除气顺而不伤正气。此外，本方亦可只用皂荚，与三子养亲汤配合作汤剂使用。

咳嗽，喘证，哮证，这三者的临床表现是不一样的。咳者，是气奔至喉咙出入不平调若刻物然；喘者，乃气出入湍疾快速，《说文》所谓“疾息”者是；哮者，指呼吸快速、喘鸣迫塞、咽喉不利，其气逆于喉嗌之间而感息道狭窄、气息堵塞不通，以致喉嗌之间发出哮鸣之声是也。三者的临床症状虽异，然皆为“肺气失调使然”则一，因而，其咳嗽、喘证、哮证三者可以单独发病，也可以相兼并见，故今人每以“喘咳”或者“咳喘”统称之。

咳嗽、喘证、哮证三者的病机皆为“肺气失调”，而导致肺气失调的原因则有实有虚，因寒、因热、因燥、因痰、因饮、因瘀、因津少、因血虚、因气耗、因津亏。致病因素既多，临床证候必不一致，且随疾病发展过程的变化而证候亦为之发生变化。治疗其病，必当“随证治之”，如以套方为治，则收效必微，故俗有所谓“咳嗽难医”之说也。然辨证以施治，则自会左右逢其源，唯吐血后虚火刑金的咳嗽甚不易治。

咳嗽有痰者，余每用自拟之“款冬二陈汤”加减为治，其效颇佳。方用款冬花 12 克，紫菀 12 克，法半夏 10 克，陈皮 10 克，茯苓 10 克，炙甘草 10 克，干姜 10 克，细辛 6 克，五味子 8 克，以上 9 味，以水煎服。如喘，加厚朴 10 克，炒杏仁 10 克；如喘、脉浮，则以麻黄 10 克易厚朴。如痰咳不出而感气结在胸者，加紫苏梗 10 克，前胡 10 克。痰咳不出而感气结在喉间者，加桔梗 10 克。如咽喉发痒，加黄芩 10 克、天门冬 10 克，而去干姜、细辛、五味子。脉虚少气，肢体乏力者，则加党参 10 克、白术 10 克。咳嗽无痰，咽喉痒而干咳者，常用自拟之“枇杷款菀汤”为治，方用枇杷叶去毛炙 12 克，款冬花 12 克，紫菀 12 克，胡桃肉 10 克，炙甘草 10 克，天门冬 10 克，沙参 10 克，麦门冬 10 克，桔梗 10 克，霜桑叶 10 克。以上 10 味，以水煎服。

喘证的治疗，书中论之详矣，然所当注意辨别者，唯

"动则气喘"或"动则喘咳加甚"者，人们多谓之为"肾虚气喘"，主以都气丸治之，殊不知肺实亦有"动则气喘"之证，以肺为贮痰之器，痰贮肺中，动则肺叶欲布而受碍，故亦为之喘，法宜祛痰调肺，以"三子养亲汤"合"皂荚子"为治。如久病突发喘气，兼见额上汗出者，为生气将脱之兆，为危险证候，宜本"急者治其标"原则，用黑锡丹镇纳浮阳以救之。

哮证发生，患者呼吸困难，极为难受。其病则多因寒饮内结，而外又感受风寒邪气侵袭，激动内饮暴发而病作，治疗"外散寒邪，内降寒饮"颇易奏效，如射干麻黄汤、厚朴麻黄汤、小青龙汤、小青龙加石膏汤、越婢加半夏汤等分寒热用之，都是很有疗效的药方。如无外邪，其脉不浮而见沉者，止宜用泽漆汤以逐在里所结之饮邪。哮证本易治，唯其感寒受凉则复发，是故其病喜于冬季发作也。然夏季天热，其病亦有发作者，乃因患者贪凉，或汗出当风，或汗出洗浴，或汗出淋雨，从而受寒凉之邪侵袭，以致其病复发。哮证反复发作，迁延日久，邪深正伤，则病不易治矣。故哮证治之得时，预防复发，至关重要。

本处所论之咳喘，当与"肺痿""肺痈"之"咳喘"区别之。

（十七）心悸

心悸，是以病人自觉心中悸动不宁为主要临床特点的一种病证。其形成有因惊而发者，称为惊悸，其悸时作时止；

也有不因惊而发者，其悸持续不已。临床所见有属心气虚者，有属心血虚者，有属痰饮内停者，有属瘀血阻滞者等。

1. 心气虚

心气不足，症见心悸不宁，少气懒言，倦怠乏力，脉虚弱等。

心气亏乏，心神失养，神不安宁，故见心中悸动不宁；气虚则无以维持呼吸和言语，故见少气懒言；气不足以充养人体，使人体失其矫健之性，故见倦怠乏力；气不足以正常运行血脉，故见脉象虚弱。此乃心气不足而然；法当益气养心安神；治宜五味异功散合茯神丸为汤：

党参 10 克　茯苓 10 克　炙甘草 10 克　茯神 10 克　远志 10 克　炒白术 10 克　陈皮 10 克　菖蒲 10 克

上 8 味，以适量水煎药，汤成去渣取汁温服，日 2 服。

方中党参、白术、茯苓、甘草是谓四君子汤，以之甘温补气；取茯神、菖蒲、远志养心安神；佐陈皮辛香行气，使补而不滞。八味相合，共收益气养心安神之功。

2. 心营虚

（1）人参养营汤证　心悸，烦躁，呼吸气短，咽干唇燥，口渴等。

阴血亏虚，血不养心，心神不宁，故见心悸，烦躁；血可化生为津液，阴血不足，血不化津，津液虚少，故见咽干，唇燥，口渴；心血亏虚，虚火刑金，肺气受伐，故见呼吸气短。此乃心营亏虚所致；法当补益气血；治宜人参养营汤：

党参 10 克　茯苓 10 克　炒白术 10 克　熟地 10 克　肉桂 6 克　炙黄芪 10 克　当归 10 克　白芍 10 克　五味子 10 克　远志 10 克　陈皮 6 克　炙甘草 10 克　生姜 5 克　大枣

3 枚（擘）

上 14 味，以适量水煎药，汤成去渣取汁温服，日 2 次。

方中取熟地、当归、白芍补养心血；取远志养心安神；取党参、茯苓、白术、甘草是谓四君子汤，以之甘温补气，加黄芪以增强补气之力，气充则血亦旺；取生姜、大枣调和脾胃，以助气血生化之源；少佐肉桂鼓舞气血生长。《素问·脏气法时论篇》说："心苦缓，急食酸以收之。"故取味酸气温之五味子收敛涣散之心气以安心神。取陈皮辛香行气，使补而不滞。

（2）天王补心丹证　症见心悸，心烦，失眠，健忘，精神倦怠，大便干燥，舌红少苔，脉细数等。

《素问·痹论》说："阴气者，静则神藏，躁则消亡。"心血亏虚，血不养心，心神失养，故见心悸，失眠，健忘，精神倦怠；心血亏虚，虚火内扰，故见心烦，大便干燥，舌红少苔，脉细数。此乃心血不足，虚火内扰所致。法当滋阴血，清虚热，补心安神。治宜天王补心丹：

党参 10 克　五味子 15 克　天门冬 15 克　玄参 10 克　麦门冬 15 克　柏子仁 15 克　丹参 10 克　炒酸枣仁 15 克　生地 20 克　茯苓 10 克　远志肉 10 克　桔梗 10 克　当归 15 克

上 13 味，共研为极细末，炼蜜为丸，外以辰砂为衣，每丸约重 10 克，收贮备用。每用时取 1 丸，温开水送下，日 2 次。

方中取生地、玄参、天门冬、麦门冬甘润滋阴补液，以制浮越之虚火；取当归、丹参补养心血；取党参、茯苓、五味子以益心气；取远志、柏子仁、酸枣仁以养心安神；以辰砂为衣者，取其入心，镇重安神；取桔梗为使，载诸药上行。

3. 心脾两虚

思虑过度，劳伤心脾，症见心悸，失眠，健忘，发热，盗汗，肢体倦怠，食少等。

心主血而藏神，劳心过度，心血暗耗，心神失养，神不安宁，故见心悸，失眠，健忘；血为阴，《素问·评热病论》说："阴虚者阳必凑之。"今心血不足，故见发热、盗汗；脾居中央而灌四旁，主运化，脾虚运化失职，肢体失养，故见食少，体倦。此乃心脾两虚所致。法当健脾养心，补益气血。治宜归脾汤：

党参 10 克　龙眼肉 10 克　炒白术 10 克　黄芪 10 克　炒酸枣仁 10 克　炙甘草 8 克　茯神 10 克　广木香 5 克　远志肉 10 克　当归 10 克　大枣 2 枚（擘）　生姜 5 克

上 12 味，以适量水煎药，汤成去渣取汁温服，日 2 次。

方中取当归、龙眼肉补养心血；取茯神、远志、酸枣仁养心安神。《灵枢·营卫生会》说："中焦亦并胃中，出上焦之后，此所受气者，泌糟粕，蒸津液，化其精微，上注于肺脉，乃化而为血，以奉生身，莫贵于此，故独得行于经隧，命曰营气。"中焦脾胃为后天之本，营血生化之源，故方中取党参、黄芪、白术、甘草健脾益气，助其化源；取广木香辛香醒脾行气，使补而不滞；取生姜、大枣调和脾胃。

4. 血瘀心悸

（1）心血瘀阻　症见心悸，气短，胸闷，口干舌燥，舌质黯或有青紫色瘀斑，脉涩等。

心血瘀阻，心失所养，心神不宁，故见心悸，肺居胸中，主气，司呼吸，血为气之府，血瘀则气滞，故见胸闷，气短；瘀血凝滞，故见舌质紫黯或见青紫色瘀斑；心主身之血脉，血瘀则气血流通不畅，故见脉涩。此为气血瘀滞所致。法当活血化瘀。治宜桃红四物汤与失笑散合方加味：

生地10克　当归10克　五灵脂10克　赤芍10克　川芎10克　制香附10克　桃仁10克（去皮尖，打）　红花10克　大黄10克　蒲黄10克　琥珀2克（研末冲服）

上11味，除琥珀末外，余药以适量水煎，汤成去渣取汁，冲琥珀末服，日2次。

方中取生地、当归、赤芍、川芎四物汤养血活血；取桃仁、红花、蒲黄、五灵脂活血祛瘀；取大黄攻瘀通下，导瘀下行；取香附辛香行血中之气，以助活血化瘀之力；取琥珀活瘀而安神。合奏活血化瘀安神之功。

（2）血瘀络脉　症见心悸，胸闷，妇女或见痛经，脉代等。

《素问·痿论》说："心主身之血脉。"瘀血阻于络脉，气血运行不畅，故见胸闷，脉代，妇女可见痛经；瘀血阻滞，心失所养，心神不宁，则见心悸。此乃瘀血阻滞络脉所致。法当活血祛瘀。治宜桃红四物汤加味：

生地10克　当归10克　制香附10克　川芎10克　赤芍10克　红花10克　桃仁10克（去皮尖，打）

上7味，以适量水煎药，汤成去渣取汁温服，日2次。

方中生地、当归、川芎、赤芍是谓四物汤，以之养血活血；取桃仁、红花活血化瘀；取香附辛香以行血中之气，从而增强活血化瘀之力。

【案例】

患者某，女，35岁，住武汉市武昌区，大学教师，已婚，1971年5月就诊。13岁月经初潮，每次潮前小腹疼痛，近3年来常发生心悸，胸满，乍间乍甚，时发时已，发则心悸如捣，胸中满闷难受，脉则3至而歇止1次，呈所谓"三联率”脉象，面色如常，病为络脉血瘀，心神不安，治宜活血破瘀，拟以桃红四物汤加减：

当归 12 克　川芎 10 克　制乳香 10 克　赤芍 10 克　红花 10 克　制没药 10 克　茯苓 10 克　丹参 10 克　五灵脂 10 克　桃仁 10 克（去皮尖，打）　制香附 10 克

上 11 味，以适量水煎药，汤成去渣取汁温服，日 2 次。

按：宿患痛经，且为月经潮前腹痛，乃血瘀胞中而然。《素问·评热病论》说：“胞脉者，属心而络于胞中。”是胞脉上通于心也。心藏神，其手少阴脉之别络起腕后入于心中，胞中瘀血波及心经别络，络血瘀积，心神不宁，则心为之悸；血为气府，血瘀则气滞，气机不利，则胸中满闷。络脉有邪，而经脉涩滞，故见脉至而有定数歇止，是之为“代脉”也。桃红四物汤加减，以当归、川芎、赤芍、丹参养血活血，红花、桃仁、乳香、没药、五灵脂通络破瘀。气为血之帅，用香附行血中之气，以利气机而助血行，用茯苓以宁神。药服 10 余剂而病愈。

代脉者，脉代也，脉至而有定数歇止停跳者谓之“代”。《素问·脉要精微论》说：“代则气衰。”乃血气虚少不能连续于脉也，今本《伤寒论》主以“炙甘草汤”治之。《灵枢·根结》谓“五十动而不一代者，五脏皆受气。四十动一代者，一脏无气；三十动一代者，二脏无气；二十动一代者，三脏无气；十动一代者，四脏无气；不满十动一代者，五脏无气。”《脉经》卷一第一说：“脉……代者死。”然则其脉之“代”必见于“虚弱脉象”之中也。否则，脉代则为病在络脉。《史记·扁鹊仓公列传》引《脉法》所谓“代则络脉有过”者是也。络脉受邪，则经脉滞否，故其脉见代止。《灵枢·禁服》说：“代则乍甚乍间。”络脉有病，其脉见代，

则其为病必时重时轻，当取血络刺出其血，即以三棱针于皮肤络脉之盛血者刺之放血也，然后饮药以调之。《灵枢·禁服》所谓“代则取血络，且饮药”是也。余1991年治一女教师，怔忡，经前腹痛，脉凡三至而一止，西医谓之“三联律”也，处以活血破瘀方：当归，川芎，赤芍，红花，桃仁，香附，乳香，没药，丹参，茯苓，五灵脂，以水煎服。药服10余剂而奏效，其人至今犹健在。是脉见代象不必皆死也。

5. 痰饮内停

（1）苓桂术甘汤证　症见心悸，气短，心下逆满，头目眩晕，口不渴，小便不利等。

饮停心下，阻碍气机，气滞不行，故见心下逆满，气短；水饮凌心，心神不安，故见心悸；饮邪内停，阳气失用，故口不渴而小便不利；清阳不升，清窍失养，故见头目眩晕。此乃脾运失常，痰饮内停所致。《金匮要略·痰饮咳嗽病脉证并治》说：“病痰饮者，当以温药和之。”法当温阳化饮，健脾和中。治宜苓桂术甘汤加味：

桂枝10克　茯苓10克　炒白术10克　甘草8克　生姜10克

上5味，以适量水煎药，汤成去渣取汁温服，日2次。

方中取桂枝辛温宣导以行阳气；取茯苓甘淡渗湿以利水饮；《素问·脏气法时论篇》说：“脾苦湿，急食苦以燥之。”饮者湿之类也，故取白术苦温燥湿，以振脾阳而助脾运；取生姜、甘草以和中宫；且桂枝配甘草辛甘以通脾阳。

（2）真武汤证　症见心悸，四肢不温，头目眩晕，小便不利，恶寒，腹痛，脉沉迟，或见下利等。

肾开窍于前后二阴而司气化，肾不化气，则见小便不利；水饮内停，饮邪凌心则心悸；饮阻清阳，清窍失养，故见头目眩晕；肾失温煦，阳气不通，故见恶寒，四肢不温，腹痛，脉沉迟；或水湿趋肠道，而又见下利。此乃肾阳受阻，气化无力，法当温阳利水。治宜真武汤：

茯苓 10 克　白芍 10 克　炒白术 10 克　生姜 10 克　熟附片 10 克

上 5 味，以适量水煎药，汤成去渣取汁温服，日 2 次。如下利，方中去白芍加干姜 10 克。

方中取熟附片温阳散寒；取白芍利小便导水下行，使附子之毒由小便而除；取茯苓淡渗利湿；取白术苦温健脾燥湿；取生姜辛温以发散水气。如见下利，乃寒阻中焦，故去白芍之泄利，而加干姜温中散寒。

（3）半夏麻黄丸证　症见心悸，无汗，失眠，舌苔白滑或白腻，脉浮紧等。

水停心下，日久化为黏滞之湿痰，痰湿凌心，故见心下悸动不安；内扰心神，心神不宁，故见失眠；水湿内停，故见舌苔白滑或白腻；阳气被郁，不能外达，故见无汗，脉浮紧。此乃阳气郁阻，水停心下所致。法当通阳，蠲饮化痰。治宜半夏麻黄丸方：

法半夏、麻黄各等份

上 2 味，共研为极细末，炼蜜为丸如小豆大。每服 3 丸，温开水送下，日 2 服。

方中取辛温之麻黄发越阳气，开结散寒；取半夏蠲饮化痰，降逆驱浊；炼蜜为丸，甘缓和中。

（4）五苓散证　症见心悸，小便不利，渴欲饮水，或兼见头目眩晕等。

气化不行，故见小便不利；阳气不化，津液不能上承于口，故见口渴欲饮；水液内停，上凌心神，则心神不宁，故见心悸；《素问·阴阳应象大论》说："清阳出上窍。"清阳不升，上窍失养，故见头目眩晕。此乃气化不利，水饮内停所致。法当化气行水。治宜五苓散方：

猪苓 10 克　茯苓 10 克　炒白术 10 克　泽泻 10 克　桂枝 10 克

上 5 味，以适量水煎药，汤成去渣取汁温服，日 2 次。

方中取桂枝辛温通阳化气；取猪苓、茯苓、泽泻淡渗利湿；取白术苦温燥湿，健脾阳以助中焦之转运。五味相合，共收通阳化气利水之功。

（5）温胆汤证　症见心悸，头目眩晕，口苦，恶心，或呕吐涎沫，虚烦不眠等。

痰饮内停，上凌心神，则心神不宁，故见心悸，虚烦不眠；痰浊阻滞，清阳不升，清窍失养，故见头目眩晕；胃失和降，逆而上冲，故见恶心，或呕吐涎沫；痰热上犯，故见口苦。此乃胆腑痰热上扰，胃失和降所致；法当化痰降逆；治宜温胆汤：

法半夏 10 克　茯苓 10 克　陈皮 10 克　炒枳实 10 克　炙甘草 8 克　竹茹 15 克

上 6 味，以适量水煎药，汤成去渣取汁温服，日 2 次。

方中取法半夏、竹茹化痰降逆；取枳实、陈皮行气，以助化痰之力；取茯苓以安心神；取甘草调和诸药。

（6）小青龙汤证　症见心悸，恶寒发热，无汗，咳嗽，痰清稀，喘息等。

水饮内停，上凌心神，心神不宁，故见心悸；外感风寒，故见恶寒发热；肺外合皮毛，风寒束表，肺失肃降，故见咳嗽，喘息，吐清稀痰。此乃外寒激动内饮；法当解表化饮，止咳平喘；治宜小青龙汤：

麻黄10克　白芍10克　法半夏10克　细辛6克　干姜10克　炙甘草8克　桂枝10克　五味子10克

上8味，以适量水煎药，汤成去渣取汁温服，日2次。

方中取麻黄、桂枝辛温发表，散在表之风寒；取白芍配桂枝调和营卫，以除寒热；取半夏降浊逐饮；取干姜、细辛、五味子散寒止咳；取甘草调和诸药。

6. 妇科手术后心悸

妇女或因子宫肌瘤，或因卵巢囊肿等病，经手术切除后，或可见心悸，心烦，失眠，头面部烘热，咽喉干燥疼痛，口渴喜饮，脉细等。

创伤耗损阴液，心神失养，则心神失宁，故见心悸；虚热内扰心神，故见心烦，失眠；虚热上扰头面，故见头面部烘热；阴液不足，不能上承于口舌，则口舌干燥而欲饮水，故见喜饮；咽喉失濡，故见咽喉干燥疼痛；津液不足以化为血，脉道失充，故见脉细。此乃创伤伤阴，阴虚阳浮而然。法当补阴液，清虚热，潜浮阳。借用三才汤加味：

党参10克　天门冬10克　麦门冬10克　生地10克　地骨皮10克　五味子8克　丹皮10克　陈皮8克　生牡蛎15克　当归10克　竹叶8克　小麦15克

上12味，以适量水先煎生牡蛎，然后下其余各药再煎，去渣取汁温服，日2次。

方中取天门冬、麦门冬径补阴液；取五味子敛阴；小麦宁神；取生地、当归滋养阴血；取地骨皮、丹皮、竹叶清虚热；取党参补五脏、止惊悸；取生牡蛎重镇而潜浮阳；取陈皮行气，使补而不滞。

（十八）失眠

失眠也称不寐，指夜间难以入睡，或睡而易醒，醒后难眠，甚至彻夜不寐，又叫作“不得眠”“不得卧”“目不瞑”等。

人之睡眠由营卫的正常循行及阴阳的相互协调而来。《灵枢·邪客》说：“卫气者……昼日行于阳，夜行于阴……今厥气客于五脏六腑，则卫气独卫于外，行于阳，不得入于阴，行于阳则阳气盛，阳气盛则阳跻陷（满），不得入于阴（则）阴虚，故目不瞑。”因此，由于某种因素引起营卫气血不和，阴阳失调是失眠的根本病机。这些因素可能是邪气的干扰，也可能是本身气血阴阳的不足，故《景岳全书·不寐》曰：“不寐虽病有不一，然惟知邪正二字则尽之矣。盖寐本乎神，神其主也，神安则寐，神不安则不寐。其所以不安者，一由邪之扰，一由营气不足耳。有邪者多实证，无邪者皆虚证。”治疗大法正如《灵枢·邪客》所说：“补其不足，泻其有余，调其虚实，以通其道而去其邪，阴阳已通，其卧立至。”

1. 虚证失眠

（1）心阴亏损　难以入睡，心悸不安，手足心热，口燥咽干。

因心阴不足，心阳偏旺，阴不敛阳，故手足心热，口燥咽干。心阴心阳不和，则心神不安，故出现失眠、心悸等症。治宜滋补心阴，养心安神，方用天王补心丹：

党参 10 克　玄参 10 克　丹参 10 克　茯苓 10 克　五

味子 8 克　远志 10 克　桔梗 8 克　当归 12 克　天冬 12 克　麦冬 12 克　柏子仁 12 克　炒枣仁 12 克　生地 15 克

上 13 味，加水适量，煎汤，取汁，去渣，日 1 剂，分 2 次温服。

方中由多种养阴安神药物组成。其中生地、玄参壮水制火，当归、丹参补血养心，党参、茯苓益心气，远志、柏子仁养心神，天冬、麦冬增阴液，枣仁、五味子敛心气，桔梗载药上行。诸药合用，可滋阴敛阳，养心安神。

（2）肝血不足　虚烦不眠，心悸，头昏，口咽干燥。

因肝之阴血不足，虚火上扰，故烦躁不得眠，并头昏、口咽干燥。肝血虚，血不养心，致心神不安，故心悸不适。治宜养血安神，清热除烦，用酸枣仁汤：

炒枣仁 15 克　知母 10 克　茯苓 6 克　川芎 6 克　甘草 6 克

上 5 味，加水适量，煎汤，取汁，去渣，日 1 剂，分 2 次温服。

方中以枣仁敛肝安神为君；佐川芎调血养肝；茯苓宁心神；知母除烦热；甘草味甘，以缓肝之急。诸药合用，使肝气和，虚烦止，睡眠安。

（3）心肾不交　难于入寐，甚至彻夜不眠，头晕耳鸣，五心烦热，腰膝酸软。

因劳倦内伤，肾阴亏于下，不能上济于心，心火独亢于上，以致辗转反侧，彻夜不眠，头晕耳鸣。阴虚阳亢，故五心烦热。腰为肾府，肾亏故腰膝酸软。治宜滋阴降火，交通心肾，用黄连阿胶汤合交泰丸：

黄连 10 克　黄芩 10 克　肉桂 3 克　芍药 10 克　阿胶 10 克（烊化）　鸡子黄 1 枚

上6味，加水适量，先煮前4药，汤成去渣，纳阿胶，烊化，稍冷，纳鸡子黄，搅匀。日1剂，分2次，温服。

方中用阿胶滋阴补肾；芍药敛阴以助之；鸡子黄补脾以交通心肾；黄连、黄芩清泻心火；肉桂引火归元；合用滋阴降火，除烦宁心。

（4）心脾两虚　失眠，多梦易醒，面色少华，身体倦怠，少气懒言，食少便溏。

因思虑劳倦过度，损伤心脾，生化不足，气血两虚。心失所养，故失眠多梦；血虚不能荣于色，则面色少华。脾不运化，故食少便溏。气虚不能充养形体，故身体倦怠，少气懒言。治宜补益心脾，养心安神，用归脾汤：

党参10克　炒白术10克　茯神10克　炙黄芪10克　木香3克　当归10克　远志3克　龙眼肉10克　炒枣仁10克（打）　炙甘草8克　生姜5片　红枣3枚（擘）

上12味，加水适量，煎汤，取汁，去渣，日1剂，分2次，温服。

方中用党参、黄芪、白术、甘草补脾益气；当归、龙眼肉、养血；茯神、远志、枣仁、补心安神；木香醒脾，使补而不滞；生姜、红枣和中。诸药合用，则归脾养心，益气补血安神。

2. 实证失眠

（1）心火亢盛　症见失眠，多梦，胸中烦热，心悸，口渴。舌尖红，脉细数有力。

因烦劳伤心，心血亏虚，心火偏盛，故心神不安而失眠多梦，胸中烦热。血少，无以养心，故心悸。心火偏盛，故口渴。舌脉俱为心火亢盛之征象。治宜补血泻火，养心安神，方用朱砂安神丸：

黄连 10 克　生地 10 克　当归 10 克　炙甘草 6 克　朱砂 3 克（水飞）

前 4 味，共捣，研细末，水泛为丸，如黍米大，朱砂裹衣，睡前温开水送服，每次服 6~10 克。

方中用生地、当归补血养心；黄连苦寒，直折心火；朱砂重镇，宁心安神；甘草缓急调中。合而用之，可养血泻火，镇心安神，主治心胸烦乱，失眠多梦。

近年来为防止汞中毒，朱砂较少用，可以龙齿代之，功效相同。

如热病后期，余热未清，移热于心，出现心中懊侬，失眠多梦，可用上方合栀子豉汤：

黄连 10 克　生地 10 克　当归 10 克　龙齿 15 克　栀子 10 克　豆豉 10 克　炙甘草 6 克

上 7 味，加水适量，煎汤，取汁，去渣，日 1 剂，分 2 次温服。

方用朱砂（易以龙齿）安神丸养血泻火，镇心安神，又加栀子清热除烦，豆豉宣泄胸中郁热，共奏清余热，安心神之效。

（2）食滞失眠　睡卧不安，难于入寐，脘腹胀满，嗳气吞酸。

宿食停滞于胃，不能正常运化，卫气独行于阳，不得入阴，故睡卧不安，难于入寐。胃中有宿食不得消化，故脘腹胀满，嗳气吞酸。治宜消食和胃，用平胃散加味：

苍术 10 克　陈皮 10 克　厚朴 10 克　甘草 8 克　山楂 10 克　麦芽 10 克　神曲 15 克　莱菔子 10 克　生姜 3 克

上 9 味，加水适量，煎汤，去渣，取汁，温服。日 1 剂，服 2 次。

方中用苍术健脾和胃，陈皮理气；厚朴除满消胀；山楂、麦芽、神曲、莱菔子消化宿食；甘草、生姜、调和脾胃。全方可健脾消食和胃。宿食去，卫气入，营卫和，睡眠可立至。

（3）瘀血失眠　睡卧不宁，多梦易醒，口干不欲饮，大便色黑，舌有瘀斑，脉涩，或沉迟。

由各种原因引起血液凝涩，滞而不行，故见口干不欲饮，大便黑色等症状。人卧血归于肝，肝藏魂。如瘀血阻于肝经，血不归舍，肝不藏魂，则睡卧不宁，多梦易醒。治宜活血化瘀安神，用桃红四物汤加减：

当归 10 克　赤芍 10 克　川芎 10 克　桃仁 10 克　红花 10 克　琥珀 3 克（研末冲服）

上 6 味，加水适量，先煮前 5 味，汤成，去渣，取汁，入琥珀末，温服。日 1 剂，服 2 次。

方中用当归、赤芍、川芎养血活血；桃仁、红花祛瘀；琥珀既能活血散瘀，又能镇惊安神。诸药合用可活血祛瘀，镇惊安神。瘀血祛除，血归于肝，魂有所藏，则可安然入眠。

【案例】

患者某，男，62 岁，退休干部，住湖北省武汉市武昌区。1999 年 4 月某日就诊。其人患“心脏病”“高血压”已多年，1996 年 3 月又突发“中风”，经中西医药治疗未效。现经常感觉心慌心悸，头目昏暗，右侧上下肢无力而活动不灵，右脚踏地如履棉花之上而无实感，长期失眠，唯赖吞“安眠药”以为睡，舌苔薄白，脉结甚，数至一止，或十数至一止。病乃血气瘀滞，心神不宁，肝风内动，肢体失养，治宜活血破瘀，疏肝利气，方用血府逐瘀汤加味：

生地15克　当归12克　川芎10克　赤芍10克　红花10克　桔梗10克　柴胡10克　枳实10克（炒）川牛膝10克　甘草10克（炙）桃仁10克（去皮尖，炒，打）香附10克（制）

上药12味，以水适量，煎药，汤成，去渣，分温再服，日服2次，每日服1剂。

按：《素问·阴阳应象大论》说："心生血。"《灵枢·营卫生会》说："血者，神气也。"《灵枢·大惑论》说："心者，神之舍也。"心主血藏神而赖血以濡养。今血液瘀滞，失去正常流动之性而不能濡养于心，心失血养则无法安宁而神不归舍，故心慌心悸而长年失眠。《素问·解精微论》说："夫心者，五脏之专精也。目者，其窍也。"《灵枢·大惑论》说："目者，心之使也。"心神失守则难以司窍而使目，目不为心神之所使，故头目为之昏暗，而视物不审。血主于心而藏于肝。肝藏血，为风木之脏，其性喜条达。今血液瘀滞则肝不能条达而木气为之郁，木郁则风生，肝风内动，风邪循虚而犯，并至于身半之上下，则身半之经络阻滞不通，无血以濡养其身半之形体，故见其右半身不随，活动不便。《素问·脉要精微论》说："夫脉者，血之府也。"《灵枢·经水》说："经脉者，受血而营之。"《素问·举痛论》说："经脉流行不止，环周不休。"瘀血停滞，阻碍血脉正常运行，致血脉运行不相连续，故脉见"结"象，脉动而时见一止也。治以血府逐瘀汤，方用生地、当归、川芎、赤芍为四物汤以养血活血，红花、桃仁以行血破瘀，柴胡疏肝解郁，川牛膝入肝去风，桔梗、枳实疏利气机，甘草调和诸药，加香附以行血中之气，助行血破瘀之力，更利于瘀血之消除。共奏活血破瘀、疏肝利气之效。其药服10余剂后，即渐能入睡，坚持服药数十剂，失眠虽时有反复，但诸证好转，坚持服药近200剂，则诸证消失，只待恢复和巩固。遂将原方改汤为丸，以其为病日久，特加党参助正而促其体质之康复。

生地150克　当归120克　川芎100克　赤芍100克　红花100克　桔梗100克　枳实100克（炒）　柴胡100克　甘草100克（炙）　川木滕100克　香附100克（制）　党参100克　桃仁100克（去皮尖，炒，打）

上药13味，共研细末，过筛，炼蜜为丸，每服10克，1日服3次，开水送下。

上方药丸，患者服用至2000年12月，睡眠恢复正常，诸证咸退，身体康复，嘱其将早锻炼持之以恒，希勿间断，停止服药。

（4）痰饮失眠　睡卧不宁，多梦易醒，胸闷多痰，舌苔厚腻。

脾不健运，聚液成痰，痰湿壅盛，阻塞经络，故胸闷不适。痰饮内阻，卫阳不能入于阴，阴阳不能交通，故睡卧不宁，多梦易醒。治宜化痰袪饮，交通阴阳，用二陈汤加牡蛎。如郁久化热，见烦躁易惊者，用温胆汤。

二陈加牡蛎汤：

制半夏10克　陈皮10克　茯苓10克　炙甘草10克　牡蛎15克

上5味，加水适量，煎汤，去渣，取汁，温服，日1剂，服2次。

温胆汤：

制半夏10克　陈皮10克　茯苓10克　炙甘草10克　竹茹10克　枳实10克

上6味，加水适量，煎汤，去渣，取汁，温服。日1剂，服2次。

以上2方均为二陈汤加味。二陈汤可化痰祛饮；牡蛎化痰，镇静安神；竹茹祛痰清热；枳实理气豁痰。临床可用于痰饮所致的睡卧不宁，多梦易醒等证。

【案例】

（1）患者某，男，40岁，湖北咸宁供销社干部。1967年6月就诊。

严重失眠已有数年，经常彻夜不能入寐，每晚必赖安眠药方能入睡。形容消瘦，心悸，胸闷短气，咳嗽，唾白色泡沫，脉结。此证乃水饮内结，阻遏卫阳，阳不交阴所致。治宜温阳祛饮，拟二陈汤合苓桂术甘汤加味：

茯苓15克　炒白术10克　桂枝10克　炙甘草10克　制半夏10克　陈皮10克　牡蛎15克（先煎）

以水煎服，日服2次。嘱停服其他安眠药。

第4天复诊，服上方1剂后，当晚停服安眠药即能入睡。连服3剂，感觉稍舒，要求加大药力，遂于原方以甘遂易甘草，拟方：

茯苓15克　炒白术10克　桂枝10克　制半夏10克　陈皮10克　牡蛎15克（先煎）　甘遂1.6克（研末，分二次冲服）

前6味以水煎汁，冲服甘遂末，日2服。

按：《金匮要略·痰饮咳嗽病脉证并治篇》说："凡食少饮多，水停心下，甚者则悸，微者短气。"水饮内结阻遏胸阳则胸闷，滞碍息道则短气，水气凌心则心悸，饮邪犯肺则咳嗽唾白色泡沫。津液内聚为饮，无以充养肌肤，故形容消瘦。饮邪结聚于内，卫气行于阳不得入阴，以致无法成寐而失眠。方用白术、甘草、茯苓健脾行水，半夏、陈皮燥湿祛饮，桂枝温阳化饮，《金匮要略》所谓“温药和之”也。加牡蛎潜阳以交阴，故服药即能入睡。药服3剂又加大药力，原方中去甘草加甘遂末冲服，每服则大便泻水数次，使水饮从大便而去，故诸症皆退，脉之结象仍在，乃饮邪所结之窠囊未除，病将复发，后果然。

（2）患者某，女，41岁，江浙人，保姆。1975年4月就诊。经常失眠，不能入寐，寐则多噩梦，易惊醒，心烦，舌苔黄腻。乃痰浊阻胆，肝魂不藏。治宜清化痰浊，佐以安神。拟黄连温胆汤加味：

竹茹15克　炒枳实10克　茯苓10克　制半夏10克　炙甘草10克　陈皮10克　黄连8克　生地10克　当归10克　酸枣仁10克（炒，打）

以水煎服，日2次。

上药服3剂而愈，旋归江浙而去。

按：《灵枢·本输》说：“肝合胆，胆者中精之府。”《素问·奇病论》王冰注说：“肝与胆合，气性相通。”痰浊郁滞胆腑，肝魂失于舍藏，则证见经常失眠，不能入寐，而寐则多噩梦，痰浊郁滞，邪实则正衰，胆气不足，故睡眠易惊醒。胆气通于心，胆有邪则心为之烦。痰浊郁结生热，则见舌苔黄腻。黄连温胆汤清化热痰；肝藏血，心主血，而血为神之物质基础，然神在肝曰魂，在心曰神，神魂不安，故方中加入生地、当归、酸枣仁养血安神。患者服3剂而愈。

失眠，不是一个独立的疾病，而是许多因素皆可导致的一个临床证候，轻者令人难以入睡，重者则使人彻夜不眠，甚至一连多日不能获得暂短的安然一睡，患者极为痛苦，颇有不顾药害而长期依赖“安眠药”为睡者。

《灵枢·卫气行》说：“阳主昼，阴主夜，故卫气之行，一日一夜五十周于身，昼日行于阳二十五周，夜行于阴二十五周，周于五脏。是故平旦阴尽，阳气出于目，目张则气上行于头，循项下足太阳，循背下至小指之端；其散者，别于目锐眦，下手太阳，下至手小指之间外侧；其散者，别于目锐眦，下足少阳，注小指次指之间；以上循手少阳之分侧，下至小指之间；别者，以上至耳前，合于颔脉，注足阳明以下行至跗上，入五指之间；其散者，从耳下下手阳明，入大指之间，入掌中。其至于足也，入足心，出内踝，下行阴分，复合于目，故为一周。”如是行二十五周，“阳尽于阴，阴受气矣。其始入于阴，常从足少阴注于肾，肾注于心，心注于肺，肺注于肝，肝注于脾，脾复注于肾，为周”，如是行亦二十五周，“而复合于日”。卫气日行于阳二十五周则入寤，夜行于阴二十五周则入寐。如人之五脏衰弱，则阴阳不相和调，卫阳不入于阴而独盛满于阳跻则目张而不合矣，是谓“不寐”今则谓之“失眠”也。五脏血气未衰而体内停有邪气如痰饮、瘀血、宿食等阻滞，致卫阳不得入于阴分，独留于阳而阳跻盛满，目张而不合，发为“失眠”之证。是故治疗“失眠”证，除补虚安神外，举凡“化痰逐饮”“活血破瘀”“消积导滞”等法，皆所以治疗“失眠”之证也。

（十九）善欠

“欠”指呵欠，又称“欠呿”，即在疲倦欲睡时，张口舒气。呵欠一般属正常生理现象，若不拘时间，又非困倦之时，频频打呵欠，则为病态，称作善欠。

中医学认为，欠呿是人体阴阳相引的结果。《灵枢·口问》说：“人之欠者，何气使然？岐伯答曰：卫气昼日行于阳，夜半则行于阴，阴者主夜，夜者卧。阳者主上，阴者主下，故阴气积于下，阳气未尽，阳引而上，阴引而下，阴阳相引，故数欠。”因此，善欠一证是由种种原因使阴阳不和，相互牵引造成的。治疗以排除病因，调阴阳为大法。

1. 热病后阳气郁陷

热病或大病后，觉头晕目眩，口苦咽干，形容消瘦，频频欠伸，舌质红，脉细数。

因久病阳气郁遏，下而不上，阴阳相引，而发欠伸。治宜升举阳气，兼清余热，用小柴胡汤：

柴胡 15 克　黄芩 10 克　法半夏 10 克　党参 10 克　甘草 10 克　生姜 8 克　红枣 4 枚

上 7 味，加水适量，煎汤取汁，去渣，日 1 剂，分 2 次温服。

方中柴胡升举少阳之气；半夏、生姜升清降浊；党参、甘草、红枣补益正气，以助少阳生气之上升；佐黄芩以清余热。用后可使清阳上升，余热得清，阴阳调和，善欠可愈。

【案例】

患者某，女，50 岁，住湖北枣阳某乡镇，家庭妇女。1951 年 3 月某日就诊。大病后形容消瘦，频频呵欠，舌苔薄而前部偏左有一蚕豆大斜方形正红色苔，脉弦细数。乃少阳郁陷，欲升不能。治宜升提少阳，佐以泻热，拟小柴胡汤加味：

柴胡 24 克　黄芩 10 克　党参 10 克　法半夏 10 克　甘草 10 克　生姜 8 克　黄连 10 克　红枣 4 枚（擘）

以水煎服，日 2 次。服后 1 剂症退。

按：大病后，正气不足，血气损伤，故形容消瘦。邪热内蕴，胆气被遏，甲木郁陷于阴分，少阳生气欲升而不能，故频频呵欠。病在少阳则脉弦，正气不足则脉细，邪热内结则脉数而舌见蚕豆大斜方形正红色苔。小柴胡汤加味，用感一阳之气而生的柴胡为君，以升少阳之清气，佐黄芩清热，生姜、半夏升清降浊，党参、甘草、红枣补益正气，再加黄连泻蕴结之邪热。上方用后，能从阴分起郁陷之甲木，升少阳之生气，邪去而正复，故药服1剂而症退。

2. 脏躁

时时欠伸，精神不振，烦躁失眠，坐卧不安，甚至悲喜无常，重语健忘。多见于妇女。

脏指子脏，亦曰“胞宫”。胞宫之脉上通于心，引心血入胞中且按时而下，是为“月经”。若胞中血气枯少，胞精乏涸则易致心气亏虚，心神衰弱，出现睡眠不安，精神不振，善悲喜哭，重语健忘等症。人虚则易倦，阴阳相引，故发欠伸；治宜益气补血，养心安神；用甘麦大枣汤加味：

炙甘草 10 克　小麦 15 克　红枣 4 枚　当归 10 克　熟地 10 克　党参 10 克　远志 10 克　茯神 10 克　炒枣仁 10 克

上 9 味，加水适量，煎汤取汁，去渣，日 1 剂，分 2 次温服。本方以小麦、党参、远志补心；甘草、红枣补脾益气；当归、熟地养血补精，和肝藏魂，并润胞躁；茯神、酸枣仁宁神安魂。

3. 痰郁气滞

频频呵欠，头晕心悸，胸脘痞闷，疲惫气短。

因素体痰湿较盛，阻遏气机，少阳之气不升，阴阳失调，而见欠呿，胸脘痞闷，气短等；痰郁则头晕心悸。治宜化痰行气，用温胆汤：

制半夏 10 克　陈皮 10 克　茯苓 10 克　甘草 6 克　竹茹 15 克　枳实 10 克

上 6 味，加水适量煎汤，取汁，去渣，日 1 剂，分 2 次，温服。

方中以半夏，陈皮化痰，茯苓渗湿，竹茹祛痰清热，枳实行气，甘草调和诸药，合用可化痰清胆，升少阳之气，治疗善欠。

（二十）消渴

消渴者，消指消烁水谷，使其不能生化精微，以营养肌肉筋骨；渴指口渴欲饮。消渴并提有二种含义，一则为口渴欲饮之症状，一则为消渴病。

对消渴病的认识，古今有所不同。唐代以前的医学文献中的消渴病，是指以口渴为主要证候的疾病。如《金匮要略》将“消渴”与“小便利”明确区分为两种病，消谷、溲数仅为口渴引饮的不同兼证。《诸病源候论》在消渴病诸候中分别标立消渴候、渴病候、渴利候、内消候，将消渴与一般口渴、口渴小便多、口不渴小便多等作了区别。《千金要方》则分别列出治消渴方与治消渴小便多的渴利方。唐代以后人们对消渴病的认识发生了变化。宋金时期的刘河间著《三消论》提出：“若饮水多而小便多曰消渴；若饮食多不甚渴，小便数而消瘦者名曰消中；若渴而饮水不绝，腿消瘦而小便有脂液者名曰肾消。”由于临床上多饮、多食、多尿、消瘦常相兼出现，故后世医家多遵刘氏之说，以口渴多饮为上消，多食善饥为中消，多尿如脂为下消。因此，现在所谓消渴病者，即指以口渴引饮，多食而消瘦，小便频数，或混浊或有甜味等为主的病证。

1. 上消

以口渴引饮为主症，症见燥热，口渴引饮，小便频数而黄，舌红苔黄，脉数。

多因肺火壅盛，或它脏之热移于肺，肺热耗伤阴津，故渴欲饮水。肺失节治，不能通调水道，源浊而流不能清，故小便频数而黄。舌脉俱为热伤津液之征。治宜益气滋阴，清肺除热，用白虎加人参汤：

石膏 30 克（打） 知母 10 克 党参 10 克 炙甘草 6 克 粳米 15 克

上 5 味，加水适量，煮至米熟，汤成去渣，日 1 剂，分 2 次温服。

方中用石膏清肺除热，知母清热滋阴，甘草、粳米和胃养阴。津液耗伤则无以化气，故加党参以益气生津。

2. 中消

以消谷善饥，形体消瘦为主症，症见消谷善饥，明显消瘦，大便秘结，舌苔黄燥，脉滑有力。

证因胃火炽盛，耗损精微，肌肉失养，故消谷善饥，形体消瘦。津液损伤，肠道失润，故大便秘结。阳明热盛，故舌苔黄燥，脉滑有力。治宜泻胃清火，用三一承气汤：

大黄 10 克 芒硝 10 克（烊化） 炒枳壳 10 克 厚朴 10 克 炙甘草 8 克

除芒硝外，余 4 味，加水适量，煎汤，取汁，去渣，纳芒硝烊化，温服。日 1 剂，分 2 次服。

此方合大承气汤、小承气汤、调胃承气汤三方于一炉，既可荡涤胃肠实热，又有炙甘草甘以缓之，可减缓承气汤急下之势，适用于因胃肠实热而致的中消。

3. 下消

以口渴引饮，小便频数为主症。

（1）肾阴虚　口干舌燥，口渴引饮，腰膝酸软，小便频数色黄，舌红苔薄黄，脉细弱。

素体肾阴亏虚，阴不敛阳。阳郁则生热，故口干舌燥，口渴引饮；阴虚阳郁，不能化气，故小便频数发黄；腰为肾府，故腰膝酸软。舌脉为肾阴虚之征象。治宜滋补肾阴，增液止渴，用麦味地黄汤加味：

生地 24 克　山萸肉 12 克　山药 12 克　茯苓 10 克　泽泻 10 克　丹皮 10 克　麦冬 10 克　五味子 6 克　天花粉 20 克

上 9 味，加水适量，煎汤，取汁，去渣，温服。日 1 剂，分 2 次服。

本方乃六味地黄汤加味，六味地黄汤原为滋阴壮水补肾之剂，又加麦冬滋阴，五味子敛阴，花粉增液止渴，可以更加增强滋补肾阴之力。

（2）肾气虚　小便频数，量多色白，或尿如膏脂，口渴，腰酸，舌苔薄，脉虚。

肾主水，若房劳过度，引起肾气亏虚，不能蒸化水液，径溜于下，则小便频数，量多色白，或尿如膏脂。水液不能化为津液而上济，故口渴。腰为肾府，肾虚故腰酸。舌脉为肾气虚之象。治宜补益肾气，用肾气丸：

生地 24 克　山萸肉 12 克　山药 10 克　茯苓 10 克　泽泻 10 克　丹皮 10 克　肉桂 3 克　炮附子 3 克

上8味，加水适量，煎汤，取汁，去渣，日1剂，分2次温服。

方中用生地、山萸肉、山药、茯苓、泽泻、丹皮六味滋补肾之阴精，用附子、肉桂温助肾阳，肾阳蒸动阴精，化生肾气，使肾气充足，以达愈病之目的。

（3）津伤肾虚　口燥咽干，口渴引饮，小便频数短赤，苔薄。

由各种原因所致津液损伤，以致引起肾中津液不足，上不能济于咽喉，故口燥咽干，口渴引饮；下无以化液为尿，故小便频数短赤。治宜滋水润燥，用文蛤散：

文蛤15克

上1味，捣为细末，加水煮沸，连汤饮下，日1剂。

文蛤即有纹理的花蛤，其性咸寒，可滋阴润燥，补益肾水。

（4）脾燥肾虚　口渴引饮，小便频数清长，疲乏无力，不思饮食。

证因脾虚，下焦虚热传注于脾，又从脾传注于肺，使肺、脾、肾三脏俱为燥热所伤。肾伤则失其主水液之职，脾伤则不能转输于四旁，肺伤则失其敷布之用，故上见口渴引饮，下则小便频多。脾虚故疲乏无力，不思饮食。治宜健脾清热滋燥，用《千金》渴利方：

地骨皮15克　竹叶10克　天花粉10克　麦门冬12克　茯苓12克　小麦12克　甘草10克　红枣10枚（擘）　生姜10克

上9味，加水适量，煎汤，取汁，去渣，日1剂，分2次温服。

方中用地骨皮除肾之虚热，佐生姜以润之，花粉清脾热滋燥，竹叶清肺热，麦冬养肺阴，茯苓、甘草、红枣、小麦健脾胃，安中土。诸药合用，共奏滋燥除热之效。

【案例】

患者某，女，38岁，农民。1971年10月就诊。发病1月余，口渴引饮，随饮随小便，一昼夜饮十五六磅开水，小便频数清长，心烦，脉虚数，某医院诊断为“尿崩症”而服中西药多日均未获效。乃津液不化，发为“消渴”之病。治宜滋阴助阳，化生肾气，拟肾气丸加味：

生地20克　山药20克　枣皮10克　茯苓10克　丹皮10克　泽泻8克　肉桂3克　制附片3克　天花粉20克

以水煎服，日2次。

3日后复诊，服上方3剂，未见稍效，诸症依然如故。改以滋燥除热为治，用《千金》渴利方：

地骨皮15克　麦门冬12克　小麦15克　竹叶10克　茯苓12克　天花粉20克　甘草10克　红枣10枚（擘）生姜10克

以水煎服，日2次。

药服10余剂而病渐愈。

按：《金匮要略·消渴小便利淋病脉证并治》说：“男子消渴，小便反多，以饮一斗，小便一斗，肾气丸主之。”彼首揭“男子”二字，其为房劳伤肾所致之消渴无疑。房劳伤肾者当见腰痛一证，此未见腰痛，则非肾气丸所治，故服3剂无效。考《素问·宣明五气》说：“肾恶燥。”燥热伤肾而肾居下焦，其下焦之虚热传注于脾胃，又从脾胃传注于肺，则肺、脾、肾三脏俱为燥热所伤。水液无所主，转输敷布失常，故见渴引水浆，而脾胃燥热则中土坚干，水入不濡则尽下趋于前阴为尿，如以水投石，水去而石自若，故见随饮随小便也。热气通于心，故心为之烦，而脉为之虚数。治本《备急千金要方》卷二十一所载“治下焦虚热注脾胃，从脾注肺，好渴利”之方。方中用药之义如前所述。方药与病证相合，故仅服10余剂而病即愈。

4. 血热消渴

口渴引饮，消谷善饥，小便频多，身体消瘦，疲乏无力，或兼有皮肤瘙痒、疮痈等症。

因血分有热，耗伤津液，不能濡养脏腑四肢百骸，水谷徒进，枉自流失，故见引饮消谷，小便频多，身体消瘦，疲乏无力。血热而营卫不和，故出现皮肤瘙痒或疮痈等。治宜清热凉血解毒，拟方：

山药30克　花粉30克　银花30克　生地15克　赤芍10克　槐花10克

上6味，加水适量，煎汤，取汁，去渣，温服。日1剂，分2次煎服。

方中用山药益气养阴；花粉清热生津，长于治疗消渴；银花清热解毒，防治疮毒发生；生地、赤芍、槐花清热凉血。全方益气养阴，清热生津，凉血解毒，适用于有三多一少之糖尿病患者。

5. 肝火消渴

口渴欲饮，燥热多汗，心悸烦躁，手指震颤，消谷善饥，形体消瘦。

肝属木主风，肝郁则风动，风动则化火，风逞火势，火借风威，风火相扇，其势甚烈。风火扰于上焦，则口渴欲饮，心悸烦躁；风火扰于中焦则消谷善饥；肢体失养，故形体消瘦；风淫四末，则手指震颤；肝火势盛，故燥热多汗。治宜清肝泻火，借用当归龙荟丸：

当归 30 克　龙胆草 30 克　芦荟 15 克　青黛 15 克　栀子 30 克　黄连 30 克　黄柏 30 克　黄芩 30 克　大黄 15 克　木香 6 克　麝香 1.5 克

上 11 味，共捣，研细末，炼蜜为丸如绿豆大，每服 6 克，每日服 3 次，开水送下。

方中用青黛、芦荟、龙胆草直折肝经之火；黄芩、黄连、黄柏、大黄分泻各经之火；火盛则气实，以木香、麝香行气；火盛则血虚，用当归补血。诸药合用，有如釜底抽薪作用，肝火既清，诸经之火自灭，消渴诸症尽除。

6. 蛔虫消渴

口渴引饮，小便频数，腹痛时作，饮不欲食，食则吐蛔，形体消瘦。

证因腹内有蛔虫，虫乃因食物不洁，感风气而化生。肝为风木之脏，肝木不和，郁而生风，血气食物感之则化而生虫。虫居肠间，损人气血，则形体消瘦。风有作止，虫亦应之，故腹痛时发。风燥之邪扰于上则口渴引饮。肝木之气疏泄于下，则小便量多。虫闻食臭则出，故饮不欲食，食则吐蛔。治宜杀虫以止消渴，用方：

苦楝根白皮 30 克　麝香少许

上 2 味，共研细末，为丸，内服，每服 6 克，开水送下。

方出《串雅内编》，苦楝根白皮可杀蛔虫，麝香芳香走窜，可逐虫。

【案例】

患者某，男，3 岁。原居湖北洪湖，因江堤溃口，随家人暂移居嘉鱼农村。1969 年 10 月就诊。患儿形体消瘦，腹大如鼓，时因腹痛而哭叫，两目有蛔虫斑点，有排泄蛔虫病史。口渴引饮，小便频数，量多而清，大便泄水，食欲差。

病乃蛔虫消渴，治宜健脾杀虫，拟方：

炒白术 8 克　茯苓 6 克　雷丸 6 克　使君子 6 克　芜荑 5 克　榧子 6 克　广木香 4 克

上 7 味，以水煎服，日 2 次。

2 日后复诊，服上方 2 剂后，饮水、多尿之症皆轻，仍以原方继服。

按：《说文·风部》说："风动虫生。"《华氏中藏经》卷上第十八说："虫者，乃血气食物相感而化。"是食物不洁感风气而生化为虫也。虫居肠间，损人气血，则其形体消瘦。虫聚于内，气机壅塞则腹大如鼓。风有作止，虫亦应之，则腹痛时作。风燥之邪扰于上则口渴引饮，肝木之气疏泄于下则小便量多。水灾迁徙，饥饱不适，肠胃受伤，故食欲差而大便泄水。前人有以楝根皮、麝香二物为治之者，此以其正甚虚而邪甚实，故拟健脾杀虫法，用白术、茯苓健脾扶正，广木香行气以利气机，雷丸、使君子、芜荑、榧子杀虫祛邪。药服 2 剂，其饮水、多尿均减轻，仍进原方。惜余旋离嘉鱼，未能看到最终结果，甚憾。

我国在汉唐以前，消渴作为一个病证名词的临床特征，是"善消而大渴"，即"口渴多饮"，而不涉于小便之多少。其小便多为病者，称曰"小便利"；小便少为病者，称曰"小便不利"，称曰"癃"，称曰"淋"；其小便不通、点滴全无者，则曰"癃闭"，曰"淋闷"，曰"淋秘"。口渴多饮且又小便利多者，是所谓"随饮小便"也，隋唐称之曰"渴利"，仲景则谓之"男子消渴"也，说"男子消渴，小便反多，以饮一斗，小便亦一斗，肾气丸主之"。今人则多据之以为消渴证，谓"消渴证"必"口渴、尿多"，也。更有甚者。竟将中医学上之"消渴证"，对号入座也套成西医学上之“糖尿病”。殊不知其“糖尿病”是以化验检查“血糖”“尿糖”为标准，而消渴则不必然。糖尿病之临床症状有“口渴、多尿”，颇似中医学上之消渴证，然西医学上“尿崩证”之临床症状亦“口渴、尿多”，自亦属于中医学之“消渴证”内。是中医学之“消渴证”实包括“糖尿病”和“尿崩证”二者在内。依赖性糖尿病有口渴多尿，属中医学上消渴证内，而老年性糖尿病则多无口渴多尿，与中医学上消渴证则不相涉矣。1992年，余曾治一例老年性糖尿病患者，女，约60岁，发病已2年余。经常头昏肢软，尿糖检查（++）至（+++），拟“六君子汤加山药”，服药2月余痊愈。中医药学治病，不得拘于现代科技手段检查结果，而应把其检查结果纳入息者的总体病情内，作全面而具体的分析，有是证，用是药，病万变药亦万变，充分发挥中医药学特色的作用，提高治疗效果。

中医药学认为，消渴证易于并发痈疽、目失明和手足偏废。消渴证患者，必须严禁：第一，饮酒；第二，色欲；第三，咸食及面。

我国西汉时期的文学家司马相如，曾经患过此消渴之证。宋代方勺之《泊宅编》，明代赵献可之《医贯》，皆谓张仲景用金匮肾气丸为汉武帝刘彻治疗消渴证。考刘彻为西汉包括吕后在内为第六个皇帝，而张仲景乃生于东汉末年，何能在未出生前的近三百年就去为刘彻治病？且从未闻刘彻患过消渴证。

（二十一）热淋

《诸病源候论·热淋候》说："热淋者，三焦有热，气搏于肾，流入于胞而成淋也。其状小便赤涩；亦有宿病淋，今得热而发者。"文中"胞"即是膀胱。可见热淋的主要病因是热入膀胱；而小便短赤涩痛，是其主要临床表现。就其发病特点，有新病乍起；有新邪引起宿疾复发两个类型。

1. 湿热淋证

湿热蓄于膀胱，症见小便频数急迫，滴沥涩痛，尿短而黄赤；或兼见发热，口渴，大便秘结，舌红，苔黄腻，脉数。

湿热蕴结下焦，阻遏膀胱气化，故见小便频数急迫，滴沥涩痛；热留膀胱，故尿短而黄赤；热胜伤津，大肠津液不足，故见大便秘结；津液不能上承于口，故见口渴；热邪内郁，故见发热，舌红，脉数；湿热上犯于口，故舌苔黄腻。此乃膀胱湿热所致；法当清利湿热；治宜五淋散加味：

当归 10 克　白芍 10 克　赤茯苓 10 克　栀子 10 克　滑石 10 克　车前子 10 克　泽泻 10 克　甘草梢 10 克

上 8 味，以适量水煎药，汤成去渣取汁温服，日 2 次。

方中取栀子苦寒清热；取赤茯苓、滑石、白芍、车前子、泽泻清热利尿；取甘草梢导热邪由小便而除；《诸病源候论·热淋候》说："其热甚则变尿血"，故取当归养血活血，意在先安未受邪之地。

2. 湿热伤阴淋证

湿热久郁，伤损阴液，症见小便频数，滴沥涩痛，尿短而黄赤，心烦，口渴，失眠。湿热蕴遏膀胱，膀胱气化不利，故见小便频数，滴沥涩痛，尿短而黄赤；湿热伤阴，心神失养，故见心烦，失眠；阴液受伤所致；法当清利湿热，养阴滋液；治宜五淋散与猪苓汤合方：

当归 10 克　白芍 10 克　赤茯苓 10 克　栀子 10 克　猪苓 10 克　甘草梢 10 克　泽泻 10 克　滑石 10 克　阿胶 10 克（烊化）

上 9 味，以适量水先煎前 8 物，汤成去渣取汁，纳阿胶于药汁中烊化，温服，日 2 次。

方中取栀子苦寒清热；取赤茯苓、猪苓、泽泻、滑石、白芍清热利尿；取甘草梢导热邪由小便而去；取当归、阿胶养血补阴。

单方：

新鲜车前草 1 把

上 1 味，以适量水煎药，汤成去渣取汁温服，日 2 次，以愈为止。

（二十二）血淋

血淋，是以小便尿血滴沥涩痛为其主要临床特点，其形成多为下焦积热灼伤膀胱络脉所致。因而多以清热利尿为治。临床所见，有湿热蕴结和阴虚火动两大类型。

1. 湿热蕴结

湿热蓄积下焦，症见小便滴沥涩痛，尿血，血色紫红，小腹疼痛胀急，舌苔黄，脉数有力。

湿热阻滞膀胱，气化不行，故见小便滴沥涩痛，热邪灼伤膀胱络脉，故见尿血，血色紫红；湿热壅遏，气机阻滞，故见小腹疼痛胀急；热邪内郁，故见苔黄，脉数有力。乃湿热蓄积膀胱所致；法当清热、凉血、通利小便；借用导赤散加减：

生地 15 克　木通 10 克　白茅根 10 克　小蓟 10 克　丹皮 10 克　车前子 10 克　赤芍 10 克　泽泻 10 克　甘草梢 10 克

上 9 味，以适量水煎药，汤成去渣取汁温服，日 2 次。

方中取生地、丹皮、赤芍清热凉血行血；取小蓟、白茅根凉血止血；取木通、车前子、泽泻、甘草梢、白茅根通利小便，使湿邪由小便而去。

2. 阴虚火动

虚火内扰，症见尿血淡红，小便滴沥涩痛不甚；或兼见腰膝酸软，头晕耳鸣，脉虚数。

阴虚者，阳必凑之，阴虚阳胜，虚火内扰，灼伤膀胱络脉，血溢脉外，随尿而下，故见尿血，血色淡红，脉虚数；腰为肾府，肾主骨生髓，脑为髓海，肾开窍于耳，肾精亏虚，府失所养，髓海不足，耳失所濡，故腰膝酸软，头晕耳鸣。此乃肝肾阴虚，虚火内动所致。法当滋补肝肾。治宜六味地黄汤加味：

生地 24 克　山药 12 克　山茱萸 12 克　茯苓 10 克　泽泻 10 克　蒲黄 10 克　丹皮 10 克　阿胶 10 克（烊化）　滑石 10 克　黄柏 10 克

上 10 味，以水先煎 9 物，汤成去渣取汁，纳阿胶于药汁中烊化，温服，日 2 次。

方中取六味地黄汤滋补肝肾；阿胶止血；蒲黄、滑石清热利小便；黄柏以泄肾火。

单方：

莼菜 30 克

上 1 味，以适量水煎药，汤成去渣取汁温服，日 2 次。

《诸病源候论·淋病诸候·热淋候》说："热淋者，三焦有热，气搏于肾，流入于胞，而成淋也。其状小便赤涩。亦有宿病淋，今得热而发者，其热甚则变尿血。"又《血淋候》说："血淋者，是热淋之甚者，则尿血，谓之血淋。"是三焦之热，流入于胞，而致小便赤涩，淋沥而痛，成为热淋；《金匮要略·脏腑经络先后病脉证并治》说："极热伤络。"三焦热甚，则络脉伤，络伤则血溢渗入胞，随尿下出于尿窍，淋沥涩痛而有血，则为血淋。血淋为实证，小便则滴沥涩痛而有血治宜清热利水凉血，与尿血证有别，尿血证则小便出血而无痛，排尿顺利而无滴沥涩滞之感觉。

（二十三）石淋

《诸病源候论·石淋候》说："石淋者，淋而出石也。"所以石淋是以小便时突然排尿中断，滴沥涩痛，或尿中夹有砂石为其主要临床特点。本病多为湿热蕴蒸，使尿中滓质结为砂石阻塞尿路。治疗多以利水通淋排石为主。

1. 阳气不化，滓质结砂

气化失常，尿中滓质结为砂石，症见排尿时突然中断，尿道中疼痛，小腹胀急；或小便滴沥涩痛，尿中夹砂而出。

膀胱气化不利，水湿内停，热邪熏蒸，尿中滓质结为砂石，阻塞于尿道之中，故见排尿时突然中断；不通则痛，故见尿道中疼痛；膀胱中尿液欲排不能，故见小腹胀急；细小砂石随尿而出，故见小便滴沥涩痛，尿中夹砂而出。此乃膀胱气化不利，砂石内结所致；法当化气利水，通淋排石；治宜五苓散加味：

猪苓 10 克　茯苓 10 克　炒白术 10 克　泽泻 10 克　桂枝 10 克　海金沙 30 克　滑石 10 克　萹蓄 10 克　金钱草 30 克　车前子 10 克　鸡内金 10 克（焙）

上 11 味，以适量水煎药，汤成去渣取汁温服，日 2 次。

方中取桂枝辛温化气；取猪苓、茯苓、泽泻、滑石、车前子利水渗湿；取海金沙、金钱草、萹蓄利水通淋排石；取鸡内金以化石；取白术健脾胜湿。合奏化气利水排石之效。

【案例】

患者某，男，36 岁，住湖北省江陵县农村，农民。1971 年 2 月就诊。发病 1 年余，小便黄，次数多，排尿常中断，尿中偶有细砂粒排出，小腹满，苔薄白，脉数。病属石淋，或曰砂淋，治宜利水排石，拟五苓散加味：

炒白术 10 克　茯苓 12 克　猪苓 10 克　海金沙 30 克　泽泻 10 克　桂枝 10 克　金钱草 30 克　滑石 10 克　瞿麦 10 克　车前仁 15 克

上 10 味，以适量水煎药，汤成去渣取汁温服，日 2 次。

按：《素问·灵兰秘典论》说："三焦者，决渎之官，水道出焉。膀胱者，州都之官，津液藏焉，气化则能出矣。"三焦决渎失职，水道不利，而水蓄结于膀胱，阳气受阻，郁而化热，气化无能，证见小便黄，口渴而脉数。郁热煎熬水中滓质结为砂石，贮之膀胱，小便时膀胱中砂石随尿而下，其细小砂粒则或随尿排出体外，故尿中偶有细砂粒排出；稍大砂石随尿下至膀胱出口处则堵塞其尿窍，故小便常中断。因每次排尿皆不尽，故见小腹满而小便次数多。治用五苓散加味化气行水以排砂石，以白术培土制水，茯苓、泽泻、猪苓利小便行蓄水，然非气化则膀胱蓄水不能行，故用桂枝通阳以助气化。加金钱草、海金沙、车前仁、滑石利水而排砂石，加瞿麦之利窍，更有助于砂石之排出。药服 6 剂，砂石出于尿道下端，能见而未出，茎端胀痛难忍，至某医院外科，以镊子夹出四五粒约黄豆大砂石，病遂愈。

患者某，男，68 岁，教师，住湖北省武汉市武昌区，1993 年 5 月某日，突然发生小腹胀满连及右侧腰腹部胀痛，呕吐不欲食，日夜不能安睡，痛苦不已，逾 3 日，小腹胀满自行消失而右侧腰腹部胀痛加剧。经某医院彩色 B 超检查，诊断为“右肾结石”。以其数日未进饮食，先用“能量合剂”滴注，两日后饮食复常，症状消失，就诊于余，余拟肾气丸加味，补益肾气，利尿排石：

生地 20 克　山药 12 克　枣皮 12 克　茯苓 10 克　丹皮 10 克　泽泻 10 克　肉桂 3 克　海金沙 30 克　金钱草 30 克　附片 3 克　鸡内金 12 克

以水煎服，日 2 次。

按：《诸病源候论·淋病诸候·石淋候》说：“肾主水，水结则化为石，故肾客沙石。”肾居腰中，其气司小腹而通于前阴，水结沙石，客于右肾，肾气为之壅滞，故小腹胀满而连及右侧腰腹胀痛。气机壅塞，浊阴不能下降而逆冲于胃土，故呕吐不欲饮食。《灵枢·经脉》说：“肾足少阴之脉……其支者，从肺出络心。”《素问·宣明五气》说：“心藏神。”今肾中为沙石所备，致肾气不能上交于心，则心神不守于舍而烦扰于外；则其日夜不能安睡。其证“3 日后，小腹胀满自行消失而右侧腰腹部胀痛加剧”者，以病乃消石为患，病邪尽聚于沙石所客处也。滴注“能量合剂”2日，则正气得补，故饮食复常，诸证渐退，唯肾中沙石如故。治以“肾气丸”加味，方用生地、山药、枣皮、丹皮、茯苓、泽泻等以补肾之阴精，且渗泄水湿之气，用附片、肉桂以助肾阳蒸动肾之阴精化生肾气，肾气旺则不容邪矣，再加鸡内金以化石消石，金钱草、海金沙利水排石，使沙石从小便而去。故药服7剂，沙石从小便以出而病愈。

2. 郁热伤阴，滓质结砂

郁热伤阴结砂，症见小便滴沥涩痛，甚至点滴难出，少腹胀满疼痛，尿血，兼见心烦，口渴，不眠等。

水热互结于下焦，湿热蒸灼，尿中滓质结为砂石，阻塞于尿路，故小便滴沥涩痛，甚至点滴难出，少腹胀满疼痛；热邪灼伤膀胱络脉，故见尿血；阴精不足，心神不养，故见心烦不眠；津液不能上承，故见口渴。此乃水热互结，热伤阴津所致；法当养阴利水，通淋排石；治宜猪苓汤方加味：

猪苓10克　茯苓10克　海金沙30克　泽泻10克　滑石10克　金钱草30克　萹蓄10克　车前子10克　鸡内金10克（焙）　阿胶10克（烊化）

上10味，以适量水先煎前9物，汤成去渣取汁，纳阿胶于药汁中烊化，温服，日2次。

方中取猪苓、茯苓、泽泻利水渗湿；取海金沙、金钱草、滑石、萹蓄、车前子利水通淋排石；取鸡内金化石；取阿胶以滋阴。

3. 肾气亏虚，滓质结砂

肾虚结石，症见小便不利，滴沥涩痛，尿色淡黄，腰膝软弱酸痛等。

肾不化气，水液内停，久而结为砂石，砂石阻塞尿路，故见小便滴沥涩痛；腰为肾府，肾主腰脚，肾虚腰膝失养，故见腰膝软弱酸痛；热邪不甚，故尿色淡黄。此乃肾气亏虚，气化不利所致；法当补肾通淋；治宜肾气丸加味：

生地24克　山药12克　山茱萸12克　茯苓10克　泽泻10克　制附片3克　肉桂3克　丹皮10克　海金沙30克　金钱草30克　鸡内金10克（焙）

上11味，以适量水煎药，汤成去渣取汁温服，日2次。

方中取六味地黄汤滋补肾阴；少佐肉桂、附片助命门之火蒸动肾阴产生肾气；取海金沙、金钱草利水通淋排石；取鸡内金以化结石。

单方：

（1）核桃仁、糯米各适量。

上2味，常以之煮粥食。

（2）浮海石30克。

上1味，以适量食醋煎药，汤成去渣取汁温服，日2次。

淋，字本作“痳”,《释名·释疾病》说：“痳，懔也，小便难懔懔然也。”乃指中医药学上传统病证名词的淋病，以小便难点滴涩痛、淋沥不宣为主要特征，非谓西医学里属于性病范围内的淋病。二者风马牛不相及，名同而实异。

此“淋病”之“淋”,《黄帝内经》和马王堆汉墓出土医书《五十二病方》皆用“癃”。今本《素问》中王冰增补进去的所谓“七篇大论”始用“淋”字而“癃”“淋”并用，一如《神农本草经》中之并用“癃”“淋”也。然张仲景之《伤寒论》和《金匮要略》二书则止用“淋”而不用“癃”者，以张氏生活在后汉末年，必避后汉殇帝刘隆讳也

《金匮要略·消渴小便利淋病脉证并治》说：“淋之为

病，小便如粟状，小腹弦急，痛引脐中。”这正简述了“石淋”的临床症状，“小便如粟状”，正是在状石淋患者尿中排出之细沙石物也。《诸病源候论·淋病诸候·石淋候》论之尤详。彼说：“石淋者，淋而出石也。肾主水，水结则化为石，故肾客沙石。肾虚为热所乘，热则成淋。其病之状，小便则茎里痛，尿不能卒出，痛引少腹，膀胱里急，沙石从小便道出，甚者塞痛令闷绝。”如此，则知沙石结在膀胱及其以下部位，其沙石结在输尿管及其以上，甚或在肾盂而沙石不下移者，则不必见“小便则茎里痛，尿不得卒出”之证，当依其病发作时之患侧腰部及少腹部绞痛或胀痛以为诊，采用现代检查手段“彩色B超”和“X线”以见之，则尤为准确。至于石淋之治疗，中医药学无论其沙石结于西医学上泌尿系统之何部，则总以“利水排石”为主，唯须根据患者各自的虚实寒热，以挑选对证方药。中医药学于此有着丰富的内容和宝贵的经验。

（二十四）癃闭

癃闭，是以小便不利，点滴短少，甚至完全闭塞不通，欲解不得，为其主要临床特点。肾为水脏，主管水液代谢，主司二便；膀胱为州都之官，贮藏水液。所以癃闭与肾、膀胱的关系极为密切。除此之外，体内阴液不足也可以引起癃闭。

1. 热邪伤阴，气化失职

热伤阴液，水气不化，症见小便不利或癃闭不通，口渴欲饮，心烦，脉浮等。

水热互结，气化失职，故见小便不利；水不化气，津液不能上承，欲饮水以自救，故见口渴欲饮；阴液不足，虚热内扰，心神不安，故见心烦；脉浮者，乃虚热浮于外之象。此乃阴虚水停所致；法当清热育阴利水；治宜猪苓汤：

猪苓 10 克　茯苓 10 克　泽泻 10 克　滑石 10 克　阿胶 10 克（烊化）

上 5 味，以水先煎前四物，汤成去渣取汁，纳阿胶于药汁中烊化，温服，日 2 次。

《神农本草经》说："滑石，味甘寒，主……癃闭，利小便。"故方中用之以清热利水；取猪苓、茯苓、泽泻淡渗利尿；取阿胶以滋阴。五味相合，成清热滋阴利水之功。

2. 肾水亏虚，气化失职

肾阴亏虚，症见小便不利，腰膝酸软，口舌干燥等。

肾为水脏，肾水不足，故见小便不利；无津液上承于口，口舌失濡，故见口舌干燥；腰为肾府，肾主腰脚，肾精不足，不能充养其府，故见腰膝酸软。此乃肾阴亏虚而然。法当滋补肾阴。治宜左归饮加味：

熟地 10 克　山药 10 克　山茱萸 10 克　枸杞 10 克　茯苓 10 克　车前仁 15 克　炙甘草 8 克

上 7 味，以适量水煎药，汤成去渣取汁温服，日 2 次。

方中取熟地、山药、山茱萸、枸杞滋阴补肾；取茯苓、车前仁淡渗利尿；取甘草益气而调诸药。

3. 相火偏亢，气化失职

相火偏胜，症见小便点滴不通，小腹满急，心烦，口渴欲饮等。

相火内郁，气化失职，膀胱气化不利，故见小便点滴不通，小腹满急；虚热内扰，心神不宁，故见心烦；阴液不足，水不化气，津液不能上承于口，故见口渴。此乃相火内郁，肾不化气所致；法当泻火滋阴，化气通关；治宜通关丸：

黄柏 30 克　知母 30 克　肉桂 3 克

上 3 味，改丸为汤，以适量水煎药，汤成去渣取汁温服，日 2 次。

方中重用知母，黄柏滋肾阴，泻命门相火；“火郁发之”，故少佐肉桂之辛温以宣散郁火，以复肾阳之气化。

【案例】

患者某，男，40 岁，住湖北省石首县农村，农民。1954 年 7 月某日就诊。当天下午突然发病，小便闭塞，点滴不通，小腹满急，意欲小便而不能，痛苦不堪，脉象沉实有力。乃命门相火郁结，肾气不化，是则所谓“癃闭”之证。治宜泻火滋阴，化气通关，拟方通关丸，改丸为汤：

黄柏 30 克　知母 30 克　肉桂 3 克

上 3 味，以适量水煎药，汤成去渣取汁温服，日 2 次。

按：癃闭，古亦作“癃閟”，又作“淋秘”。《素问·五常政大论》说：“涸流之纪，是谓反阳……其病癃閟，邪伤肾也。”《金匮要略·五脏风寒积聚病脉证并治》说：“热在下焦者……亦令淋泌不通。”肾阴不足，命门相火偏亢，火热之气偏盛于下，故脉象见沉实有力，相火郁结，气化失职，膀胱之气化不利，则小便点滴不通，则尿无泄出之路，贮停于膀胱，膀胱居小腹之内，故小腹满急而痛苦不堪。通关丸方，重用知母、黄柏滋肾阴，泻命门相火，并本《素问·六元正纪大论篇》“火郁发之”之旨，少用肉桂之辛温散郁而复肾阳化气之职。此热因热用，是为“反佐法”。药服后小便旋即通畅，癃闭之证去而病遂已。

4. 水气阻滞，气化失职

水气阻滞，阳不化气，症见小便不利或癃闭不通，口渴，肠鸣，四肢不温，脉沉等。

《素问·灵兰秘典论》说："三焦者，决渎之官，水道出焉。"水湿内停，肾阳受阻，气化不利，三焦决渎失用，故见小便不利；津液不能化生而上承于口，故见口渴；水气相击于腹中，故见肠鸣；水湿内阻，阳气不能达于四肢，故见四肢不温；水气阻滞，阳气不化，脉道不利，故见脉沉。此乃水湿内停，肾不化气；法当渗水利尿，通阳化气；治宜栝蒌瞿麦丸：

茯苓 10 克　山药 10 克　栝楼根 10 克　瞿麦 10 克　制附子 8 克

上 5 味，改丸为汤，以适量水煎药，汤成去渣取汁温服，日 2 次。

方中取瞿麦、茯苓淡渗利湿，通利小便；取附子辛热通阳化气；取山药健脾益气，以助中焦转运之力；取栝楼根生津液以止口渴。

（二十五）浊证

浊证包括尿浊与精浊，尿浊指尿液浑浊不清。精浊指尿液中混夹精液，或小便前后有精液流出。二者在排尿时并无涩痛不适的感觉。

本病的发生与肾和膀胱有关。因肾主水，膀胱为津液之府，水液经肾气化，清者上升布散周身，浊者下降，出于前阴为小便。然正常尿液，色应是清亮微黄。如果肾和膀胱的气化功能失调，或下焦的湿浊之邪直接注于膀胱，就会发生本证。

1. 尿浊

见小便混浊不清，排尿不爽，或尿液有米泔样沉淀物，常兼有胸脘痞闷，大便不畅，舌苔腻等。

证因素体湿盛，或嗜食肥甘之味，脾胃运化失司，致湿浊下注膀胱，故见小便混浊或尿液有米泔样沉淀物，且排尿不爽。由于湿邪阻滞，影响正常的气机升降，故有胸脘痞闷，大便不畅。体内湿浊邪盛故见苔腻。治宜化气利湿，祛浊分清，用萆薢分清饮：

萆薢 10 克　石菖蒲 10 克　乌药 10 克　益智仁 10 克　茯苓 10 克　甘草梢 6 克　食盐 2 克

以上 7 药，以水适量煎汤，取汁，去渣，日 1 剂，分 2 次，温服。

方以萆薢祛浊分清为君，益智仁、乌药温化脾肾，以增强分泌清浊功能，茯苓、生甘草梢、石菖蒲淡渗利湿，通窍分利小便，食盐为使，引药入病位。合用可以温补脾肾，化气利湿，分别清浊。

2. 精浊

（1）肾阴亏虚　小便黄，排尿时有灼热感，尿液不清，或尿后有浊物流出，伴夜寐不安，五心烦热，遗精，口干，脉细。

因素体阴虚，或房室不节，致相火妄动，扰动精室，蛰藏不固，精气易于滑脱，内热熏蒸膀胱，故有遗精及尿液不清，或尿后有浊物流出。阴虚火旺，热灼下焦，故小便短黄，排尿有灼热感。相火浮动扰乱心神，则夜寐不安，五心烦热。治宜滋阴补肾涩精，用知柏地黄汤加味：

生地 10 克　山萸肉 10 克　山药 10 克　茯苓 10 克　泽泻 10 克　丹皮 10 克　芡实 10 克　菟丝子 10 克　黄柏 10 克　知母 10 克

以上 10 药，以水适量，煎汤，取汁，去渣，日 1 剂，分 2 次，温服。

知柏地黄汤为滋肾阴泄相火正方，加芡实、菟丝子益肾涩精，可治肾阴虚损所致的精浊。

（2）肾气虚衰　见小便清长或频数，尿后有白色黏液流出，常伴有头昏目眩，腰膝酸软，畏寒肢冷，遗精滑泄，脉虚。

因久病不愈，损伤正气，或遗精日久，阴损及阳，导致肾阳虚衰，肾气不固，失于封藏，故小便清长频数，尿后有白色黏液流出。肾精亏虚，无以充盈髓海，故常伴头昏目眩。肾气虚衰，原气不足，不能温煦四肢百骸，故畏寒肢冷，腰膝酸软。治宜补肾固精，用金匮肾气丸加味：

熟地 15 克　山萸肉 12 克　山药 12 克　茯苓 10 克　泽泻 10 克　丹皮 10 克　肉桂 3 克　制附子 3 克　补骨脂 10 克　莲须 10 克　金樱子 10 克

以上 11 味，以水适量，煎汤，取汁，去渣，日 1 剂，分 2 次，温服。

方以金匮肾气丸温化肾气，加补骨脂、莲须、金樱子补肾涩精，用治肾气虚衰，肾精不固之浊证。

“浊证”这一病证名词，未见于汉代以前的中医古典医籍里。但其小便“溲出白液”之临床症状，则早在战国时代就有记述,《庄子·则阳篇》载有“内热溲膏”之语，陆德明释文引司马云：“谓虚劳人尿上生肥白沫也。”《素问·玉机真脏论》说：“脾传之肾，病名曰疝瘕，少腹冤热而痛，出白。”王冰注：“溲出白液也。”《素问·痿论》又说：“思想无穷，所愿不得，意淫于外，入房太甚，宗筋弛纵，发为筋痿，及为白淫。”王冰注：“白淫，谓白物淫衍如精之状，男子因溲而下，女子阴器中绵绵而下也。”《素问·至真要大论》始有“水液浑浊”句，王冰注“水液”为“小便”，是则谓“小便浑浊”也。至《诸病源候论·虚劳病诸候下·虚劳小便白浊候》说：“劳伤于肾，肾气虚冷故也，肾主水而开窍在阴，阴为溲便之道，胞冷肾损，故小便白而浊也。”而《圣济总录·虚劳门·虚劳小便白浊》载其文末句，则作“故令小便白浊如米脂而下。”

以上皆为古代医籍所载有关“浊证”资料，表明其病性质有寒有热，有虚有实，自当辨别以治之。然浊证多由过劳伤肾所致，故应禁忌房事和防止过劳。

马王堆汉墓出土医书《五十二病方》载有“膏溺”一证，它说：“膏弱（溺），是胃（谓）内复，以水与弱（溺）煮陈葵种而饮之，有（又）涳（熏）陽口而羹之。”其“陈葵种”，即“陈久的葵子”。葵子，又叫“冬葵子”，利小便之功甚宏，为治“淋证”常用药。其前文已出“膏癃”即“膏淋”及其治法，不当再出“膏淋”，是“膏溺”之病当为“浊证”也。然“浊证”乃“过劳伤肾，肾伤则失其藏精之职，而精遂渗漏于尿窍”所致，无“小便淋沥涩滞”之苦，何以要用“滑窍利水”之“冬葵子”？岂以“冬葵子”用“溺”煎汁而功能有改变？

（二十六）遗精

遗精，《金匮要略》称“失精”，指男性精液遗出体外的一种病理状态。临床上有梦遗和滑精之分，有梦而遗精的，称为“梦遗”；无梦而遗精甚至清醒时精液流出者，称为“滑精”。古人有谓“梦遗属实，滑精属虚”，其实也不尽然。治疗遗精，不当以有梦无梦定虚实，而当依其所伴随的症状加以辨别，常见者约有如下数种类型。

1. 肾阴不足，相火内扰

阴虚火动，症见遗精，腰膝酸软，头晕目眩，耳聋耳鸣，口干舌燥，尿黄等。

《素问·六节藏象论》说：“肾者主蛰，封藏之本，精之处也。”肾阴亏虚，相火内扰，肾失其封藏之性，所藏之精外遗，故见遗精；腰为肾府，肾主腰脚，肾阴不足，失于充养，故见腰膝酸软；肾主骨生髓，脑为髓海，《灵枢·口问》说：“上气不足，脑为之不满，耳为之苦鸣，头为之苦倾，目为之眩。”肾精不足，髓海空虚，故见头晕目眩，耳鸣耳聋；虚热内扰，伤损津液，津液不能上承于口，故见口干舌燥，尿黄。此乃肾阴不足，相火内扰所致。法当滋阴补肾，兼清相火。治宜知柏地黄丸与封髓丹合方：

熟地 24 克　山药 12 克　山茱萸 12 克　泽泻 10 克　茯苓 10 克　粉丹皮 10 克　知母 10 克　黄柏 10 克　炙甘草 8 克　砂仁 4 克

上 10 味，以适量水煎药，汤成去渣取汁温服，日 2 服。

方中取熟地、山药、山茱萸滋阴补肾；取黄柏、知母苦寒坚阴而泻相火；取丹皮清泻肝火；取茯苓、泽泻化气泻浊；《素问·上古天真论篇》说："肾者主水，受五脏六腑之精而藏之。"脾胃为后天之本，精血化生之源，故取甘草、砂仁和中行滞，以资精血之化生。

2. 肾气虚弱，不能固精

肾气虚失固，症见遗精，腰脚软弱且脚有冷感，小便不利，尺脉弱等。

肾气不足，固摄无力，精液外泄，故见遗精；腰为肾府，肾主腰脚，肾精不足，腰脚失养，故见腰脚软弱而足下有冷感；肾气不化，故小便不利；肾气衰虚，故见两尺部脉无力。此乃肾气亏虚，不能固精所致；法当温化肾气；治宜肾气丸加味：

生地 20 克　山药 12 克　山茱萸 12 克　茯苓 10 克　泽泻 10 克　制附片 3 克　丹皮 10 克　肉桂 3 克　菟丝子 15 克　芡实 10 克

上 10 味，以适量水煎药，汤成去渣取汁温服，日 2 次。

方中取六味地黄汤滋阴补肾，少佐附片、肉桂助命门之火蒸动肾阴产生肾气；取菟丝子补精益髓，滋阴固阳；取芡实固肾涩精。

3. 风邪内扰遗精

（1）小建中汤证　症见梦中遗精，腹里拘急疼痛，心悸，手足烦闷，脉弦。

脾居大腹而主四肢，脾土虚弱，风木乘之而风淫末疾，故腹中拘急疼痛而手足烦闷。《素问·阴阳应象大论》说："风气通于肝。"风木为肝所主，肝藏魂而主梦，风邪扰于精室，精不得安，故于梦中而走失于前阴之窍，是之谓"梦遗"，脾属土，为心火之子，虚则子盗母气而心气亦为之不足，故心神不宁而见心悸，脾虚而肝气乘之，故脉见弦象。此乃中气虚损，风邪内扰；治宜建中益气，平肝祛风；用小建中汤加味：

党参 10 克　桂枝 10 克　炙甘草 8 克　白芍 10 克　生姜 10 克　大枣 4 枚（擘）　饴糖 30 克（烊化）

上 7 味，以适量水先煎前 6 味，待水减半，去渣取汁，纳饴糖于药汁中烊化，搅匀温服，日 2 次。

方中用饴糖为君大建中气，以补脾虚而愈腹痛，心悸；以桂枝汤祛风邪；倍用白芍以平肝，使肝和风静而肢烦、梦遗自已。加党参之“补五脏，安精神，定魂魄，镇惊悸，除邪气”，以收益气宁神之效。

（2）桂枝加龙骨牡蛎汤证　症见梦中遗精，肢体倦怠，手足烦闷，目视昏糊，脉微紧等。

《千金要方》卷二十第五说：“下焦……主肝肾之病候也。”肾为水脏而藏精，肝为风木之脏而藏魂，风邪伤肝，魂不守舍而为梦；风扰精室，精不得安，遂于梦中由前阴之窍而走失，故见梦中遗精，殆即《素问·生气通天论》所谓“风客淫气，精乃亡，邪伤肝也”。肾为作强之官，肝为能极之本，精气亡失，则肾不作强而肝不耐极，故其肢体倦怠无力。四肢为末，风淫末疾，故手足烦闷。肝开窍于目，肝为风困，清阳不升于其窍，故其目视不清而昏糊。脉微紧，为风寒之象。乃风邪内扰，精关失固；治宜祛风涩精；用桂枝加龙骨牡蛎汤：

桂枝 10 克　白芍 10 克　炙甘草 8 克　生姜 10 克　大枣 4 枚（擘）　煅龙骨 15 克　煅牡蛎 10 克

上 7 味，以适量水煎药，汤成去渣取汁温服，日 2 次。如身体虚弱，浮热汗出，则于方中去桂枝，加熟附子 10 克、白薇10克，名“二加龙骨汤”。

《伤寒论·辨太阳病脉证并治篇》说：“欲救邪风者，宜桂枝汤。”桂枝汤为治风之方，能祛风邪，和营卫。此正桂枝汤之用，乃以其治风邪、和阴阳也。方加龙骨、牡蛎，则以其涩精止梦遗。风静精安，则诸症自已。如证见浮热汗出，为虚热上浮，阳不外固，故去桂枝之散，加白薇以退虚热，附子助阳以固外止汗。

4. 精关不固滑精

精关不固，症见滑精，阴头寒，小腹拘急不舒，腰酸腿软，头发脱落，目视昏糊，脉虚而迟。

阳气失其外固，则精关不能闭塞，故其精液滑泄由前阴之窍而出，是谓“滑精”。阴寒内结，故小腹拘急而阴头为之冷。腰为肾之府而肾主腰脚，肾精亏虚，故腰酸腿软。肾精滑泄日久，不足以生髓充脑，则无以营养于发，故头发脱落。《灵枢·口问》说：“故上气不足……目为之眩。”今精少髓脑空，故目视昏糊。精气亏虚，故见虚而迟缓之脉象。此乃精关不固，肾精滑泄。治宜扶阳消阴，封髓填精。用天雄散加味并改散为汤：

熟附片10克　炒白术12克　桂枝10克　煅龙骨15克　巴戟天10克　肉苁蓉10克　菟丝子15克　覆盆子10克

上8味，以适量水煎药，汤成去渣取汁温服，日2次。虚甚者加鹿茸3克，研末冲服。

方中附片、桂枝、巴戟天扶阳消阴；龙骨固涩，以止肾精之滑泄；白术补脾，以启后天生化之源，借后天之化精以资益先天；肉苁蓉、菟丝子、覆盆子直接填补肾精。如虚甚者，则加鹿茸气血有情之品以补其精。

5. 肝经湿热遗精

湿热滞于肝经，症见梦遗频作，精随梦泄，口渴，口苦，头上生长小疖，小便黄赤，舌苔黄腻，脉濡数等。

《灵枢·经脉》说：“肝足厥阴之脉……入毛中，过阴器，抵小腹……上出额，与督脉会于巅。”湿热郁于肝经，随经下客于阴器，故见梦遗频作，精随梦泄；湿热随经上犯于头，故见头上生长小疖；湿热郁遏，故见口苦，舌苔黄腻；津液不能上承于口，故见口渴；小便黄赤，脉濡数，亦乃湿热之象。此乃肝经湿热所致；法当清利肝经湿热；治宜龙胆泻肝汤：

黄芩 10 克　栀子 10 克　龙胆草 10 克　泽泻 10 克　木通 10 克　车前子 10 克　当归 10 克　柴胡 10 克　生甘草 8 克　生地 10 克

上 10 味，以适量水煎药，汤成去渣取汁温服，日 2 次。

方中取龙胆草清泻肝经实火，除下焦湿热；取栀子、黄芩苦寒清热泻火；取泽泻、木通、车前子清热利湿；取生地、当归养血滋肝；取柴胡疏利肝经，有利于湿热排泄；取甘草调和诸药。

【案例】

患者某，男，31 岁，湖北中医学院某班学员，已婚，1972 年 10 月就诊。发病已半年余，头发中生散在性多个细小疖疮，痒甚则搔之，有痛感而流黄水，继之结痂，每间隔数日则于睡眠中发生梦与女子交通而精泄出即所谓“梦遗”1 次，泄精醒后则感肢体倦怠疲乏，小便黄，脉濡数。病属湿热郁于肝经；治宜清利湿热，养血和肝；拟龙胆泻肝汤为治：

龙胆草 10 克　泽泻 10 克　柴胡 10 克　车前子 10 克

木通 10 克　栀子 10 克　甘草 8 克　黄芩 10 克　生地 10 克　当归 10 克

上 10 味，以适量水煎药，汤成去渣取汁温服，日 2 次。

按：肝藏魂，与肾为邻，居于下焦，其脉循阴器而上行于巅顶。湿热内郁，肝木失和，疏泄过甚，肾精不固，故时于睡眠中魂扰于内而精泄于外，湿热循经而上郁于头部，则头发之中发生疖疮而痒，搔之则黄水流出。龙胆泻肝汤方，以龙胆草、黄芩、栀子之苦寒清热，木通、泽泻、车前子利小便以渗湿，生地、当归养血和肝，柴胡疏肝以升肝经清阳之气，炙甘草调和诸药。共奏清利湿热，养血和肝之效。药服 5 剂而病愈。

人身“精血”之“精”，字本作“書”，后借“精”作“書”，“精”行而“書”废矣。《素问·金匮真言论》说：“夫精者，身之本也”，《灵枢·本神》说：“故生之来谓之精。”精气为构成人体的基本物质，流布全身而藏于肾中，故《素问·金匮真言论》说：“藏精于肾。”《素问·上古天真论》说：“肾者，主水，受五脏六腑之精而藏之。”人身精气总是在不断地进行新陈代谢，“用其新，弃其陈，腠理遂通，精气日新”（《吕氏春秋·季春纪·先己》语），以保持人身的精气旺盛和精力充沛。

人之“前阴”，为“阴精之候”乃“宗筋之所聚”。精藏于“肾”而筋主于“肝”，肝、肾同居下焦，一有所伤，则精关不固，前阴失司，精循前阴之窍而遗失于体外矣。是故肾虚则滑精，肝有邪则亦梦失精，以肾虚则不能藏精，肝有邪则疏泄太过而精亦不能藏也。精气因病走失而衰少，则不足以滋养五脏六腑，五官九窍，四肢百骸，而百病即会因之萌生矣。是故患者于此病不得讳疾忌医，迁延不治，更要严禁房事和犯手淫，而医者不得以此病为无伤，漠然视之而谓其可治可不治也。——当然，人遇多日梦失精一次而醒后无疲劳感者，为“精满自溢”，非病也，自当勿须治疗。

（二十七）睾丸胀痛

睾丸胀痛为临床所常见，或见睾丸坠痛或坠胀疼痛，或肿痛，其轻重程度，常与病人的情志变化关系极为密切。《灵枢·经脉》说：“肝足厥阴之脉……入毛中，过阴器，抵小腹。”肝气郁结，痰浊阻滞，故见睾丸胀痛，或肿痛，肝属木，主少阳春生之气，其气以升散为顺，若肝气逆而不升，而反下降，故见睾丸坠痛，或坠胀疼痛。此乃痰浊内停，肝郁气滞所致。法当疏肝理气，化痰去浊。治宜二陈汤加味：

茯苓 10 克　陈皮 10 克　法半夏 10 克　青皮 10 克　橘核 10 克　荔枝核 10 克　小茴香 10 克　炙甘草 10 克

上 8 味，以适量水煎药，汤成去渣取汁温服，日 2 次。若兼见尿黄、口苦等，加川楝子 10 克，延胡索 10 克。

方中取青皮、陈皮、小茴香、橘核、荔枝核疏肝行气；取法半夏、茯苓化痰祛湿；甘草益气且调和诸药，兼见口苦、尿黄，为郁而化热，故加川楝子、延胡索行气以止痛。

【案例】

患者某，男，30 岁，住湖北省江陵县某乡镇，干部。1971 年 11 月某日就诊。数月前，发生右侧睾丸肿大，坠胀，疼痛，至今未已，小便黄，苔白，脉弦。乃厥阴络伤气逆，痰浊阻滞；治宜化痰行气，以复厥阴之络；拟方二陈汤加味：

陈皮10克　茯苓10克　法半夏10克　谷茴10克　炙甘草8克　荔枝核10克　青皮10克　橘核仁10克　延胡索10克　桂枝10克

上10味，以适量水煎药，汤成去渣取汁温服，日2次。

按：《灵枢·经脉》说："足厥阴之别，名曰蠡沟……，其别者，径（循）胫上睾，结于茎。其病气逆则睾肿卒疝。"足厥阴别络气逆则病睾肿卒疝。足厥阴为肝之脉，痰浊阻滞，肝脉郁结，气逆于其别络循行之睾丸，故见睾丸疼痛肿大。肝属木，得少阳春生之气，其气主升，病则脉气逆陷，故睾丸胀痛且有下坠感。肝之经脉"过阴器"，其别络又"结于茎"，肝脉郁滞则失于疏泄，故见小便黄。痰浊阻滞于内，故苔白而脉弦。二陈汤方加味，用二陈汤祛痰化浊，橘核仁、荔枝核、谷茴、青皮、延胡索行下焦肝脉之滞气以止痛，桂枝温经通阳以助肝气之升散。药服6剂而其病若失。

（二十八）大便秘结

便秘，以大便秘结不通，或排便时间延长，或经常有便意，但排出困难为其主要临床特点。便秘的形成，多由大肠传导失职，津血不足，燥屎在肠内停留过久所致。

1. 燥热便秘

（1）大承气汤证　症见大便秘结，腹部胀满，终日不减，按之疼痛，食则胀甚，苔黄，脉实等。

《素问·灵兰秘典论》说："大肠者，传道之官，变化出焉。”燥热内结，大肠传道失职，故见大便秘结；燥屎内停，腑气不通，气机阻滞，故见腹部胀满，终日不减，按之疼痛；食后则滞增，故食则胀甚；燥热实邪熏蒸，故见苔黄；脉实亦为实邪内盛之象。此乃燥屎内结，腑气不通所致；法当峻下坚结，行气导滞；治宜大承气汤：

大黄 10 克　厚朴 10 克　炒枳实 10 克　芒硝 15 克（烊化）

上 4 味，以适量水先煎 2 味，然后下大黄微煎，去渣取汁，内芒硝于药汁中溶化，搅匀温服，日 2 次。

燥屎内结，大肠腑实，大承气汤取大黄通腑攻下；芒硝软坚泻下；厚朴、枳实行气散结，消滞除满。

（2）大柴胡汤证　症见大便燥结，心下胀满急痛，拒按，甚至痛连胁下，恶心，甚则呕吐苦汁，苔黄腻，脉沉弦。

胆胃腑实，腑气不通，故见大便燥结；气机阻滞不畅，故见心下胀满急痛，拒按，甚至痛连胁下；胃气不降而反上逆，故见恶心；胆气不降而反上逆，故见呕吐苦汁；胃、胆之气俱逆于上，故见舌苔黄腻；胆属甲木，故脉见沉弦。此乃实热之邪壅遏胆胃而然；法当调胆和胃，降逆止呕；治宜大柴胡汤：

柴胡 10 克　黄芩 10 克　法半夏 10 克　白芍 10 克　生姜 8 克　炒枳实 10 克　大枣 3 枚（擘）　大黄 10 克

上 8 味，以适量水先煎 7 味，汤将成，再加入大黄微煎，去渣取汁温服，日 2 次。

方取柴胡、黄芩和解少阳而清胆热；取半夏、生姜降逆和胃；取大黄、枳实攻滞行气；取白芍除血痹止腹痛；取大枣扶助正气。共奏泻下攻实，和解扶正之功效。

2. 寒积便秘

（1）半硫丸证　症见大便秘结，肢冷，小腹部不温等。

肾开窍于前后二阴，阴寒郁结于内，阳气不通，失其温润，故见便秘，小腹部不温；阳气不能达于四肢，故见肢凉。此乃阴寒内结，肾阳阻滞所致；法当逐寒通阳；治宜半硫丸：

法半夏、倭硫黄等份　生姜汁适量

上 3 味，先将半夏、硫黄共研为极细末，再加入适量生姜汁及凉开水调和，做成如绿豆大药丸收贮备用。每用时取药丸 10 克，温开水送下。

方中取硫黄大热之性温通肾阳以逐寒邪；《素问·脏气法时论》说："肾苦燥，急食辛以润之。"故取生姜汁、半夏之辛，以开结润燥。

（2）大黄附子汤证　症见大便秘结，胁下偏痛，脉弦紧等。

寒实内结、阳气不通，故见大便秘结；寒气滞着于一侧胁下，故或见左胁下痛，或见右胁下痛；脉紧为寒象，弦脉为痛征。此乃寒实内结，气滞不行所致。法当温里通下。治宜大黄附子汤：

大黄 10 克　细辛 6 克　制附片 10 克

上 3 味，以适量水煎药，汤成去渣取汁，温服，日 2 次。

（3）三物备急丸证　症见大便秘结不通，心腹胀痛，痛如锥刺，肢冷等。

阴寒内结于肠胃，腑气不通，传导失职，故见大便秘结不通；寒性收引，气机阻滞，故见心腹胀痛，甚至痛如锥刺；阳气不能外达于四末，故见肢冷。此乃寒实内结，腑气不通所致；法当攻逐冷结；治宜三物备急丸：

大黄、干姜、巴豆霜各等份

上3味，先将大黄、干姜共研为极细末，再加入巴豆霜捣研均匀，炼蜜为丸如黄豆大收贮备用。每用3~4丸温开水送下，大便当下，不下再与服，以下为度。

方中取大辛大热之巴豆峻逐冷结；取干姜佐巴豆温中散寒，且解巴豆之毒；取大黄通下。三味相合，共奏攻逐寒结之效。

3. 脾约便秘

脾约便秘，症见大便秘结，小便数多，趺阳脉浮涩。

胃中阳气过盛，则趺阳脉浮；脾脏津液不足，则趺阳脉涩；脾脏津液不足，失其运化之用，不能输津于胃，胃中燥热坚结，水津不濡，则偏流膀胱，故见小便多；大肠津液不足，故见大便秘结。此乃胃强脾弱，津少失润所致；法当润肠通便；治宜麻子仁丸：

麻子仁50克　白芍30克　炒枳实50克　大黄50克　厚朴30克　杏仁30克（去皮尖，炒，打）

上6味，共研为极细末，炼蜜为丸如桐子大收贮备用。每用时取药丸10克，以温开水送下。

方中取麻子仁、杏仁体润多脂润燥滑肠；取白芍、大黄、厚朴、枳实，利气行滞，泄热通便；以蜜为丸，甘缓润下。

4. 血虚燥结

血虚燥结，症见便秘，口干，腹满拒按，面色㿠白，唇淡，心悸等。

血虚不润，大肠传导不行，故见大便秘结；燥屎内结，故见腹满拒按；血虚津亏，故见口干；血不上荣，则见面色㿠白，唇淡；血不养心，则心悸。此乃阴血不足，失于濡润而然。法当养血通便。治宜玉烛散：

当归10克　白芍10克　炙甘草8克　生地10克　川芎8克　大黄10克　芒硝10克

上7味，以水先煎前5味，汤将成加大黄微煎，去渣取汁，加芒硝于药汁中烊化，搅匀温服，日2次。

方中生地、当归、川芎、白芍是谓四物汤，以之养血润燥；取大黄荡涤肠胃；芒硝软坚润燥以通泄大便；取甘草益气扶正，调和诸药。

5. 津枯肠燥

津枯肠燥，症见大便秘结，欲解不能，痛苦难忍，口渴，汗出，小便自利等。

津液亏虚，大肠传导不行，故见大便秘结，欲解不能；津液不能上承，故见口渴；津液外泄则汗出；津液偏流于膀胱则小便自利。此乃津枯肠燥，水干舟停，法当润肠导下，如蜜煎导法。

食蜜50克

上1味，放于铜勺中以微火煎熬，不断搅拌，当蜜快要凝聚时取出，乘热作成条状如指大，插入肛门内，以手捉定，欲大便时即取出。

6. 肺津不布

肺燥津少，症见大便秘结，口鼻干燥，干咳无痰，或腹胀，腹痛等。

肺燥津伤，津少失却濡润，故见口鼻干燥；肺气上逆，则咳嗽，津液不足，则咳而无痰；肺与大肠相表里，肺燥津伤，肃降失常，则大肠失其传导之职，故见大便秘结；燥屎内结，气机阻滞，故见腹胀，腹痛。此乃肺燥津枯，肃降失职而然；法当清燥救肺，润肠通便；治宜清燥救肺汤：

冬桑叶 10 克　石膏 10 克　党参 10 克　炙枇杷叶 10 克　麦门冬 10 克　胡麻仁 10 克　杏仁 10 克（去皮尖，炒，打）　甘草 8 克　阿胶 10 克（烊化）

上 9 味，以适量水先煎前 8 味，汤成去渣取汁，纳阿胶于药汁中烊化，搅匀温服，日 2 次。

方中取桑叶解肺郁，滋肺燥；取枇杷叶降肺气以复肺之肃降功用；取石膏清肺中燥热；取阿胶、麦门冬润肺滋液；损其肺者益其气，故取甘草、党参益气生津；取胡麻仁、杏仁体润多脂而润肠通便。

【案例】

患者某，男，29 岁，住湖北省枣阳市农村，农民。1950 年 10 月就诊。发病 2 天，大便秘结。时欲大便而不得，左少腹有块状物移动疼痛，时向左侧胁腰部冲击，痛苦万状，小便黄，口舌干燥，脉缓。此乃肠胃燥结，传导失职。治本“通则不痛”之理。拟大承气汤方：

炒厚朴 12 克　炒枳实 10 克　芒硝 10 克　大黄 10 克（酒洗）

上 4 味，以适量水先煎前 2 味，待水减半加大黄微煎，去渣取汁，加芒硝于药汁中烊化，搅匀温服，日 2 次。

第 2 天复诊，服上方 1 剂，未见稍效，大便仍秘结不通，细审之则见其脉有涩象，改拟清燥救肺汤：

黑芝麻 10 克　党参 10 克　麦冬 10 克　霜桑叶 10 克　炙甘草 10 克　石膏 10 克　炙枇杷叶 10 克（去毛尖）　杏仁 10 克（去皮尖，炒，打）　阿胶 10 克（烊化）

上 9 味，以水先煎 8 味，汤成去渣取汁，纳阿胶于药汁中烊化温服，日 2 次。

按：《素问·灵兰秘典论》说：“大肠者，传导之官，变化出焉。”大肠燥甚，津液亏少，无以濡润肠道，则大便坚干不得出，而为大便闭塞不通，气结滞于内，不能下行，不能行而欲行。欲行而又不能行，故左少腹有块状物移动疼痛。气不下通则向后，故其疼痛时冲击胁腰之部。津液不足，则见尿黄、口舌干燥而脉见缓涩。惟其大便闭塞不通，故患者痛苦万状。治初本“通则不痛”之理，径与大承气汤以通便攻下，奈其津液枯少，徒事攻下无益也，遂改为清燥救肺汤方，用黑芝麻、阿胶、麦冬养阴救液，党参益气补肺生津，石膏、霜桑叶清燥滋干，杏仁、枇杷叶以复肺之清肃下降功用，甘草调和诸药。共奏养阴、增液、补肺、清燥之效，以复肺脏敷布津液和肃降之职。《灵枢·本输》说：“肺合大肠。”《华氏中藏经》卷上第二十九说：“大肠者，肺之府也。”肺与大肠相表里，同主燥金，此治肺即所以治大肠，乃腑病治脏之一例也。药服1剂则便通痛止而病愈。

7. 妊娠便秘

（1）血虚液少　症见妇人怀孕数月，大便秘结难解。

妇人妊娠之时，血养胎儿，大肠津血减少，传导不行，故大便秘结难解。法当养血润下，拟方：

生地15克　当归12克　白芍10克　川芎8克　淡大云10克　火麻仁10克　杏仁10克（去皮尖，炒，打）

上7味，以适量水煎药，汤成去渣取汁温服，日2次。

方中生地、当归、白芍、川芎是谓四物汤，以之补养阴血；以火麻仁、杏仁体润多脂润肠通便；淡大云质润而降，通利大便。

（2）燥热津伤　症见大便秘结，小便不利，饮食如常等。

妇人怀孕，血养胎儿，阴血偏虚，气郁不利。血虚则生热；气郁则化燥。燥热相合，大肠津液受伤，传导不行，故见便秘；膀胱津液受伤，则见小便不利；病在下焦，与中焦脾胃无涉，故饮食如常。此乃血虚燥热伤津所致。法当养血清热，开结润燥，利窍通淋。治宜当归贝母苦参丸：

当归 100 克　贝母 100 克　苦参 100 克

上 3 味，共研为细末，炼蜜为丸如小豆大收贮备用。每用时取 3~4 丸，以温开水送下。

当归贝母苦参丸，方取当归养血润燥；《神农本草经》卷二说："贝母味辛平，主伤寒烦热，淋沥"，又说："苦参味苦寒主……溺有余沥。"故方中取贝母、苦参清燥热，利小便；且贝母味辛，辛能散之，故以贝母利气解郁，共奏养血润燥，通利二便之功效。

8. 肠道津液枯绝

症见大便秘结不通，腹胀，腹痛，呕吐，甚至呕吐大便等。

津液枯绝，肠道不润，故见大便秘结不通；气机壅遏，失其下行之势，故腹痛，腹胀；气不下行，势必逆而向上，浊气上逆，故见呕吐，甚至呕吐粪便。其病势已危，急以大剂润燥通便，佐以行气之法，拟方：

生地 30 克　当归 30 克　郁李仁 15 克　白芍 15 克　大茴 15 克　淡大云 30 克　谷茴 15 克　炒枳实 15 克　火麻仁 30 克　杏仁 15 克（去皮尖，炒，打）

上 10 味，以适量水、和麻油各半煎药，汤成去渣取汁温服，日 2 次。

方中重用生地、当归、白芍养血润燥；取郁李仁、火麻仁、杏仁、淡大云、麻油等体润多脂之品润肠通便；取大茴、谷茴、枳实理气行滞，以助大便之通。

单方（用于燥热便秘）：

大田螺 1 个　葱白 1 把　麝香少许

上 3 味，先将田螺、葱白捣烂如泥，再加麝香拌匀，敷于小腹部。

（二十九）脱肛

脱肛，即指肛门下垂脱出，严重者可见直肠脱出。

脱肛原因很多，《诸病源候论·脱肛候》说："肛门为大肠之候。"大肠位于下焦，与肺相表里，又隶属于中焦脾胃，故其病常与肺、脾胃、肾有关。如果这些脏腑气机升降失调，就会引起脱肛。

1. 肺气壅滞脱肛

咳嗽气逆，或大便不爽难解，因咳嗽或大便用力，使肛门脱出。多能自行回纳，无疼痛红肿之感。

因肺气上壅，不能下通大肠，故咳嗽气逆，大便不爽，因而屏气用力抑咳或下努，致腑气下冲，肛门脱出。治宜降肺通气，用枳壳汤：

枳壳 30 克

上 1 味，加水适量，煎汤，去渣，温服。亦可外用，煎汤熏洗，坐浴。

枳壳疏利气机，且有收缩肛门之功。既可内服，也可外洗。适于气滞而脱肛者。

2. 中气下陷脱肛

少气懒言，食欲不振，肢体乏力，肛门时时脱出，需用手按揉方能送回，肛头色淡无红肿疼痛。

因脾胃气虚，中气不足，故少气懒言，食欲不振，肢体乏力；中气下陷，不能固摄，则肛门脱出，因属气虚之证，故肛头并无红肿疼痛。治宜升举中气，用补中益气汤：

炙黄芪15克　炙甘草10克　党参10克　当归8克　陈皮10克　升麻3克　柴胡3克　炒白术10克

上8味，加水适量，煎汤，取汁，去渣，温服，日1剂，分2次服。

方以炙黄芪益气，党参、炙甘草补中，白术健脾，当归补血，陈皮理气，升麻、柴胡升举清阳，合用则补中益气，可使下陷之中气恢复正常，脱肛自愈。

3. 脾肾虚寒脱肛

久泻久痢，肛门滑脱，食欲不振，肢体乏力。

脾虚，泻痢日久，致脾肾气虚下陷，气陷不固，大肠滑脱，故见脱肛。脾虚不能转输水谷精微，营养四肢，故食欲不振，肢体乏力，治宜补虚温中，涩肠固脱，用真人养脏汤：

党参10克　炒白术10克　炙甘草8克　肉桂3克　肉豆蔻10克（面裹煨）　当归10克　白芍10克　诃子10克（面裹煨）　罂粟壳10克　广木香6克

上10味，加水适量，煎汤，取汁，去渣，温服，日1剂，分2次煎服。

方中以党参、白术、甘草益气健脾；肉桂、肉豆蔻温补脾肾；当归、白芍和血；诃子、罂粟壳固肠止泻；木香舒畅气机；诸药合用，温中补虚，涩肠固脱，适用于泻痢日久所致脾肾虚寒脱肛。

4. 肾气亏虚脱肛

时常脱肛，劳累时加重，头昏目眩，腰膝酸软，四肢不温。

因肾气亏虚，元气下陷，故肛门脱出，劳累加重。肾精不盈于髓海，故头昏目眩。肾主腰膝，肾虚则腰膝酸软，肾气不达于四肢，故四肢不温，治宜温补肾气，用金匮肾气丸加味：

熟地 18 克　山萸肉 12 克　山药 12 克　茯苓 10 克　泽泻 10 克　丹皮 10 克　炮附子 3 克　肉桂 3 克　补骨脂 10 克　杜仲 10 克　诃子 10 克（面裹煨）

上 11 味，加水适量，煎汤，取汁，去渣，日 1 剂，分 2 次，温服。

方用六味地黄汤补益肾阴，附子、肉桂温肾壮阳，使阴阳平衡，化生肾气。加补骨脂、杜仲以增强补肾温阳之力；诃子收敛固脱，共治肾虚元气下陷之脱肛。

5. 中虚肠燥有风脱肛

肛门脱出，送之不入，肛头疼痛难忍，干燥无津，甚则溃烂。

中气不足，肛门脱出，失却阴津滋润，又加风寒邪气侵袭，致血脉凝滞，气血不通，故疼痛难忍，甚至溃烂。治宜补中滋燥祛风，用当归建中汤：

饴糖 30 克　桂枝 10 克　白芍 20 克　当归 12 克　炙甘草 8 克　生姜 10 克　红枣 4 枚

上 7 味，加水适量，煎汤，取汁，去渣，入饴糖烊化，温服，日 1 剂，分 2 次服。

方中重用饴糖以建立中气；当归养血活血，兼润肠除燥；白芍除血痹，通经络；桂枝祛风；生姜、红枣和中；炙甘草缓急，配白芍止痛，并调和诸药。全方可补益气血，滋阴润燥，祛风止痛，用治肛门脱出难于回纳者。

【案例】

患者某，男，40岁，农民。1951年4月某日就诊。家属代诉，患者以前时有肛脱，均轻微，以手送之即入。然昨日下午大便时肛门脱出，送之不能入。先以枳壳30克煎汤温服无效，遂往诊。见患者跪伏床榻，不能站立坐卧，肛门脱出约半寸，其色紫黑，干燥无津液，有欲溃之势，频频呼叫，痛苦万状。拟当归建中汤内服，外用甘草洗方。

当归建中汤：

饴糖30克　桂枝10克　白芍20克　当归12克　生姜10克　红枣4枚（擘）　炙甘草6克

上7味，加水适量，煎汤，去渣，入饴糖烊化，温服，每日1剂，服2次。

甘草洗方：

生甘草30克

用水浓煎，取汁，趁热熏洗患处，每日1剂。

患者用药1日后，病势转轻，2日后则告病愈，后再未复发。

按：大肠隶属中焦脾胃，脾胃不足，气虚下陷而肛门脱出。又受风寒邪气之侵袭，致血脉凝滞，气血不通。肛肠失其濡养，遂干燥难收，疼痛难忍。病不因气滞，故服枳壳方无效。病乃肛肠脱出而被风袭，是中虚而兼邪风，借用当归建中汤，重用饴糖30克建立中气，以桂枝汤驱风散邪，再加白芍1倍除血痹、通经络、止疼痛，加当归养血活血，润肠除燥，以助肛门上收。外用生甘草煎汤熏洗，以增润肠除燥之效，且甘能缓之，可收缓解疼痛之功。

6. 小儿脱肛

小儿气血未旺，元气不足，大便则肛门脱出，以手送之即收入，无其他症状者，可用猪直肠连肛，炖烂，每日服食。此脏器疗法，乃同气相求也。

（三十）狂证

《韩非子·解老篇》说："心不能审得失之地，则谓之狂。"人失去正常理智，不能正确审视得失而神志恍惚者，皆谓之狂。所见者有下列数种。

1. 胆热内扰发狂

胆热内盛，症见神志狂乱，狂言乱语，奔走不息，失眠，大便秘结等。

胆气通于心，胆热内扰，则心神失宁，故见神志狂乱，狂言妄语，失眠；热邪并于四肢，故见奔走不息；热邪灼伤大肠津液，传导失职，故见大便秘结。此乃胆热内扰心神所致，法当镇惊除烦安神，治宜柴胡加龙骨牡蛎汤。

柴胡10克　黄芩10克　法半夏10克　党参10克　茯苓10克　大枣3枚（擘）　铅丹10克　龙骨10克　牡蛎10克　大黄10克　生姜6克　桂枝5克

上12味，以适量水先煎11物，然后下大黄微煎，汤成去渣取汁温服，日2次。

本方即小柴胡汤去甘草加龙骨、牡蛎、茯苓、铅丹、桂枝、大黄而成。方取小柴胡汤转少阳之枢机，清热而除烦；取大黄苦寒下降，导邪热由大便而去；取龙骨、牡蛎、铅丹、茯苓收敛神气以镇惊狂；《素问·病能论》说："阳气者，因暴折而难决，故善怒也，病名曰阳厥。"故方中少佐辛温之桂枝以发散郁遏之阳气。

【案例】

患者某，男，20岁。数年前曾发狂证多日，1966年11月其病复发，狂走妄行，善怒，甚至欲持刀行凶。同年12月5日就诊于余。见其哭笑无常，时发痴呆，伴头昏、耳鸣、失眠、多梦、心悸、两鬓有掣动感，两手振颤，淅然畏寒，四肢冷，面部热，口渴喜饮，大便秘结。唇红，苔白，脉弦细数。治以柴胡加龙骨牡蛎汤去铅丹：

柴胡12克　黄芩10克　法半夏10克　党参10克　生姜10克　大枣3枚（擘）　桂枝10克　茯苓10克　龙骨12克　牡蛎12克　大黄8克

上11味，以适量水煎药，汤成去渣取汁温服，日2次。服药4剂，狂止症退，改以温胆汤加味：

竹茹15克　茯苓10克　炒枳实10克　陈皮10克　龙骨12克　法半夏10克（打）　牡蛎12克　炒枣仁10克　石菖蒲8克　龟板10克　炙甘草8克

上11味，以适量水煎药，汤成去渣取汁温服，日2次。服药数剂，其病痊愈，至今未复发。

按：《素问·灵兰秘典论》说："胆者，中正之官，决断出焉。"《灵枢·九针论》说："胆为怒。"胆实痰郁，失其中正之用，无以正常决断，则善怒，甚则欲持刀行凶。胆主筋，司运动，其脉行于头面两侧，绕耳前后，故其狂走妄行，两手振颤，两鬓有掣动感而头昏、耳鸣。肝藏魂，胆为肝之府而为肝用，故失眠多梦。胆气通于心，心神失宁，故其哭笑无常，时发呆痴而心悸。胆气郁而不伸，其阳郁结于内，则面部热、口渴、大便结、唇红、脉弦细数。其阳不达于外，则四肢冷而淅然畏寒。柴胡加龙骨牡蛎汤升发胆气、化痰定神明。服药后怒止症退，再以温胆汤加龙骨、牡蛎、石菖蒲利窍化痰安神而收功。

柴胡加龙骨牡蛎汤，为张仲景治疗“太阳伤寒”误下后“烦惊、谵语”之方，余则借以治疗两例“狂证不眠、奔走而不大便”者，皆愈。有老医谓彼用其方治癫痫，余甚疑焉，或其用时曾事药味加减而非全方，亦未可知。否则，方中“人参”甚不宜于癫痫之病也。

陶弘景《本草经集注·叙录》、孙思邈《备急千金要方》卷一第七等，皆谓“铅丹”不宜用于“汤”剂中，而张仲景则用“铅丹”于此“柴胡加龙骨牡蛎汤”中，是误耶？抑或仲景时尚未发现“铅丹”之为药而不宜用于“汤”剂耶？

《淮南子·人间训》说：“铅之与丹，异类殊色，而可以为丹者，得真数也。”是我国在西汉以前已经掌握了“烧铅成丹”的技术。

2. 痰浊内扰发狂

痰浊扰心，症见神志狂乱，狂言妄语，虚烦不眠，胸膈胀满，脉滑数等。

胆气通于心，胆气不足，痰热内扰心神，心神不宁，神失其舍，故见神志狂乱，狂言妄语，虚烦不眠；痰浊郁遏，气机阻滞，故见胸膈胀满；滑数之脉亦乃痰热之象。此乃胆虚痰热内扰心神所致。法当清热化痰。治宜温胆汤加味：

法半夏 10 克　陈皮 10 克　茯苓 10 克　炙甘草 8 克　竹茹 15 克　远志 10 克　炒枳实 10 克　石菖蒲 10 克

上 8 味，以适量水煎药，汤成去渣取汁温服，日 2 次。若兼见大便干结，加胆南星 10 克。

方中取半夏、竹茹化痰降逆；取远志、菖蒲豁痰通窍；取陈皮、枳实行气，以助化痰之力；取茯苓、甘草培土利湿，以制生痰之源；若兼见大便干结，表明热邪较甚，故加胆南星以清化热痰。

单方：

郁金 140 克　明矾 60 克

上 2 味，共研为细末，以薄荷水泛为丸如赤豆大。每次服 10 丸，每日 2 次，开水送下。

【案例】

患者某，女，55 岁，住湖北省襄樊市，家庭妇女。1972 年 5 月某日就诊。儿子溺死，又家中失火被焚，3 天前发病，神识不聪，烦躁欲走，多言语，善悲哭，舌苔白，脉虚。某医院诊断为“精神分裂证”，乃心神虚馁，痰浊扰心。治宜补心神而化痰浊。拟涤痰汤：

法半夏 10 克　炒枳实 12 克　竹茹 15 克　胆南星 10 克　石菖蒲 10 克　陈皮 10 克　远志肉 10 克　炙甘草 8 克　党参 10 克　茯苓 10 克

上 10 味，以适量水煎药，汤成去渣取汁温服，日 2 次。

按：忧思过甚则气结聚液为痰，痰浊上扰，则心神虚馁而失守。《素问·调经论》说：“神不足则悲。”故其发病则善悲哭而脉见虚象。《难经·三十四难》说：“心色赤……其声言。”神明失聪，则精神恍惚而烦躁欲走，且多言语。涤痰汤方，用半夏、南星、竹茹、陈皮燥湿化痰，且陈皮同枳实行气以佐之，茯苓、甘草渗湿和中，以绝其生痰之源，党参、远志、石菖蒲补心安神，通窍益智。药服 6 剂，家中亦得到适当安慰而病遂愈。

3. 痰火扰心发狂

痰火扰心，症见狂言乱语，或喜笑无常，胸闷头昏，口渴，尿黄，舌苔黄腻等。

心藏神，痰水内扰，神失潜藏，故见狂言乱语，《素问·阴阳应象大论》说："心在志为喜。"《灵枢·本神》说："心藏脉，脉舍神，心气虚则悲，实则笑不休。"病为痰火扰心。故见喜笑无常；痰浊阻滞胸中，故见胸闷；痰浊停滞，清阳不升，故见头昏；热伤津液，津液不能上承于口，故见口渴；热邪下扰则尿黄，黄腻苔亦为痰热之象，此乃痰火扰心，法当清痰泻火，治宜导痰汤加味。

法半夏 10 克　茯苓 10 克　陈皮 10 克　炒枳实 10 克　甘草 10 克　黄连 10 克　胆南星 10 克

上 7 味，以适量水煎药，汤成去渣取汁温服，日 2 次。

方中取胆南星、法半夏以化痰浊；取枳实、陈皮行气以助化痰之力；取茯苓、甘草渗湿健脾以绝生痰之源；取黄连苦寒以泻心火。

【案例】

患者某，男，40 岁，住湖北省枣阳市某区镇，干部。1975 年 4 月某日就诊。患高血压病已多年，忽于 2 周前发生时而无故微笑，自己明白而不能控制，形体胖，头部昏闷，口干，舌苔厚腻而黑，脉象弦数。乃痰涎沃心，神明失守。治宜化痰涎，泻心火。拟导痰汤加味：

胆南星 10 克　炒枳实 10 克　茯苓 10 克　法半夏 10 克　炙甘草 6 克　陈皮 10 克　大贝母 10 克　石菖蒲 10 克　黄芩 10 克　黄连 10 克　玄参 10 克

上 11 味，以适量水煎药，汤成去渣取汁温服，日 2 次。

按：《灵枢·九针论》说："心藏神。"《素问·调经论》

说："神有余则笑不休。"心邪盛，则见时而无故发笑而不能自控。形体肥胖多属痰盛体质。痰浊郁结，清阳不升，津液不布，则头部昏闷，舌苔厚腻而口干，脉弦。痰郁化火，火极似水，故脉兼数象而舌苔兼黑色。《灵枢·癫狂》说："狂者多食，善见鬼神，善笑而不发于外者，得之有所大喜。"喜则气缓，津聚为痰，痰涎沃心，发为狂证善笑。导痰汤方加味，用导痰汤化痰行气。加大贝母、石菖蒲开郁通窍，黄连、黄芩泻心火，以平心神之有余。《素问·脏气法时论》说："心欲软，急食咸以软之。"加玄参咸软，以遂心欲而滋水以制火。药服7剂，痰消火退，善笑遂已。

4. 肝郁化火发狂

（1）生铁落饮证　症见始则性情急躁易怒，面红赤，继而两目怒视，神志狂乱，叫骂不避亲疏，打人毁物，脉疾数。

《素问·病能论》说："帝曰：有病怒狂者，此病安生。岐伯曰：生于阳也。帝曰：阳何以使人狂？岐伯曰：阳气者，因暴折而难决，故善怒也，病名曰阳厥。"情志暴抑，郁怒伤肝，肝气暴溢，故见面红目赤，两目怒视；肝火内扰心神，神明失用，故见神志狂乱，叫骂不避亲疏，打人毁物；火性急迫，故脉疾数。此乃肝火暴发，内扰心神所致。法当清泻肝火，降逆下气。治宜生铁落饮：

生铁落50克

上1味，研为极细末，以温开水冲服，日2次。

《素问·病能论》说："……使之服以生铁落为饮，夫生铁落者下气疾也。"《本草纲目》说："铁落，平肝去怯，治善怒发狂。"《素问·脏气法时论》说："肝欲散，急食辛以散之。"生铁落性味辛平无毒质重，取其"辛"以散肝之郁，取其重以降气之逆，则怒狂自可平复。

（2）风引汤证　症见狂言乱语或默默不语，善太息，欲奔走，目赤等。

肝性喜条达而恶抑郁，肝郁化火，内扰心神，神明失守，故见狂言乱语或默默不语；太息则肝郁暂舒，故见善太息；火热并于四肢，故见欲奔走；肝开窍于目，火热上犯，故见目赤。此乃肝郁化热生风所致。法当清热泻火，安神定志。治宜风引汤：

大黄 10 克　干姜 8 克　寒水石 10 克　龙骨 10 克　桂枝 10 克　赤石脂 10 克　甘草 8 克　牡蛎 10 克　白石脂 10 克　滑石 10 克　石膏 15 克　紫石英 15 克

上 12 味，以适量水煎药，汤成去渣取汁温服，日 2 次。

方中取桂枝、干姜辛以散之，以散肝郁；取石膏、滑石、寒水石清肺热以制肝；取大黄苦寒导热邪由大便而去；取赤石脂、白石脂、紫石英、龙骨、牡蛎重镇安神；取甘草调和诸药。

【案例】

患者某，女，25 岁，住湖北省随州市某镇，家庭妇女。1953 年 2 月某日就诊。1 周前因夫妻一次口角而发病。卧床不语，不食不饮，时而两目发赤则起身欲奔，亲人将其按倒在床即又卧下，旋而又如是。乃肝胆气郁，风火上扰，神明失聪。治宜去热泻火，重镇安神。借用风引汤以治之。拟方：

大黄 10 克　干姜 6 克　桂枝 6 克　炙甘草 10 克　龙骨 10 克　牡蛎 10 克　赤石脂 15 克　白石脂 15 克　石膏 15 克　寒水石 15 克　紫石英 15 克　滑石 15 克

上 12 味，以适量水煎药，汤成去渣取汁温服，日 2 次。

按：肝胆郁结，则卧床不语，且不食不饮。肝开窍于目，胆气通于心。郁而化火生风，风有作止，火性急数，其风火上扰心神，故时而两目发赤则起身欲奔。《素问·脏气法时论篇》说："肝欲散，急食辛以散之。"风引汤方，用桂枝、干姜之辛以散郁开结，大黄、石膏、滑石、寒水石除热泻火，且石膏、滑石、寒水石与紫石英、赤石脂、白石脂、龙骨、牡蛎等重镇以安神，甘草和中。药服2剂而神清，饮食起居如常，唯心脉尚未通于舌则哑而不能说话，余嘱以"勿治之，待其心脉通则当自愈。"后果然。

5. 阳明腑实发狂

症见神志狂乱，骂詈不避亲疏，登高而歌，弃衣而走，逾垣越屋，不食，大便秘结。

阳热炽盛，内扰神明，心神失守，故见神志狂乱，骂詈不避亲疏；四肢为诸阳之本，阳热亢盛，神明失聪，故见弃衣而走；胃失受纳，故不食，腑气不通，传导失职，故见大便秘结。此乃阳明胃府邪热炽盛，神明失守所致。法当峻下热结。治宜大承气汤：

大黄12克　芒硝15克　炒枳实10克　厚朴10克

上4味，以水先煎枳实、厚朴，汤将成加大黄微煎，汤成去渣取汁，加芒硝于药汁中烊化，搅匀温服，日2次。

方中取大黄苦寒泄热，荡涤肠胃；取芒硝咸寒软坚散结；取枳实、厚朴宽中行气，以助大黄、芒硝攻下之力。

《韩非子·解老》说："心不能审得失之地则谓之狂。"高诱注《吕氏春秋·孟夏纪·尊师》说："暗行妄发谓之狂。"狂之为言怳也，神志怳然不慧，性理颠倒，遇事无审，失其常性者也。故其病发，则证见"少卧不饥，自高贤也，自辩智也，自尊贵也"，或"登高而歌，弃衣而走，骂詈不避亲疏”，或“恚怒欲持刀杀人”，或“喜笑而不发于外”，或“日夜妄行，独语不休，喃喃自语，不避秽污”。惟后者今已从“狂证”中分离出来而为“癫证”也。

《论衡·率性篇》说：“有癫狂之疾，歌啼于路，不晓东西，不睹燥湿，不觉疾病，不知饥饱，性已毁伤，不可如何，前无所观，后无所畏也。”亦谓狂证患者神志不慧，性理失常而不审得失之地也。

《素问·阴阳类论》说：“巅疾为狂”。巅，乃“颠”之借字，谓人之“头”。巅疾，指“头中之疾”。头中，为“脑”之所居。巅疾为狂，是《黄帝内经》作者已早认识到“狂证”之发，病在“脑”也。

（三十一）癫证

癫证是与狂证不完全相同的另一类心神功能障碍性疾病。《难经·二十难》说：“重阴者癫，重阳者狂。”因而就“癫”“狂”而论，癫为阴证，而狂为阳证。《灵枢》有“癫狂”一篇，而彼所论之“癫”，实为痫证，因而有癫痫并称之文，然后世所谓之“癫”与“痫”为二病。痫证以间断突然发作性昏厥、抽搐为其主要临床特点；而癫证则常表现为，精神痴呆，神情恍惚，喃喃自语，语言错乱，有头无尾，秽洁不辨，常持续数月，甚至数年不愈。

本病的形成多由情怀不畅，或所愿不得，肝气被郁，脾气不升，气机阻滞，聚津为痰，痰浊蒙蔽心窍所致。《素问·灵兰秘典论》说：“心者，君主之官也，神明出焉。”心窍为痰浊所蒙蔽，则失其神明之用，因而出现精神痴呆，神情恍惚，喃喃自语，秽洁不辨诸症。法当涤痰开窍；若身体不虚者，治可用导痰汤加味；身体壮实者，则可用控涎丹涌吐痰涎。

导痰汤加味方：

制半夏 10 克　茯苓 10 克　陈皮 10 克　胆南星 10 克　郁金 10 克　明矾 3 克　炒枳实 10 克　甘草 8 克

上 8 味，以适量水煎药，汤成去渣取汁温服，日 2 次。

方中取半夏、南星、明矾化痰；取茯苓安神宁志；取陈皮、枳实、郁金行气解郁以助化痰之力；取甘草调和诸药。

控涎丹方：

甘遂（去心）、紫大戟（去皮）、白芥子各等分

上 3 味，研为极细末，水泛为丸如梧桐子大收贮备用。每用时取 10 丸，食后睡前以淡姜汤送下。

方中甘遂、大戟均为逐水峻药；白芥子善驱皮里膜外之痰水。痰涎除，则癫证自平。

控涎丹，乃宋代陈无择《三因极一病证方论》用以治疗“痰涎在胸膈上下”之方，今则借之以治“痰涎沃心”而致“性理颠倒”之“癫证”，因方中“甘遂”“大戟”能“峻逐水邪”而去“痰涎之源”，故临床上亦有用“二反散”，利用其“甘草”“甘遂”二药之“相反”、“相激”以涌吐痰涎而愈“癫证”者。

方中“甘遂”虽为“峻猛逐水药”，然必“研末”内服，始见功效。如不研末而入汤剂煎煮，其逐水之力则大大为之减低矣。往年余曾试之，用甘遂 6~7 克，入汤剂与他药同煎，服后无逐水之用；后用甘遂止 1.5 克，研末冲服，大便则频频泻水矣。

单方：

桐油适量

上1味，灌服，服后当涌吐痰涎。

癫，字或作“颠”。今之“癫证”，是从古之“狂证”中分离出来的，以其妄行独语，日夜不休，不避秽污，性理颠倒，故称之曰“癫证。”古之“癫证”，多属今之“痫证”，《诸病源候论·小儿杂病诸候·痫候》说：“痫者，小儿病也，十岁已上为癫，十岁已下为痫。其发之状，或口眼上引而目睛上摇，或手足掣纵，或背脊强直，或头颈反折。”《备急千金要方》卷十四第四说：“大人曰癫，小儿则为痫，其实是一。”足证“癫”“痫”古为一病，止以其病“大人”“小儿”或“十岁已上”“十岁已下”为别耳。据此，则今之“癫证”当和古之“癫证”相区别，不得望文生义将二者混淆不分而误事。

（三十二）痫证

痫证，欲称“羊痫疯”，亦有称之为“癫痫”者。证多生成于先天，也有后天形成者。其病机多为风痰阻滞，因而发作的轻重与痰的深浅关系极为密切。痫证的治疗比较困难，古人多以化痰为治。《灵枢·癫狂》说：“癫疾者，疾发如狂者，死不治。”此处的癫疾即为痫证，表明痫证若转化为狂证，预后一般较差。

1. 风痰阻窍

痫证的主要临床表现为不定时间断发作，每次发作前常有头目昏晕、胸闷等征兆。《灵枢·癫狂》说：“癫疾始作而引口啼呼。”所以发作时随着一声呼叫突然昏仆，牙关紧闭，两眼上翻，四肢抽搐，口吐涎沫，持续数分钟至数十分钟，即自行清醒缓解。醒后则遗留头昏、头痛等，对发作过程常记忆不清。

风有作止，故其发作呈间断性；痰浊阻滞，清阳不升，故见胸闷、头目眩晕；风气通于肝，《素问·阴阳应象大论》说：“肝在声为呼。”痰蒙心窍，神明失守，故每随一声呼叫则突然昏仆；风痰阻络则牙关紧闭，两眼上翻，四肢抽搐，口吐涎沫。此乃风痰阻滞精窍所致；法当涤痰开窍；此病正发时不易服药，在发作的间隔期，可治以温胆汤加味：

法半夏 10 克　陈皮 10 克　茯苓 10 克　炙甘草 8 克　竹茹 10 克　当归 10 克　炒枳实 10 克　川芎 10 克　远志 10 克　大贝母 10 克　菖蒲 10 克　明矾 5 克

上 12 味，以适量水煎药，汤成去渣取汁温服，日 2 次。

方中取半夏、竹茹、大贝母、明矾降逆祛痰；取枳实、陈皮行气以助祛痰之力；取远志、菖蒲化痰开窍；取茯苓、甘草培土以制生痰之源；取当归、川芎补血以养心，合奏祛痰开窍之功。

本病治疗非一日之功，为能长期坚持服药可用下列丸药方：

当归 50 克　川芎 50 克　远志 50 克　菖蒲 50 克　明矾 50 克　陈细茶叶 100 克

上 6 味，共研为极细末，炼蜜为丸，每丸约重 10 克。每日早晚各取 1 丸，以温开水送下。

方中取明矾、菖蒲、远志化痰开窍；取陈细茶叶治风痰癫疾；取当归、川芎补血养心。

【案例】

患者某，女，16岁，住武汉市武昌珞珈山，学生。1978年11月某日就诊。患者自幼癫痫，数月一发，每发则呼叫一声而倒地，不省人事，继之口流白沫，手足抽掣，移时苏醒，一切如常，惟感头昏，脉细弦。治宜养心血，宁神志，开郁结，除风痰，拟温胆汤加味：

炒枳实10克　竹茹15克　茯苓10克　法半夏10克　陈皮10克　大贝10克　炙甘草8克　川芎10克　远志10克　石菖蒲10克　当归10克　僵蚕10克　郁金10克

上13味，以适量水煎药，汤成去渣取汁温服，日2次。

1979年6月某日复诊。服上方半年多，病未再发，改拟验方为丸缓治，巩固疗效，并善其后：

当归60克　川芎60克　明矾60克　石菖蒲60克　远志60克（去骨）　陈细茶叶120克

上6味，共研为极细末，炼蜜为丸如绿豆大，每服3克，每日3次，温开水送下。

按：《诸病源候论·风病诸候下·风癫候》说："人有血气少，则心虚而精神离散，魂魄妄行，因为风邪所伤，故邪入于阴，则为癫疾。……其发则仆地，吐涎沫，无所觉是也。"同书《五癫病候》说："三曰风癫，发时眼目相引，牵纵，反强，羊鸣，食顷方解。"又同书《小儿杂病诸候一·痫候》说："痫者，小儿病也。十岁以上为癫，十岁以下为痫。"是癫痫之病，其一乃血气虚少，风邪乘之使然。风邪乘于血气，则血气郁滞化为痰浊，风痰阻窍，神识蔽蒙，故卒倒无知觉而口流白沫，且脉见细弦。痰郁生风，风痰相扰，则手足为之抽掣，殆所谓"风淫末疾"也。《素问·阴阳应象大论》说："风气通于肝"，肝"在声为呼"，故癫痫发作，则先必叫呼而作羊鸣声，移时阳通气回，浊降风止，神识转苏，惟清阳未能一时复常，故始苏醒后仍有头昏感。温胆汤方加味，用当归、川芎养血活血；郁金解郁逐死血；远志补心宁神志；石菖蒲、大贝、竹茹、半夏、僵蚕通窍开结，蠲除风痰；枳实、陈皮行气，以促风痰之速去；甘草、茯苓补中渗湿，以清其生痰之源。药服半年余，病未再发，遂改为验方为丸缓治。巩固疗效。用当归、川芎养血活血以止风，远志、石菖蒲补心开窍以豁痰，明矾燥湿祛痰，陈细茶叶清神祛痰，且大利小便以除生痰之源，共奏养血补心、除痰止风之效。丸药又服 1 年余，其病告愈，至今未复发。

2. 热甚生风

症见四肢抽搐挛急，牙关紧急，两眼上翻，目赤，尿黄，脉数等。

肝主筋，热邪过盛，伤及筋脉，筋脉失养，故见四肢挛急、抽搐、两眼上翻；肝开窍于目，火性炎上，故见目赤。热伤津液，故见尿黄；热迫血行，故脉数。此乃热极生风而使然。法当清热息风。治以风引汤：

大黄 10 克　干姜 6 克　龙骨 10 克　桂枝 10 克　甘草 8 克　牡蛎 10 克　寒水石 10 克　滑石 10 克　赤石脂 10 克　白石脂 10 克　紫石英 10 克　石膏 10 克

上 12 味，以适量水煎药，汤成去渣取汁温服，日 2 次。

方中以大黄为君，以荡涤风火热结之邪，随用干姜之止而不行者补之，用桂枝、甘草以缓其势，又用滑石、石膏清金以制肝木，赤石脂、白石脂厚土以御风邪之扰，龙骨、牡蛎以敛其精神魂魄之散驰，寒水石以助肾之真阴，以防热邪之伤，更用紫石英以补心神之虚，俾主明则下安。其奏清热息风，宁神舒筋之效。

《小学钩沈》卷十一引《声类》说："今谓小儿癫为痫。痫，小儿癫也。"是"癫"、"痫"二者为一病也。惟"大人曰癫，小儿曰痫"，以其病在"大人"、"小儿"而异名。考"癫"者，"颠"也；"颠"者，"倒"也，以其病发则"仆倒于地"，故谓之"癫"也。而"痫"者，"闲"也；"闲"者，"隙"也，以其病发有"间隙"，故谓之"痫"也。其病间断发作而发作则仆倒，故又将"癫"、"痫"连用而称其病为"癫痫"。《金匮要略·中风历节病篇》"风引汤"之"除热癫（原误为"瘫"，今改）痫"、《备急千金要方》卷十四第五"煮散"之"治百二十种风，癫痫……"是其例。

癫痫不是容易治疗的病，然临床上治愈者亦复不少，惟其病之发作，有一年多一发者，有数日一发者，有一月数发者，必耐心治疗，坚持吃药，直至一两年后不复发作者，始可停药。在三五年内，每年最好仍服一料"癫痫验方"的药丸，以善其后。

20世纪50年代，余见一女性癫痫患者，少年游戏时发病，继之数日一发作，或一月一发，或一月四五发，甚至一日发作两次。其病发作时密时稀，久久不愈，直至长大结婚，生一孩子，病仍时有发作，一年突然变而发狂，不久即死去。可见《灵枢·癫狂》篇所说"癫疾者，疾发如狂者，死不治"之话，乃是经验之谈也。

（三十三）眩晕

眩，是指两眼昏黑发花；晕，是指头晕，旋转如坐舟车之中。临床上眩和晕常并见，即所谓头晕目眩，简称“眩晕”。轻者闭目少时即止；重者则常伴有恶心、呕吐，甚至昏倒等。眩晕多属风邪为患，或曰“无虚不能作眩”，或曰“无痰不作眩”，等，从不同的侧面阐述了眩晕的病因、病机。

1. 肾虚眩晕

（1）左归饮证　症见眩晕，腰膝酸软，耳鸣，口干舌燥，脉细弱等。

《素问·至真要大论篇》说：“诸风掉眩，皆属于肝。”肝为肾之子，肾水不足，不能涵养肝木，则虚风上扰，故见眩晕；肾水不能上承于口，口舌失去津液濡润，故见口干舌燥；腰为肾之府，肾主腰脚，肾阴亏虚，其府失去濡养，故见腰膝酸软；肾开窍于耳，今肾精不足，不能濡养其窍，故见耳鸣；脉细而弱，亦乃肾精亏虚之征。此乃肝肾阴虚，水不涵木，虚风上扰而然。法当滋水涵木。治宜左归饮加减：

熟地 10 克　山药 10 克　山茱萸 10 克　茯苓 10 克　枸杞子 10 克　车前子 10 克　五味子 10 克　炙甘草 8 克

上 8 味，以适量水煎药，汤成去渣取汁温服，日 2 次。

方中取熟地、山茱萸、枸杞子、车前子、五味子滋补肝肾之阴；取山药、炙甘草、茯苓益气补中，以助精血生化之源。

【案例】

患者某，女，40 岁，住湖北省随州市某镇，家庭妇女。1993 年秋末某日就诊。3 日前，在月经期间入河水中洗衣被，从而发病，开始恶寒发热，月经亦止而停潮。经治疗未效，3 日后其寒热自罢，旋即转为头目眩晕，不能起床，目合不语，时而睁眼暂视周围而遂闭合，目光如常，脉细沉涩。乃正虚血瘀，风木上扰。治宜滋水涵木，祛瘀息风。方拟左归饮加味：

熟地15克　山药12克　山茱萸12克　茯苓12克　炙甘草9克　枸杞子12克　车前子9克　五味子6克

以水煎服，日2次。

第2天复诊。服上方1剂，即大便下血而诸症遂失，神清人慧。仍拟上方1剂续服，以巩固疗效。

按：《素问·至真要大论》说："诸风掉眩，皆属于肝。"肝在五行属木而主风，有疏泄之用，藏血而司月经。经为血，喜温而恶寒。患者月经期间，于秋凉时入河水中洗衣被，水寒外浸。《素问·离合真邪论》说："寒则血凝泣。"血气因寒而凝泣不流，则月经停止；寒邪外伤而营卫不和，则恶寒发热。患者正气素虚，3日后邪气乘虚入深，外则营卫自调而寒热退，内则血气凝瘀而肝不疏泄，且失其藏血之用，遂致木郁生风，风邪上扰清窍而头目眩晕。晕甚则不能起床，目瞑不欲语。肝肾虚弱，则脉见沉细；血气凝瘀，故沉细脉中又兼涩象。其血瘀未久，尚未坚结，且正气衰弱，不耐攻破，故治宜扶正以祛邪，助肝气以复其疏泄之用，则血活瘀行，风歇止于"虚则补其母"之法，用左归饮方加五味子、车前仁滋水涵木，补肾以养肝。服药后，肝旺疏泄之权复，瘀不能留，故从大便下出而诸症咸退，病遂告愈。

（2）六味地黄汤证　症见头晕目眩，腰膝酸软，耳鸣耳聋，自汗盗汗，咽喉干燥等。

《素问·调经论》说："阴虚则内热。"肾阴不足，虚热内生，热甚动风，风邪上扰清窍，故见头目眩晕；虚热内扰，津液外泄，故见自汗盗汗；腰为肾府，肾主腰脚，开窍于耳，肾精失于充养，故见腰膝酸软，耳鸣耳聋。《灵枢·经脉》说："肾足少阴之脉……其直者，从肾上贯肝膈，入肺中，循喉咙夹舌本……。"肾阴不能上承，失于濡润，故见咽喉干燥。此乃肾阴亏虚，虚热动风所致。法当滋阴清热。治宜六味地黄汤加味：

熟地 24 克　山药 12 克　山茱萸 12 克　茯苓 10 克　泽泻 10 克　五味子 10 克　丹皮 10 克　车前子 10 克

上 8 味，以水适量煎药，汤成去渣取汁温服，日 2 次。

方中取熟地、山茱萸、五味子、车前子、泽泻补肾益精；取茯苓、山药培土补中，以助精血生化之源；取丹皮以清虚热。

（3）肾气丸证　症见头目眩晕，腰膝酸软，少腹拘急，小便不利，尺脉弱小等。

肾精不足，虚火上炎，热甚动风，风邪上扰清空，故见头目眩晕；腰为肾府，肾主腰脚，肾虚失养，故见腰膝酸软；《素问·六元正纪大论》说："厥阴所致为里急"，肝为肾之子，肾精亏虚，肝脉失养，故见少腹拘急；肾主气化，肾不化气，故见小便不利；尺脉候肾，肾气不足，故见尺脉弱小。此乃肾精亏虚，气化无力而然。法当补肾化气。治宜肾气丸加味：

生地 24 克　山药 12 克　山茱萸 12 克　茯苓 10 克　泽泻 10 克　熟附片 3 克　丹皮 10 克　肉桂 3 克　五味子 10 克　车前子 10 克

上 10 味，以水适量煎药，汤成去渣取汁温服，日 2 次。

方中取生地、山茱萸、山药、五味子、车前子滋阴补肾，益髓填精；取丹皮、茯苓、泽泻渗泻湿浊，通利水道；取少量肉桂、附片温养命门真火，助肾化气。

2. 血虚眩晕

阴血不足，症见头晕眼花，动则加剧，面色晄白，口唇不华；或头部掣痛，恶心欲吐；舌质淡，脉细弱等。

《素问·调经论》说："肝藏血。"肝开窍于目，血虚则生风，虚风上扰，故见头晕眼花；《素问·举痛论》说："劳则气耗"，动则进一步伤耗气血，故见头晕眼花，动则加剧；肝血不足，风邪内淫，筋脉失养，则见头部掣痛；肝木犯胃，胃气上逆，故见恶心欲吐；《灵枢·决气》说："血脱者色白，夭然不泽"，血虚失荣，故见面色晄白，口唇不华，舌质淡；《素问·脉要精微论》说："夫脉者，血之府也"，今血虚不能充盈其府，故见脉细而弱。此乃阴血亏虚，虚风上扰所致。法当养血息风。拟柔润息风法方：

熟地 10 克　当归 10 克　淡大云 10 克　白芍 10 克　玄参 10 克　石决明 30 克　玉竹 10 克　菊花 10 克　双钩藤 10 克

上 9 味，以适量水先煎石决明，然后再下其余各药煎，汤成去渣取汁温服，日 2 次。

方中取熟地、当归、白芍、玄参、玉竹、淡大云养血滋阴；取菊花、钩藤、石决明平肝息风。

3. 气虚眩晕

中气虚弱，症见头目眩晕，精神倦怠，四肢乏力，食少便溏，恶心欲吐等。

脾主升，胃主降。脾气不升，清阳之气不能上荣于清窍，头目失养，故见头晕目眩；脾气虚弱，不能充养肢体，肢体失其矫健之性，故见精神倦怠，四肢乏力；胃不受纳，脾失运化，故见食少便溏；胃气不降而反上逆，故见恶心欲吐。此乃中气虚弱，胃失和降所致。法当健脾益气，和胃降逆。治宜六君子汤：

党参 10 克　茯苓 10 克　炒白术 10 克　陈皮 10 克　生姜 8 克　法半夏 10 克　炙甘草 8 克　大枣 3 枚（擘）

上 8 味，以适量水煎药，汤成去渣取汁温服，日 2 次。

方中取党参、白术、茯苓、甘草、大枣健脾益气；取陈皮、半夏、生姜和胃、行气、降逆。

4. 痰饮眩晕

（1）苓桂术甘汤证　症见头目眩晕，心下逆满，甚至心悸，脉沉紧等。

饮邪内停，阻遏清阳上升，清窍失养，故见头目眩晕；饮邪停于心下，阻塞气机，故见心下逆满；水气凌心，心神不宁，所以见心悸；寒饮为病，所以其脉沉而紧。此乃饮停心下而然；法当温阳化饮，健脾和中；治宜茯苓桂枝白术甘草汤：

茯苓 12 克　桂枝 10 克　炒白术 10 克　甘草 8 克

上 4 味，以适量水煎药，汤成去渣取汁温服，日 2 次。

《金匮要略·痰饮咳嗽病脉证并治》说："病痰饮者，当以温药和之。"方用苓桂术甘汤温化饮邪。方中取桂枝辛温宣导，温化饮邪；重用茯苓甘淡渗湿以利水饮；取白术祛湿且健脾阳；取甘草以和中益气。

（2）二陈汤证　症见头目眩晕，胸膈满闷，心悸，或兼见恶心等。

痰湿阻滞，清阳不升，浊阴上犯清窍，故见头目眩晕；痰饮内阻，气机不利，故见胸膈满闷；饮邪凌心；心神不宁，故见心悸；痰浊内停，胃失和降，故见恶心。此乃痰湿内阻所致。法当燥湿化痰，理气和中。治宜二陈汤加味：

茯苓 10 克　陈皮 10 克　法半夏 10 克　炒白术 10 克

炙甘草 8 克　生姜 10 克

上 6 味，以水适量煎药，汤成去渣取汁温服，日 2 次。若兼见虚烦不能眠，加竹茹 10 克、炒枳实 10 克。

方中取半夏化痰降逆；取茯苓、白术、甘草健脾祛湿；取陈皮理气和中；取生姜和胃止呕；若兼见虚烦不眠，为痰饮凌心，故加竹茹、枳实，以增强化痰之力。

（3）五苓散证　症见头目眩晕，欲倒仆地，呕吐涎沫，口渴，小便不利，脐下悸动等。

水饮内停，浊阴上扰清窍，故见头目眩晕，欲颠仆倒地；水饮上犯而溢于口，故见呕吐涎沫；水饮停蓄，气化受阻，津不化气，故见口渴，小便不利；饮邪动于下焦，故见脐下悸动。此乃水饮内停，气化不行所致。法当化气利水。治宜五苓散：

茯苓 10 克　猪苓 10 克　炒白术 10 克　桂枝 10 克　泽泻 10 克

上 5 味，以适量水煎药，汤成去渣取汁温服，日 2 次。

方中取桂枝辛温通阳化气；取茯苓、猪苓、泽泻淡渗利湿，导水下行；取白术健脾祛湿。

（4）真武汤证　症见头目眩晕，心悸，四肢不温，小便不利，脉沉或迟缓等。

水饮内停，浊邪上扰清窍，故见头目眩晕；水气凌心，故见心悸；水饮内停，阻遏阳气，温煦无力，故见四肢不温，脉沉或迟缓；阳气被阻，气化无力，故见小便不利。此乃阳气受阻，气化失职所致。法当温阳利水。治宜真武汤：

茯苓 12 克　白芍 10 克　炒白术 10 克　生姜 10 克　熟附片 10 克

上 5 味，以适量水煎药，汤成去渣取汁温服，日 2 次。

方中取茯苓、白术健脾祛湿；取附子温阳散寒；取白芍利小便而解附子之毒，使其毒由小便而去；取辛温之生姜以辛散水气。五味相协，合奏温阳利水之功。

（三十四）项强

项强，除落枕外，多为风湿为患。症见后项强硬不舒，头部左右转侧受限，遇湿或受凉后加重，恶风。

《灵枢·经脉》说："膀胱足太阳之脉……其直者，从巅入络脑，还出别下项。"《素问·至真要大论》说："诸痉项强，皆属于湿。"风湿侵袭太阳经脉，经气受阻，故见后项强硬不舒，头部转动受阻；遇湿受寒则阻滞加重，故病亦加重；病在太阳，属表，故见恶风。此乃风湿阻于太阳经脉所致；法当驱风除湿；治宜九味羌活汤：

羌活 10 克　防风 10 克　苍术 10 克　细辛 6 克　川芎 10 克　生地 10 克　黄芩 10 克　白芷 10 克　炙甘草 8 克

上 9 味，以适量水煎药，汤成去渣取汁温服，日 2 次。

方中取羌活、苍术苦温燥湿；以川芎、防风、白芷活血祛风；细辛通阳；生地、黄芩护阴；炙甘草益气调和诸药。

【案例】

患者某，男，27 岁，湖北中医学院学生，1973 年春某日就诊。发病 3 天，后项强急不舒，头项转动困难，不能后顾，遇风吹之则加甚，苔白，脉浮而濡。病为湿邪留滞颈项，太阳筋脉不利；治宜燥湿散邪；拟九味羌活汤治之：

羌活 10 克　苍术 10 克　防风 10 克　白芷 10 克　细辛

6克　川芎10克　生地10克　黄芩10克　炙甘草8克

上9味，以适量水煎药，汤成去渣取汁温服，日2次。

按：湿邪伤于颈项，则后项强急不灵。湿为阴邪，阻遏阳气，阳气失其所用，故遇风则项强加重。后项乃太阳经所过，而太阳又主一身之表，邪在太阳经脉，治宜温散，以九味羌活汤方，用羌活、苍术燥湿，防风、白芷、川芎祛风，细辛通阳，生地、黄芩护阴，炙甘草和中且调和诸药，共奏燥湿祛风、散邪而不伤阴之效。药服2剂而愈。

（三十五）肩臂痛

肩臂痛，古称“漏肩风”。以肩痛或臂痛，上肢活动受限为其主要临床特征，本病多见于50岁上下的中老年人，常缠绵难愈，影响工作和生活。

1. 痰浊阻滞

症见肩臂疼痛，上肢沉重而不能上举，或兼见手指麻木，舌苔白腻，脉弦等。

痰浊郁阻，经脉不通，不通则痛，故见肩臂疼痛，而不能上举；气血运行受阻，手指失养，故见麻木；痰浊内郁，故见舌苔白腻；弦脉主痰饮；此乃痰浊内阻所致。法当涤痰祛浊。治宜二陈汤加味：

制半夏10克　茯苓10克　陈皮10克　炙甘草8克　当归10克　川芎10克　白僵蚕10克

上7味，以适量水煎药，汤成去渣取汁温服，日2次。若兼见肿，去白僵蚕、当归、川芎，加制南星10克、炒枳实 10 克是为导痰汤。

方中以半夏、茯苓、陈皮、甘草二陈汤化痰燥湿；加白僵蚕、当归、川芎养血通经，祛风止痛。如兼见肿，表明痰浊阻滞较重，故去白僵蚕、当归、川芎，加南星、枳实以增强驱痰之力。

【案例】

患者某，女，43 岁，住湖北省江陵县农村，干部。1971 年 11 月某日就诊。发病已数月，左肩臂疼痛不能举，活动受阻，左手有麻木感，苔白腻，脉弦实。乃痰浊阻滞，经脉不通。治宜祛痰化浊，活血通经。拟方二陈汤加味：

法半夏 10 克　茯苓 10 克　陈皮 10 克　炙甘草 8 克　当归 10 克　川芎 10 克　片姜黄 10 克　僵蚕 10 克

上 8 味，以适量水煎药，汤成去渣取汁温服，日 2 次。

按：病由痰浊郁结所引起，故其舌苔白腻，脉象弦实。痰浊郁遏于左侧之肩臂部，其经脉阻滞，气血不得畅流，则其肩臂疼痛而活动不便。气血不能正常流行于手臂，则左手失其濡养，故感麻木。二陈汤化痰祛浊，加当归、川芎、片姜黄活血以通经脉，僵蚕祛风痰而活络，药服 6 剂而病愈。

2. 风湿壅滞

症见肩臂疼痛，上肢疼痛不能上举，以天气变化为甚，遇冷受湿加重，得温则疼痛减轻。

风湿壅滞，经络气血运行不通，不通则痛，故见肩臂疼痛，上肢疼痛不能上举；寒则血凝塞，暑则血淖泽，遇冷受湿，阻滞加重，故病亦加重；得温则阻滞减轻，故病亦减轻。此乃风湿阻滞所致。法当祛风燥湿。治宜通气防风汤加姜黄：

羌活 10 克　独活 10　藁本 10 克　防风 10 克　甘草 8

克　川芎 10 克　蔓荆子 10 克　桂枝 10 克　姜黄 10 克

上 9 味，以适量水煎药，汤成去渣取汁温服，日 2 次。

方中取羌活、独活、藁本苦温燥湿；取防风、蔓荆子祛风；取川芎、姜黄活血行瘀；取桂枝温经通阳；甘草调和诸药。

单方：

淫羊藿 50 克

上 1 味，以白酒密封浸泡，1 周后启封，每日睡前饮 1 小盅。

（三十六）胃痛

胃痛，又称胃脘痛，由于其疼痛的部位常在心口下，所以古人也有称其为“心下痛”的。胃痛是一种常见的临床病证，以上腹部疼痛为其主要临床特点。其疼痛的性质或为胀痛或为刺痛，或为隐隐而痛，或拘急疼痛；其痛或喜按，或拒按，或按之无益等。然总不外虚实两途。临床上依据其疼痛的性质及兼症不同，分别施治。

1. 气虚胃痛

（1）黄芪建中汤证　症见胃脘部疼痛，每逢饥饿或受凉后疼痛即发作，或者疼痛加重；进食或遇温暖后疼痛减轻，甚至疼痛消失；胃脘部喜温喜按，大便正常，脉虚弱等。

中气虚弱，肝木犯土，得食则土旺，饥饿则土弱，故每见饥饿则疼痛，进食则痛止；脾气虚弱，温煦无力，故受凉即痛，得温即止，胃脘部喜温；“按之不痛为虚，痛者为实”，脾气虚弱，故疼痛喜按；脉虚而弱，亦为气虚之征。此乃脾胃虚弱而然。法当甘温建中，柔肝止痛。治宜黄芪建中汤：

桂枝 10 克　白芍 20 克　炙甘草 8 克　生姜 10 克　饴糖 30 克　炙黄芪 10 克　大枣 3 枚（擘）

上 7 味，以适量水先煎 6 味，汤成去渣取汁，加饴糖搅令消溶温服，1 日 2 次。若兼见胃脘胀满不适，去大枣加茯苓 10 克、片姜黄 10 克、制香附 10 克；若胃脘部刺痛，大便色黑，加当归 10 克、生蒲黄 10 克、五灵脂 10 克；若兼见呕吐酸水，加吴茱萸 10 克、乌贼骨 10 克。

方中重用饴糖甘温补中；取炙黄芪、炙甘草、大枣益气建中；取白芍柔肝止痛且除血痹；取桂枝、生姜通阳和胃；若兼见胃脘部胀满不适，为虚中夹有气滞，故去大枣之壅，加茯苓、姜黄、香附以化气行气；若兼见胃脘部刺痛，大便色黑，为虚中夹有瘀血，故加当归、生蒲黄、五灵脂养血活血，祛瘀止痛；若兼见呕吐酸水，为肝木太过，故加吴茱萸、乌贼骨降逆制肝。

（2）六君子汤证　症见胃脘部隐隐而痛，饥饿时则痛，进食后则疼痛减轻，甚至消失，喜温喜按，腹胀，食欲不振，大便稀溏，倦怠乏力，甚至恶心欲吐，脉虚等。

脾胃虚弱，阳气失于温煦，故见胃脘部隐隐而痛；饥饿时则痛，得食则疼痛减轻或消失，喜温喜按；脾胃运化无力，故见食欲不振；水湿下趋肠道，故见大便稀溏；气机阻滞，故见腹胀；气虚不足以充养肢体，故见倦怠乏力；不足以充养其脉，则脉虚无力；胃失和降，故见恶心欲吐。此乃脾胃虚弱而使然。法当健脾和胃。治宜六君子汤：

党参 10 克　茯苓 10 克　炒白术 10 克　陈皮 10 克　生

姜3克　制半夏10克　炙甘草8克

上7味，以水适量煎药，汤成去渣取汁温服，日2次。

方中党参、白术、茯苓、甘草是谓四君子汤，以之健脾益气；取生姜、半夏和胃降逆；取陈皮和胃行气，以防补而致滞。

【案例】

患者某，男，51岁，住武汉市武昌区，某高等学校教工。1976年10月某日就诊。胃痛3年余，每于饥饿时则发生隐痛，即每天上午10时多，下午4时多和夜间发生胃痛，稍进饮食则痛已，大便常有不尽感，曾有一段时间为黑色便、小便黄，多说话则感累，易疲劳，苔薄白，脉虚。近2月来因讲课劳累而胃痛加剧，经某医院钡餐透视检查，诊断为“胃下垂”和“十二指肠球部溃疡”。乃中气衰弱，胃脉郁滞，发为“胃痛”，治宜益气补中，活血行痹，拟方五味异功散加味：

党参10克　茯苓10克　炒白术10克　陈皮10克　生姜3克　炙甘草10克　当归10克　白芍10克

上8味，以适量水煎药，汤成去渣取汁温服，日2次。每日以糯米煮稀饭吃。

按：《素问·灵兰秘典论》说：“脾胃者，仓廪之官，五味出焉。”《灵枢·胀论》说：“胃者，太仓也。”胃主受纳五谷，故曰“太仓”。仓廪是要盛谷的，仓廪空虚，非佳兆也，饥饿将随之矣。中焦不足，胃气衰少，求救于食，故每于饥饿时发生胃痛。稍进饮食则痛止。中气虚少，不胜劳作，故肢体易于疲劳；少气不足以送便，故大便常有不尽感；气虚无力以运行血液，血液瘀滞，故大便色黑。中气虚少，不足以供言语之用，久语则伤气，故多说话则感累。气不化则小便黄，气亏损则脉虚。此气虚夹瘀，以五味异功散加味，用党参、白术、茯苓、炙甘草为“四君子汤”益气补中，生姜和胃，当归、白芍活血行痹；陈皮行气，一以防补药之壅，一以助活血之用。糯米稀饭，甘温益气，功补脾胃。共奏益气活血之效。药服30剂，糯米稀饭连吃2月，后又断断续续吃数月，共吃糯米稀饭半年多，胃痛告愈，至今未复发。

2. 脾虚胃热胃痛

脾虚胃热，症见胃脘部疼痛，时发时止，呕哕不食，口渴等。

脾虚气滞，运化失常，故见胃脘部疼痛，时发时止；胃气上逆，受纳失常，故呕哕不食；胃热津液受伤，故见口渴。此乃脾气虚弱，胃热气逆所致；法当健脾益气。养阴和胃。治宜济生竹茹汤：

竹茹15克　党参10克　制半夏10克　陈皮10克　生姜10克　枇杷叶10克　茯苓10克　甘草8克　麦门冬15克　大枣3枚（擘）

上10味，以适量水煎药，汤成去渣取汁温服，日2次。

方中取党参、茯苓、大枣、甘草健脾益气，取竹茹、半夏、生姜、枇杷叶和胃降逆；取麦门冬滋液润燥而清胃热；取陈皮行气。

【案例】

患者某，女，42岁，住武汉市武昌区，工人。1977年4月某日就诊。胃痛10余年，时发时止。曾呕出黑色血1次。饮食稍有不慎及进食稍多或稍硬或不易消化之物则胃痛立即发作。每发则胃部绞急胀痛，气逆上冲而时发嗳气，其嗳气之声响而长，呕吐食物和黏涎，甚则呕吐青黄色苦汁，小便短少色黄，口干，苔薄，脉虚弱，吃药则痛止。今又胃痛复发，某医院钡餐透视检查，诊断为“胃下垂”和“浅表性胃炎”。乃胃虚气弱，逆而上冲，导致呕胆伤津。治宜补中益胃，降逆行气。拟方橘皮竹茹汤加减：

竹茹 15 克　陈皮 10 克　生姜 6 克　党参 10 克　炙甘草 10 克　白芍 10 克　茯苓 10 克　麦冬 10 克　当归 10 克　枇杷叶 10 克（去毛，炙）

上 10 味，以水适量煎药，汤成去渣取汁温服，日 2 次。

按:《灵枢·玉版》说:“谷之所注者，胃也。”《难经·三十五难》说:“胃者，水谷之府也。”胃主受纳和熟腐水谷，其气以下行为顺。胃气虚弱，经脉易伤，失其正常容纳和熟腐水谷之用，故饮食稍有不慎则胃伤而胃痛即发。胃气不降，逆于中则胃部胀痛，上逆则呕吐食物和黏涎，吐甚则夹胆气一并上逆而呕出胆汁。胃气逆而上冲则证见嗳气。胃脉损伤，血滞而瘀，故吐出物见乌黑色血。血为肝所藏，而肝脉为厥阴，夹胃而行;《素问·至真要大论》说:“厥阴之至为里急”，血气不和，经脉拘急，故其胃病之发则感绞急胀痛。吐伤津液，故上为口干而下为小便短小色黄。病乃胃虚气弱，故脉亦为之虚弱。橘皮竹茹汤方加减，用竹茹、枇杷叶、生姜降逆和胃；陈皮行气消胀；党参、茯苓、麦冬、炙甘草益气补中，养胃润干；当归、白芍调血和肝，以止胃之急痛，且炙甘草、白芍相合，为芍药甘草汤，善治筋脉拘挛也。嘱其切慎饮食调节，药服 2 剂而痛止，又续服 15 剂而停药，至今胃痛未复发。

3. 脾胃虚寒胃痛

中焦虚寒，症见胃脘部隐隐疼痛，其痛绵绵，每逢饥饿或受凉后即发作，或疼痛加重；胃脘部喜温喜按，泛吐清水，手足不温，大便稀溏，舌淡白，脉虚。

《素问·疟论》说："阳虚而阴盛。"《素问·阴阳应象大论》说："阴胜则寒。"脾胃虚寒，阳虚阴盛，故见胃脘部隐隐疼痛，其痛绵绵，遇饥或受凉即痛，或疼痛加重；《素问·举痛论》说："按之则热气至，热气至则痛止。"故见胃脘部喜温喜按；胃阳虚弱，津不化气，故见泛吐清水；脾主四肢，阳气不能达于四末，故见手足不温；脾虚转运失职，故见大便稀溏；脾胃阳虚，不能正常运血流行，故见舌质淡，脉虚。此乃脾胃虚寒而然。法当益气温中散寒。治宜理中汤：

党参 10 克　干姜 10 克　炙甘草 10 克　炒白术 10 克

上 4 味，以适量水煎药，汤成去渣取汁温服，日 2 次。若兼见腹胀、恶心等，加法半夏 10 克、陈皮 10 克、茯苓 10 克。

方中取党参、白术、炙甘草益气健脾；取干姜温中散寒。若兼见腹胀、恶心，为脾虚不运，气滞胃逆，故加半夏降逆，加陈皮行气和胃，加茯苓渗湿以助白术之健脾。

4. 脾胃虚热

中焦虚热，症见胃脘部烧灼样疼痛，饥饿则发作，口干而渴，小便黄，脉细数，舌红少苔或无苔等。

《灵枢·终始》说："阴虚而阳盛。"《素问·阴阳应象大论》说："阳胜则热。"虚热内扰，故见胃脘部烧灼样疼痛，小便黄，脉细数；胃阴不足，故每遇饥饿则发，舌红少苔或无苔；津液不足，不能上承于口，故见口干而渴。此乃胃阴亏虚，虚热内扰所致。法当甘淡养胃，拟方：

山药 15 克　芡实 10 克　苡仁米 10 克　生地 12 克　玉竹 10 克　生甘草 10 克　石斛 10 克　沙参 10 克　莲子米 10 克　麦门冬 10 克

上10味，以适量水煎药，汤成去渣取汁温服，日2服。若兼见倦怠、少气，或脉虚弱无力，加党参10克，炒白术10克。

方中所选诸药，其味皆甘，甘以补之。用山药、莲米、芡实、苡米健脾益气；用玉竹、石斛、麦冬、沙参、生地清热，养阴生津；用生甘草清热，调和诸药，且与玉竹相协补气而不伤阴；若兼见倦怠、少气，为气阴两虚，故加党参、白术以补气。

【案例】

患者某，男，36岁，住湖北省枣阳市农村，干部。1973年5月就诊。胃病已2年，每于饥饿时发生疼痛，且有灼热感，喜按，稍进饮食则缓解，大便干，小便黄，口咽干燥，苔薄黄，脉细数，病乃虚热胃痛，治宜甘淡养阴，拟方：

生地15克　山药10克　薏苡仁10克　石斛10克　沙参10克　麦门冬10克　玉竹10克　芡实10克　莲子肉10克　生甘草8克

上10味，以适量水煎药，汤成去渣取汁温服，日2次。

按：胃阴不足，阳失所和，则生虚热。虚热灼胃，饥则转甚，故胃饥饿则疼痛而感灼热，胃中无滞，故按之不痛。饮食有益于虚，故稍进饮食则疼痛即缓解。阴虚有热，则见大便干，小便黄，口咽干燥而舌苔薄黄，脉细数。方用生地、山药、石斛、玉竹、沙参、麦冬以养胃阴，芡实、薏苡仁补益脾胃；莲子肉、生甘草以清解脾胃虚热，共奏养阴清热之效。药服10多剂而病遂已。

5. 肝木乘脾胃痛

肝木克伐脾土，症见胃脘部拘急疼痛，脉弦等。

肝为厥阴，《素问·六元正纪大论》说：“厥阴所至为里急”，肝木横逆犯脾，故见胃脘部拘急疼痛，弦为肝脉。此乃肝木乘脾所致。法当平肝和脾。治宜芍药甘草汤：

白芍 12 克　炙甘草 12 克

上 2 味，以适量水煎药，汤成去渣取汁温服，日 2 服。

方中取白芍平肝制木，除血痹以止痛；《素问·藏气法时论篇》说“肝苦急，急食甘以缓之。”故取甘草之甘以缓肝之急迫，且以和中健脾而止肝木乘犯。二味相合，共奏平肝和脾之效。

6. 气滞胃痛

脾胃气滞，症见胃脘部胀痛，按之不舒，恶心，嗳气吞酸，食欲不振，大便稀薄，舌苔白腻等

《灵枢·邪气脏腑病形》说：“胃病者，腹䐜胀，胃脘当心而痛。”胃居中焦，气机阻滞，故见胃脘胀痛，按之不舒，嗳气吞酸；胃气不降而反上逆，故见恶心；胃不受纳，脾失运化，故见食欲不振；水湿内停，下趋肠道，故见大便稀薄，舌苔白腻。此乃脾胃气滞，水湿内停所致。法当健脾行气，和胃燥湿。治宜香砂平胃散加味：

苍术 10 克　厚朴 10 克　广木香 8 克　陈皮 10 克　炒枳实 10 克　砂仁 6 克　生姜 8 克　炙甘草 6 克

上 8 味，以适量水煎药，汤成去渣取汁温服，日 2 次。若兼见呕吐，加法半夏 10 克、茯苓 10 克；若舌苔见黄，加黄芩 10 克、栀子 10 克；若兼见嗳气有馊味，加神曲 10 克、炒山楂 10 克，大黄 10 克。

方中取苍术燥湿健脾；取厚朴、广木香、枳实宽中行气；取陈皮、砂仁行气和胃；取甘草培土且调和诸药；取生姜和胃降逆。若兼见呕吐，为痰湿阻滞，胃气上逆，故加半夏化痰降逆，加茯苓淡渗利湿；若兼见舌苔黄，为气滞化

热，故加黄芩、栀子苦寒泄热；若兼见嗳气有馊味，为间夹饮食积滞，故加神曲、山楂、大黄消积导滞。

《素问·平人气象论》说："人以水谷为本。"人在其整个生命活动过程中，都仰赖于人体对饮食水谷的摄纳，借以促进人体的新陈代谢，使人体不断地保持着"用其新，弃其陈，腠理遂通，精气日新"的状态。《灵枢·胀论》说："胃者，太倉也。"《难经·三十五难》说："胃者，水谷之府也。"《灵枢·五味》说："胃者，五脏六腑之海也，水谷皆入于胃，五脏六腑皆禀气于胃，五味各走其所喜。"人之胃府，主受纳饮食水谷和消化饮食水谷，在脾之消磨作用下，化生水谷精微，以营养人体脏腑经络、五官九窍和四肢百骸，保证人体各部组织的正常功能活动，维持人体健康，故《华氏中藏经》说："胃者，人之根本也。胃气壮，则五脏六腑皆壮"。由于胃主受纳水谷和消化水谷，故饮食不节、不洁或不时，皆可损伤胃气，也就是说饮食的过饥、过饱、过硬、过冷等和饮食不洁净以及饮食的不以时食等，皆可损伤胃气，导致胃病。然胃之为病，有寒有热，有虚有实，不可用一方而统治之，必须辨证施治。其属胃阳不足者，治当温补胃阳；属胃阴虚弱者，治当滋养胃阴；属热者，当清其热；属寒者，当散其寒；属血瘀者，当活血行瘀；属气滞者，当宽中利气；属食积者，当消积导滞；属痰饮者，当化痰逐饮；胆胃气逆者，则当和胃降逆；肝气犯胃者，则当扶土抑木等。然皆须根据具体病情，调其饮食以复胃气，不得专靠药物为治，当药、食并重为宜，则胃病自可治愈。

（三十七）腿痛

腿痛指下肢股部、胫部或足跗部疼痛，与气候变化无关，皮肤表面亦无明显改变。该病多因久坐、久立、久行，或大病失于调养而得。

1. 寒凝疼痛

下肢寒冷疼痛，痛彻骨髓，遇风寒加剧，得热则舒，皮肤关节无变化。

证因寒邪侵入，气血凝涩不通而疼痛。寒邪留于内，若遇风寒则寒邪得助而更甚，故疼痛加剧；遇热则寒邪暂伏，故疼痛缓解。邪气客居于经络，皮肤关节无损故无变化。治宜温经散寒止痛，用附子汤：

附子 10 克（炮） 茯苓 10 克 党参 10 克 白术 10 克（炒） 白芍 10 克

上 5 味，加水适量，煎汤，取汁，去渣，温服。日 1 剂。

方以附子温经壮阳，党参补益元气，茯苓、白术健脾化湿，芍药利小便，导附子之毒从下而泄。且白术、附子并用，助阳祛寒之功更为显著。全方适用于寒邪内侵，下肢冷痛之证。

2. 瘀血疼痛

单侧或双侧下肢疼痛，按之稍舒缓，有时兼有麻木，行动不便。

证因血气瘀滞，阻塞于下肢经络，气血流行不畅，不通则痛。按摩患处可使气血暂时流通，故按之则舒。气血不通，下肢不得营养，故有时麻木。行走时需血液渗灌，今血行不畅，故行走不便。治宜活血行气，祛瘀止痛，用桃红四物汤加减：

当归 15 克　川芎 10 克　赤芍 10 克　红花 10 克　桃仁 10 克（去皮尖，炒，打）　制乳香 10 克　制没药 10 克　制香附 10 克　川牛膝 10 克　炮山甲 10 克　桂枝 10 克

上 11 味，加水适量，煎汤，取汁，去渣，温服。日 1 剂。

方以当归、川芎、赤芍行血化瘀，红花、桃仁、穿山甲活络通经，乳香、没药祛陈瘀，止疼痛，桂枝入血分温经通阳，香附行气，以助诸药祛瘀。全方共奏活血通经，祛瘀止痛之效。

【案例】

患者某，男，42 岁，湖北枣阳市某城镇小学职工。1974 年 4 月某日就诊。发病半年多，久治未效。左足疼痛，艰于行走，每行 10 多步则左足胫跗部即疼痛难忍，必须蹲下以手捏揉片刻始缓解，起而行走 10 余步又如是，且其足常感麻木，脉迟而涩。乃瘀血阻滞，经络不通。治宜活血化瘀，疏通经络，拟桃红四物汤加减：

当归 15 克　川芎 10 克　赤芍 10 克　制乳香 10 克　制没药 10 克　桂枝 10 克　红花 10 克　桃仁 10 克（去皮尖，炒，打）　制香附 10 克　炮穿山甲 10 克

上 10 味，加水适量，煎汤，取汁，去渣，温服。日 1 剂，分 2 次。

药服 10 多剂，行走恢复正常，疼痛、麻木皆消失。

按：《素问 · 五脏生成》说：“足受血而能步。”又《素问 · 离合真邪论》说：“寒则血凝泣。”血中阳气不足，血气瘀滞，阻塞经络，血气流行不畅，故见稍事行走则胫跗部即

疼痛难忍。揉捏患部，则其血流稍畅，故又可起而行走，然瘀滞未除，稍行则又痛。血脉不能营养于足，故其常感麻木。病乃血瘀所致，故其脉见迟而涩之象。用桃红四物汤活血化瘀，加穿山甲通经活络，乳香、没药祛瘀止痛，桂枝入血分温经通阳，助血液流行，香附行血中之气，有助诸药之除瘀。药服10余剂，血得活，瘀得祛，气血流通，故疼痛、麻木皆消失，行走恢复正常。

（三十八）吐血

吐血与呕血性质同类，其血均源于胃而出于口，血色鲜红或紫黯，有时血中尚夹有食物残渣。胃腑本身的某些病变虽然可以出现吐血，然而，有时其他脏腑的某些病变，也可影响于胃，从而出现吐血。究其原因，不外虚实两个方面。

1. 热盛吐血

热邪过甚，症见吐血，血色鲜红，兼见心中懊侬烦乱，大便干燥，口渴欲饮，舌赤苔黄，脉数等。

《素问·离合真邪论》说：“寒则血凝泣，暑则气淖泽。”暑者热之气，文中之“气”乃血气之谓也。《灵枢·决气》说：“壅遏营气，令无所避，是谓脉。”心火亢盛，灼伤胃中络脉，火性炎上，迫血妄行，上溢于口，故见吐血，血色鲜红；心藏神，火邪内扰，心神失宁，故见心中懊侬烦乱；热伤津液，故见大便干燥；热邪结于内，津液不能上承于口，故见口渴欲饮；热邪上犯，故见舌赤苔黄；热盛于内，故脉见数。此乃心火亢盛而然。法当清心泻火。治宜泻心汤加味：

黄连10克　黄芩10克　生地黄10克　大黄10克　赤芍10克　鲜侧柏叶20克　童便1杯

上7味，以适量水先煎前6味，汤成去渣取汁，兑童便于药汁中，搅匀温服，日2次。

方中取黄连、黄芩苦寒泻心火；取生地、赤芍凉心血；

取侧柏叶清热以复秋金之令，除炎热而止血；取童便咸寒导热下行以止血；取大黄推陈出新，通便逐瘀，使邪热瘀血均从大便而去。

2. 中气虚寒吐血

（1）柏叶汤证　症见吐血，血色黯红，面色萎黄，腹部喜温喜按，四肢不温，口淡不渴，舌淡，苔白，脉缓。

中土虚弱，脾失统血之职，胃气上逆，故见吐血，血色黯红；阳气亏虚，失于温煦，故见腹部喜温喜按，四肢不温，口淡不渴；脾胃虚寒，气血匮乏，失于濡养，故见面色萎黄，舌淡；白为寒，有寒故苔白；脉缓亦乃寒之象。此乃中气虚寒，胃气上逆所致。法当温中补虚，和胃降逆。治宜柏叶汤：

侧柏叶10克　干姜炭10克　干艾叶10克　马通汁1盅

上4味，以适量水先煎前3味，汤成去渣取汁，兑马通汁于药汁中，搅匀温服，日2次。马通汁，今以童子小便代之。

方中取柏叶、艾叶敛肺理血，以调血气；取干姜炒炭，变辛为苦，以温寒止血；取童子小便咸寒止血。

（2）黄土汤证　症见吐血，血色紫黯，面色无华，肢体不温，大便稀溏，舌淡脉弱。

脾虚肾寒，肝木郁遏化生风燥，风燥之邪动血，则血液逆而上冲于口，故见吐血，血色紫黯；脾肾阳气不足，脾失健运，肾失温煦，故见肢体不温，大便稀溏，脉弱；气血受损，失于濡养，故见面色无华，舌淡。此乃脾肾虚寒所致；法当温补脾肾，养血止血。借用黄土汤：

生地 10 克　黄芩 10 克　制附片 10 克　甘草 8 克　炒白术 10 克　灶中黄土 20 克　阿胶 10 克（烊化）

上 7 味，以适量水先煎前 6 味，汤成去渣取汁，纳阿胶于药汁中烊化，搅匀温服，日 2 次。临床运用此方时，可以赤石脂易黄土；以黑姜炭易附子。

方中取黄土温燥入脾，收涩止血；取白术、甘草补中燥湿止血，以复健行之气；取阿胶、生地、黄芩滋肝血，清风燥而泄郁热；取附子暖肾水，荣肝木，温中土。合为温中暖肾，养血止血之剂。

3. 寒热错杂吐血

脾土虚弱，寒热错杂，症见吐血，食入即吐，吐出物气味酸臭，下利稀薄，口舌干燥等。

热郁中宫，胃气上逆，故见食入即吐，气味酸臭；热邪灼伤胃络，血溢于口，故见吐血；吐伤津液，津液不能上承于口，故见口舌干燥；脾气虚损，寒伤脾阳，运化无力，故见下利稀薄。此乃脾气不足，寒热错杂。法当温中清热，健脾益气。治宜干姜黄芩黄连人参汤：

党参 10 克　干姜 10 克　黄芩 10 克　黄连 10 克

上 4 味，以适量水煎药，汤成去渣取汁温服，日 2 次。

方中取黄芩、黄连苦寒清热降逆止血；取干姜温中散寒；配以党参健中益气，以复脾运。

【案例】

患者某，男，40岁，住湖北省枣阳市农村，农民。1955年4月某日就诊。呕吐10余日，吐出物有酸味，近3日来呕吐淡红色血水，口舌干燥，乃胃逆呕吐，血脉损伤，治宜和胃降逆，清热益气，佐以养血，借用干姜黄连黄芩人参汤，以生姜汁易干姜加味：

黄连9克　黄芩9克　生姜汁1杯　党参12克　当归12克

上5味，以适量水煎药，汤成去渣取汁温服，日2次。

按：《素问·至真要大论篇》说："诸呕吐酸，暴注下迫，皆属于热。"胃热气逆，则呕吐而有酸味；呕吐不已，胃中血脉损伤，致少量血液渗入胃液中，故近日吐出淡红色血水；津液因吐而受伤，则口舌干燥。干姜黄芩黄连人参汤方，去干姜之大温，易之以生姜汁和胃止吐，用黄连黄芩泄热、坚胃，党参益气、生津液，当归养血活血，以防血脉之渗漏。药服1剂而吐止。

吐血，以及其他出血症包括咳血、鼻衄、齿衄、下血、尿血、汗出、血淋、妇女崩漏以及肌肤出血，一般都是某种原因导致血不循经，由体内循窍而出于体外，治之则自当根据病情的寒热虚实而辨证施治，寒者热之，热者寒之，虚者补之，实者泻之，高者抑之，下者举之，活血行血，引血归经，则血自止。其因瘀血而导致血出者，必破血攻瘀以求止血则得矣，否则，血必不止。故治出血之证，一般不能用收敛固涩药以强行止血。强止其血，则已离经之血，既不能外出于体外，又不能返回于经络，必留于体内而为以后害，或变天疼痛，或再次出血，或变生痈疽。《素问·阴阳应象大论》说："阴在内，阳之守也；阳在外，阴之使也。"血为阴，气为阳，血气阴阳相互为用，血出多则气将为之脱，气将为之脱则失其外固其血之用，而血失去气之固护则亦出甚而不守矣。血生难而气易补，用大剂“独参汤”补气以固血，此所谓“血脱者固气”是也。如出血太甚，不立即止血而势有生命危险者，自当以止血为要务，可用葛可久之“甲字十灰散”先行止血，以血逢黑则止也。所止之血，必留为瘀，为免去后患，再用其“乙字花蕊石散”以化除瘀血。患者始而出血，继而化瘀，其血自当虚少而不足矣，于法则又当用葛可久之“丙字独参汤”以补血。然唐宗海谓，血既不循经，徒补血则血仍将外出而失去，此必当调和血脉以宁血，使血循经脉流行，再从事补血，而血始无外出之虑矣。

血证患者每天早起第一次尿，去头尾，用杯子接住中间尿，趁热喝下，确对自己有益无害。

（三十九）便血

血从后阴而出，或出于便前，或出于便后，或单纯下血，统称之为便血。《金匮要略》将其分为远血和近血两类。所谓远血，是指先便而后下血，即血在便后，大便色黑或紫暗，其血多来自小肠或胃；所谓近血，是指先下血而随之大便，即血在便前，血色多鲜红，其血多来自直肠肛门。来自肛门者多与痔疮、肛裂等病有关，临床时当细加辨察。

1. 湿热蕴结便血

湿热结于肠道，症见便血，血色鲜红，或先血后便，大便不畅，口苦咽干，舌苔黄腻，脉濡数。

湿热郁于肠道，损伤直肠络脉，故见便血，且先血后便，血色鲜红；湿热阻遏，气机不利，故见大便不畅；湿热上犯，故见口苦咽干，舌苔黄腻；脉濡数，亦为湿热之象。此乃肝脾湿热下陷，蕴伏直肠所致。法当清热祛湿，止血和营。治宜赤小豆当归散加味：

当归 10 克　槐花 10 克　赤小豆芽 15 克　地榆 10 克　白芍 10 克　炒枳壳 10 克　制刺猬皮 10 克

上 7 味，以适量水煎药，汤成去渣取汁温服，日 2 次。

方中取赤小豆芽清利湿热；取当归、白芍、枳壳养血活血，疏利气机；取槐花、地榆凉血止血；取刺猬皮止血化瘀。

单方：

蛇莓全草 1 把

上 1 味，以适量水煎药，汤成去渣取汁，内服外洗。

2. 脾胃虚寒便血

中焦虚寒，症见便后下血，血色紫黯，甚则黑色，腹痛隐隐，喜热饮，精神倦怠，大便稀薄，面色不华，舌质淡，脉细等。

中气虚弱，脾不统血，血溢于脉外而留于肠内，故见便后下血，血色紫黯，甚则乌黑；脾阳亏虚，温煦失职，故见腹痛隐隐，喜热饮；脾气不足，无以营养肢体，则肢体失其矫健之性，故见精神倦怠；脾失健运，水湿内留，故见大便稀薄；出血日久，阴血受损，失却濡养，故见面色不华，舌质淡，脉细。此乃脾胃虚寒而然；法当健脾温中；治宜黄土汤，改灶中黄土为赤石脂，改附子为干姜炭：

生地 10 克　黄芩 10 克　炒白术 10 克　炙甘草 10 克　干姜炭 10 克　赤石脂 10 克　阿胶 10 克（烊化）

上 7 味，以适量水先煎前 6 味，待水减半，去渣取汁，纳阿胶于药汁中烊化，搅令均匀温服，日 2 次。

方中取白术、甘草健脾益气；取干姜炭温中散寒止血；取生地、阿胶养血止血；取赤石脂入血分而止血；取黄芩苦寒坚阴。合奏温中健脾止血之效。

3. 气血两虚便血

气血不足，症见便后下血。血色紫黯，神疲懒言，少气不足以息，面色少华，心悸失眠，舌淡，脉细等。

气为血帅，气虚不能摄血而血溢于脉外，故见便血，血出于便后，故见血色黯红；气虚不能充养肢体，则肢体失其矫健之性，故见神疲懒言；气少不能相接续，故见少气不足以息；血主濡之，血虚失荣，故见面色少华，舌淡；心主血藏神，心血不足，心神失养，故心悸失眠；脉失充盈，故见脉细。此乃气血两虚而然。法当补益气血。借用胶艾汤加味：

生地 15 克　当归 10 克　炙甘草 8 克　白芍 10 克　川芎 10 克　炙黄芪 10 克　党参 10 克　艾叶 10 克　炒白术 10 克　阿胶 10 克（烊化）

上 10 味，以适量水先煎前 9 味，待水减半，去渣取汁，纳阿胶于药汁中烊化，搅令均匀温服，日 2 次。

方中生地、当归、川芎、白芍是谓四物汤，取四物汤加阿胶养血补血；取干艾叶止血；取党参、黄芪、白术、甘草补脾益气，以复其统血之职。

【案例】

患者某，女，33 岁，住湖北省江陵县农村，教师。1971 年 10 月某日就诊。发病半月，大便下血，血色鲜红，全身乏力，少气，口唇淡，面色㿠白，脉虚弱。乃络脉损伤，血出后阴。治宜养血行血止血，佐以益气。借用胶艾汤加味：

生地 18 克　当归 10 克　炙甘草 10 克　川芎 10 克　白芍 10 克　炒白术 10 克　党参 10 克　干艾叶 10 克　炙黄芪 10 克　阿胶 10 克（烊化）

上 10 味，以适量水先煎前 9 味，汤成去渣取汁，纳阿胶于药汁中烊化，搅匀温服，日 2 次。

按：《灵枢·百病始生》说："起居不节，用力过度，则络脉伤……阴络伤则血内溢，血内溢则后血。"阴络损伤，血溢络外，自后阴漏泄而出，是为大便下血。血虚少则无以华色，故口唇淡而面色皖白。血为气之府，有载气之用，血虚则气失其载，亦为之不足，故见少气而全身乏力。气血不足，则脉见虚弱。借用胶艾汤方滋阴补血，止血活络，导血复行于经络。《素问·生气通天论》说："阴者藏精而起亟也，阳者卫外而为固也。"加党参、黄芪、白术益气而固血，以血为阴而气为阳也。

4. 心脾两虚便血

心脾俱虚，症见便后下血，血色黯红，兼见心悸失眠，食少体倦，健忘，舌质淡，脉弱等。

《素问·痿论篇》说："心主身之血脉。"脾统血，心脾皆虚，失其主血统血之职，血溢于脉外，留于肠内，随大便而下，故见便血，血在便后，故见血色黯红；心血不足，血不养心，故见心悸失眠，健忘，舌质淡；脾气虚弱，失于运化，故见食少体倦，脉弱。此乃心脾两虚，法当健脾养心，益气补血，治宜归脾汤：

炙黄芪 10 克　炒白术 10 克　茯神 10 克　龙眼肉 10 克　炒枣仁 10 克　党参 10 克　广木香 6 克　炙甘草 10 克　当归 10 克　远志 8 克　大枣 2 枚（擘）　生姜 6 克

上 12 味，以水适量煎药，汤成去渣取汁温服，日 2 次。

方中取当归、龙眼肉补心养血；取枣仁、茯神、远志养心安神；取党参、黄芪、白术、甘草、生姜、大枣健脾益气和胃；取广木香理气醒脾，使补而不留滞。

5. 瘀血内阻便血

（1）自拟活血化瘀汤证　症见大便色黑而易解，腹痛，或见胸闷，舌质有青紫色瘀斑，脉涩等。

瘀血阻遏，血不循经，溢于脉外而留于肠内，故见大便色黑而易解；肺居胸中，主气，气为血帅，血为气府，血瘀则多致气滞，故见胸闷；瘀血内停，气机不通，不通则痛，故见腹痛；舌质瘀斑，脉涩，亦为瘀血之征。此乃瘀血阻遏肠道，气血运行受阻，致使新血不能循经而行所致。法当活血化瘀，治以自拟活血化瘀汤：

当归 10 克　川芎 10 克　制香附 10 克　赤芍 10 克　桃仁 10 克　制乳香 10 克　红花 10 克　青皮 10 克　炒枳壳 10 克　大黄 10 克　制没药 10 克

上 11 味，以适量水煎药，汤成去渣取汁温服，日 2 次。

方中取当归、赤芍、川芎养血活血；取桃仁、红花、乳香、没药活血祛瘀；取大黄通大便导瘀血下行；气行则血流，气滞则血瘀，故取香附、枳壳、青皮行气散瘀，以助活血之力。

（2）抵当汤证　症见大便色黑而易解，小腹硬满疼痛拒按，小便自利，喜忘，或妇女经行不利。

瘀血内结，新血不能循经而行，血溢脉外而留于肠内，故见大便色黑而易解；血蓄下焦，故见小腹硬满疼痛拒按；膀胱气化正常，故小便自利；心主血藏神，瘀血内留，心神失养，故见其喜忘；气为血帅，血为气府，因而血瘀气亦滞，故经行不利。此乃下焦蓄血而然，法当活血破瘀，治宜抵当汤：

炒水蛭 10 克　虻虫 10 克（去足翅，炒）　大黄 10 克（酒洗）　桃仁 10 克（去皮尖，炒，打）

上 4 味，以适量水煎药，汤成去渣取汁温服，日 2 次。

方中取水蛭、虻虫、桃仁峻逐瘀血；取大黄荡涤瘀浊，导之下行。

（四十）尿血

尿血是指小便中混有血液，或尿中夹有血块的一种病证。小便时多无疼痛之感；若尿血时，小便滴沥涩痛，多为血淋。尿血在临床上有虚实之分，应根据其临床特点细加辨认。

1. 肝肾阴虚

肝肾不足，症见尿血，血色淡红，小便时无疼痛之感，兼见腰膝酸软，目视昏糊，口舌干燥，脉细等。

肾与膀胱为表里，肾阴不足，虚火灼伤膀胱络脉，血溢脉外，随尿而下，故见尿血；然虚热不甚，故见血色淡红，尿时无疼痛之感；腰为肾府，肾主腰脚，其阴精不足，府失所养，故见腰膝酸软；肝为肾之子，今母病及子，目失濡养，故目视昏糊；肾足少阴脉上系舌本，肾阴虚弱，无以上濡，故见口干舌燥；脉细亦为阴虚之征。此乃肝肾阴虚；虚热灼伤络脉所致，法当滋补肝肾，治宜六味地黄汤方：

熟地 24 克　山药 12 克　山茱萸 12 克　泽泻 10 克　茯

苓 10 克　粉丹皮 10 克

上 6 味，以适量水煎药，汤成去渣取汁温服，日 2 次。

《素问·阴阳应象大论篇》说："精不足者补之以味。"故方中取味厚之熟地、山药、山茱萸补益肝肾之阴精；取茯苓、泽泻化气泄浊；取丹皮清泻肝经虚热。

2. 瘀血尿血

血瘀于下焦，症见尿血，小腹硬满，疼痛拒按，脉涩等。

死血瘀于膀胱，新血不能循经而流，溢于脉外，随尿而下，故见尿血；血瘀滞于下焦，故见小腹硬满，疼痛拒按；内有瘀血，血行不利，故见脉涩。此乃血蓄膀胱所致，法当攻逐瘀血，治宜抵当汤方：

炒水蛭 10 克　虻虫 10 克（炒，去翅足）　大黄 10 克（酒浸）　桃仁 10 克（去皮尖，炒，打）

上 4 味，共研粗末，以适量水煎药，汤成去渣取汁温服，日 2 次。

方中取水蛭、虻虫、桃仁峻逐膀胱蓄血；取大黄推陈出新，导瘀血从大便而出，于是瘀去而病解。

单方：

（1）胡麻 20 克

上 1 味，研为细末，以水适量渍 1 宿，第 2 天早上绞去渣，煮 2 次，顿服。

（2）龙骨适量

上 1 味，研为细末备用。每用时取药末 3 克，以温开水冲服，日服五六次。

按：出血是临床上极为常见的一类疾病，对于此类疾病的治疗，历代医家积累了丰富而又宝贵的经验。如明代医家葛可久，在其所著的《十药神书》中记述对此类疾病的治疗方法是：首用甲字十灰散以止血，再用乙字花蕊石散以化瘀，然后用丙字独参汤以补血。清代医家唐容川，在学习前人经验的基础上，结合自己的临床实践，在其所著的《血证论》一书中，提出止血、化瘀、宁血、补血四步。这些经验一直为历代医家所推崇，对出血证的治疗起到了较好的作用。

余在临床上对于吐血、衄血之证而属热邪所致者，每用《金匮要略》泻心汤，泄热止血而不留瘀，此则"毕两功于一役"也，如出血势急而属气虚不固者，急用独参汤以止血，此所谓"补气以摄血"也。如出血过甚，病势危急，非止血而有生命之忧者，本"急则治其标"的原则，急用止血重剂以止其血，血止后再据证以调治。

长期出血不止或大出血者，如身热，脉见洪大滑实，则病势为逆，难治。如无热而脉见虚弱细微，其病势为顺，疗效较好。

（四十一）紫斑

紫斑，是以皮肤上出现一些散在的、大小不等的青紫色斑块为其主要临床特点。病属血分，为血溢于脉外而停留于皮下所致。形成紫斑的原因比较多，临证时当根据其所伴随的症状辨证治疗。

1. 心脾两虚

劳损心脾，症见皮肤上散在出现一些青紫色斑块；或兼见心悸，健忘，失眠，体倦，食少等。

《灵枢·经脉》说：“手少阴气绝则脉不通，脉不通则血不流。”心主血，脾统血。心气虚，血失主持；脾气虚，血失统摄，于是血溢于脉外，停留于皮肤之间，故见皮肤上出现散在青紫色斑块；心血虚，心神失养，故见心悸，健忘，失眠；脾胃为后天之本，气血生化之源，脾气虚弱，无以充养形体，故体倦；脾不能为胃行其津液而胃气亦弱，故食少。此乃心脾两虚所致，法当补益心脾，治宜归脾汤方：

党参 10 克　黄芪 10 克　炒白术 10 克　当归 10 克　茯神 10 克　炙甘草 8 克　生姜 5 克　远志 10 克　炒酸枣仁 10 克　广木香 6 克　龙眼肉 10 克　大枣 2 枚（擘）

上 12 味，以适量水煎药，汤成去渣取汁温服，日 2 次。

方中取党参、黄芪、白术、大枣、甘草、生姜甘温益气，健脾和胃；取当归、茯神、远志、枣仁、龙眼肉养血、补心、安神；取广木香辛香理气，使补而不滞。

【案例】

患者某，男，6 岁，住武汉市，大桥局某干部之子。1992 年 6 月某日就诊。其父代诉：一直精神不好，食欲差，牙龈时常出血，身体常见有青紫色斑块，按之无疼痛感，面色萎黄。此乃脾脏虚弱，失于统血，而病“紫斑”，治之宜补脾培土，复其统血功用，借用归脾汤方：

炙黄芪 8 克　党参 8 克　茯神 8 克　炒白术 8 克　远志 6 克　当归 8 克　广木香 3 克　炙甘草 8 克　龙眼肉 8 克　酸枣仁 8 克（炒打）

上 10 味，以适量水煎药，汤成去渣取汁温服，日 2 次。

按：《素问·灵兰秘典论》说：“脾胃者，仓廪之官，五味出焉。”脾胃为人体后天之本，气血生化之源。脾脏虚弱，不能运化水谷，则食欲差，因而气血不足，无以充养形神，故精神不好而面色萎黄。脾主统血，脾虚失其统血之用，血遂妄行，出于齿龈和皮下，形成齿衄和紫斑之证。方用黄芪、党参、白术、甘草培土补脾，当归、龙眼肉养血活血，远志、酸枣仁、茯神补心宁神，法“虚则补其母”也。少用木香行气，以防诸补药之壅。诸药合用，以归其脾脏之所固有，而复其统血之权。药服6剂病愈。

2. 冲任不固

冲任失固，症见周身皮肤散在出现青紫色斑块，月经量多，或淋沥不尽，肢体不温等。

《灵枢·五音五味》说：“冲脉、任脉皆起于胞中，上行背里，为经络之海。”冲为血海，有蓄溢、固摄血液的作用，其功能失调，常表现为血液方面的病变，冲寒宫冷，固摄无力，血不循经，溢于脉外，留于肌腠，故见皮肤紫斑；气虚下陷，血溢前阴，故见月经过多，或淋沥不尽；气血不足，失于温养，故见肢体不温，此乃冲任不固，气虚下陷使然。法当养血暖胞，益气举陷。治宜胶艾汤加味：

生地18克　当归10克　炒白术10克　白芍10克　川芎10克　炙甘草8克　党参10克　黄芪10克　干艾叶10克　阿胶10克（烊化）

上10味，以适量水先煎前9味，待水减半，去渣取汁，纳阿胶于药汁中烊化，温服，日2次。

方中取生地、当归、白芍、川芎、阿胶甘温养血，活血、止血；取党参、黄芪、白术、甘草甘温益气举陷；取艾叶温暖胞宫。

【案例】

患者某，女，45岁，住湖北省神农架林区，家庭妇女。

1990年8月4日就诊。近半年多来，身体上下肌肤常出现一些散在性不规则的铜钱大紫色斑块，按之不褪，无痛感，月经每次来潮则量多如涌，经血红，某医院为其2次刮宫治疗而未能奏效，心慌，少气，口干，脉细数。乃血脉损伤，血瘀皮下，是为“紫斑”，治宜养血，活血，止血，兼以益气，借用胶艾汤加味：

生地15克　当归10克　干艾叶10克　川芎10克　白芍10克　炙甘草10克　党参10克　炙黄芪10克　炒白术10克　阿胶10克（烊化）

上10味，以适量水先煎前9味，待水减半，去渣取汁，纳阿胶于药汁中烊化，温服，日2次。

按：《灵枢·脉度》说：“经脉为里，支而横者为络，络之别者为孙。”络脉布于人身内外上下，血气衰少，无以充养络脉，络脉损伤，则血溢出络外，瘀积皮下，结为紫斑而按之不退。《金匮要略·腹满寒疝宿食病脉证治》说：“按之不痛为虚，痛者为实。”彼虽为腹满一证而设，然其作为诊察疾病虚实原则，亦适用于各种病证，此例乃因血气衰少所致，故按之无痛感。胞中络脉损伤，血溢络外，每随月经来潮而下出前阴，则证见月经过多。病不因胞宫血实积滞，故刮宫无益也。阴血衰少，则阴血不足而阳气亦虚弱，故口干、脉细数而又心慌、少气。借用胶艾汤补血养络、止血活血，加党参、黄芪、白术益气生津。药服1剂而血止，6剂而病愈。

3. 肺虚气燥

邪热迫肺，肺经燥热，症见周身皮肤经常出现青紫色斑块，时多时少，按之不痛，闭经，稍受热即流鼻血，口干，背部时常发胀等。

肺主气而外合皮毛，气为血之帅，肺气虚弱，失其治节之令，不能帅血正常运行，故血出皮下而为“紫斑”；按之不痛为虚，此为肺气虚，故紫斑按之不痛；《素问·评热病论》说：“月事不来者，胞脉闭也。胞脉者属于心而络于胞中，今气上迫肺，心气不得下通，故月事不来也。”虽彼属风水，此为肺燥，二者有异，然皆为邪气迫肺，肺失和降，致心气不得下通，而月事不来；肺燥液少无以濡润口舌，故口中干燥；《素问·脉要精微论》说“背者胸中之府”，肺居胸中，肺虚气燥，气机不利，故背部时常发胀。此乃燥热迫肺，肃降失职，法当润燥益肺，治宜麦门冬汤加味：

党参 10 克　麦门冬 20 克　法半夏 10 克　生地 10 克　炒粳米 10 克　炙甘草 10 克　当归 10 克　大枣 3 枚（擘）白芍药 10 克

上 9 味，以适量水煎药，煮米熟汤成去渣取汁温服，日 2 服。

方中取麦门冬、党参、炙甘草养阴益气，滋液润燥，以复肺之和降；取半夏降逆，以助麦门冬恢复肺之和降作用；取粳米、大枣补中焦之汁以养肺，此所谓“虚则补其母”也；取生地、当归补血养心，且当归同白芍活血除血痹，以行血液之郁滞，三者补血行滞，以助麦门冬之止逆下气，而导心气之下通。

【案例】

患者某，女，19 岁，住湖北省洪湖市农村，农民。1991 年 10 月 14 日就诊。月经数月一潮，每潮则经血淋漓不断 10 多天甚至 1 月始净，今又 3 月未潮，肌肤常出紫斑而按之无痛感，天稍热则鼻孔出血，面色黯黄，唇口周围色青，肢体乏力，口干，心烦，睡眠多梦，苔薄白，脉细弱。乃气虚肺燥，血不循经。治宜益气滋燥，佐以养血活血。拟借用《金匮要略》麦门冬汤加味：

党参 10 克　麦门冬 20 克　制半夏 10 克　生地 10 克　炒粳米 15 克　炙甘草 10 克　当归 10 克　大枣 4 枚（擘）　白芍 10 克

上 9 味，以适量水煎药，米熟汤成去渣取汁温服，日 2 次。

按：肺主气而合皮毛，气为血之帅，肺气虚弱，失其治节之令，不能帅血正常运行，故血出皮下而为紫斑。肺开窍于鼻，阴液不足，天热则燥甚，燥热伤络，并迫血妄行，出于肺窍之鼻孔而为鼻衄。气虚则失其矫健之性而肢体乏力，液少则无以濡润口舌而口中干燥。气、液两虚，血行郁滞，不华于色，则面色黯黄而唇周色青。心主血藏神，血液逆而外失，不能养心，心神不宁，故心烦而睡眠多梦。血气衰少，故脉见细弱。麦门冬汤方加味，用麦门冬、党参益气养阴，滋液润燥，以复肺之和降；半夏降逆，以增强麦门冬恢复肺之和降作用；甘草、粳米、红枣补中焦之汁以养肺；加生地、当归补血养心，当归同白芍活血除血痹，以行血液之郁滞，三者补血行滞，助麦门冬之止逆下气，导心气之下通。药服 7 剂而月经来潮，经色经量均正常，6 天经血干净，紫癜等症亦消失。遂于原方中加丹参 10 克以巩固疗效，防其复发。

4. 阴虚血少

阴血亏虚，症见皮肤上出现散在青紫色斑块，按之不痛，五心烦热，口渴，尿黄，或面色少华等。

阴虚者阳必凑之，阴虚有热，灼伤络脉，血溢脉外，留于肌肤之内，故见皮肤出现青紫色斑块，由于为血虚所致，故斑块按之不痛；五心属阴，虚热内扰，心神不宁，故见五心烦热；热伤津液，津液不能上承于口，故见口渴；热邪煎熬津液，故见尿黄；阴血不足，不能上荣于面，故见面色少华。此乃阴血亏虚，虚热内扰所致。法当养血清热，治宜地骨皮饮：

当归 10 克　生地 10 克　地骨皮 10 克　川芎 8 克　白芍 10 克　牡丹皮 10 克

上 6 味，以适量水煎药，汤成去渣取汁温服，日 2 次。

本书即四物汤加味而成，方取四物汤养血凉血；取丹皮、地骨皮清虚热而和阴血。

【案例】

患者某，男，4 岁。现住武汉市武昌区某大学宿舍。1978 年 7 月 17 日就诊。经常肌肤出现紫癜，按之无压痛，鼻孔、齿龈均易出血，口干，手足心发热，小便色黄，腹软，食欲差。乃血虚津少，虚热迫血妄行于脉外，发为"紫斑"。治宜养血清热，佐以生津。拟地骨皮饮加味：

地骨皮 9 克　丹皮 9 克　熟地 9 克　麦门冬 9 克　当归 9 克　川芎 3 克　党参 6 克　白芍 9 克　阿胶 9 克（烊化）

上 9 味，以适量水先煎 8 味，去渣取汁，纳阿胶于药汁中烊化，温服，日 2 次。

按：阴虚血少，不能相配于阳，则阳偏盛而为虚热，虚热伤络，迫血妄行，其出于肌肤则为紫斑，出于鼻孔则为鼻衄，出于齿龈，则为齿衄。血出久则津液少，津液少则胃纳呆，故见口干而食欲差。《素问·调经论》说："阴虚则内热。"阴虚血少，内热便生，故其手足心发热，小便色黄。地骨皮饮方加味，用四物汤、阿胶滋养阴血，活血止血；党参、麦门冬生津液、和脾胃，以启气血生化之源；地骨皮、丹皮清虚热而和阴血。药服5剂而病愈，至今未复发。

5. 瘀血阻滞

络脉伤损，瘀血内阻，症见肢体皮肤稍经触击即出现青紫色斑块，历经数日难以消退，按压斑块时则有疼痛感觉，舌质紫黯，脉涩等。

按之不痛为虚，痛则为实。此皮肤紫斑按压有疼痛感，为络脉受伤，血溢脉外，瘀于皮下，故见肢体皮肤经常出现青紫色斑块，历经数日不消；血瘀则气滞，气为血帅，气滞则血不流，故见脉涩；舌质紫暗亦为瘀血之征。此为络脉损伤，血气凝滞而然。法当活血化瘀，治宜桃红四物汤加味：

生地10克　当归10克　制乳香10克　赤芍10克　川芎10克　制没药10克　桃仁10克　红花10克　制香附10克

上9味，以适量水煎药，汤成去渣取汁温服，日2次。

方中生地、赤芍、当归、川芎是谓四物汤，以之凉血活血；取桃仁、红花、乳香、没药活血祛瘀；取香附行气导滞，以助活血之力。九味相协，使活血而不伤正，补血而不致滞。

【案例】

患者某，女，38岁，住湖北省嘉鱼县某集镇，市民。1978年3月就诊。发病1年多，背、腹及四肢肌肤常见不规则约蚕豆大青紫色斑块，按之有压痛感，此起彼伏，常年不断。口干，牙龈易出血，月经色红，每月潮前小腹痛，手心热，脉涩。病乃络脉损伤，血气凝滞而为紫斑；治宜活血化瘀，拟桃红四物汤加味：

当归12克　川芎10克　制乳香10克　赤芍10克　红花10克　制没药10克　丹皮10克　生地10克　制香附

10克　桃仁10克（去皮尖，炒，打）

上10味，以适量水煎药，汤成去渣取汁温服，日2次。

按：络脉损伤，血溢络外，瘀滞不行，致皮下常见青紫色斑块，且牙龈出血，血瘀则气滞，故月经潮前小腹痛；血瘀气滞，郁而生热，则口干，手心热。其脉涩者，为血气郁滞使然。方用当归、川芎、红花、桃仁、乳香、没药通络行瘀，生地、丹皮、赤芍以清血分之热；气为血之帅，气行则血行，用香附行血中之气，以促瘀血之速除。药服14剂而病愈。

6. 风寒袭表

风寒袭肌腠，症见周身皮肤经常出现青紫色斑块，皮肤瘙痒；或兼见恶寒发热，脉浮等。

《素问·调经论》说："血气者，喜温而恶寒，寒则泣不能流，温则消而去之。"今风寒外袭，血脉凝滞，则周身皮肤常出现青紫色斑块；"痒为泄风"，风邪游移于肌肤，故见皮肤瘙痒；《灵枢·终始》说："痒者，阳也。"《灵枢·寿夭刚柔》说："在外者，筋骨为阴，皮肤为阳。"可见本病病位是在皮肤，故或见恶寒发热，脉浮。此乃风寒袭表而然，法当辛温发散，治宜荆防败毒散：

荆芥10克　防风10克　炒枳壳10克　茯苓10克　川芎8克　炙甘草10克　羌活10克　独活10克　柴胡10克　前胡10克　桔梗10克　生姜8克

上12味，以适量水煎药，汤成去渣取汁温服，日2次。

方中取防风、生姜、羌活、独活辛温散风祛寒；取川芎、荆芥活血，祛血分之风；取柴胡、前胡一升一降，以搜周身上下之邪；取桔梗、枳壳疏利气机，有助于邪气之外散；取茯苓、甘草健脾和中，且甘草调和诸药。合奏散邪行滞之效。

【案例】

患者某，男，30 岁，住湖北省神农架林区某镇，干部。1990 年 10 月 3 日就诊。发病 1 年余，夏季轻，冬季重。每遇冷风或冷水，则全身肌肤发生乌红色不规则酒杯口大块状紫斑，瘙痒，天暖则好转，舌苔白，脉浮弦而紧。某医院诊断为“过敏性紫斑”。乃风寒外袭，血气凝郁。治宜表散风寒，活血解凝。拟荆防败毒散：

防风 12 克　荆芥 10 克　炒枳壳 10 克　茯苓 10 克　川芎 10 克　炙甘草 10 克　羌活 10 克　独活 10 克　柴胡 10 克　前胡 10 克　桔梗 10 克　生姜 8 克

上 12 味，以适量水煎药，汤成去渣取汁温服，日 2 次。

按：风寒外袭，血脉凝滞，则皮肤见乌红色块状紫斑，天暖好转。风寒侵袭于肌肤，故舌苔白，脉浮而弦紧。风性善动，故紫斑皮肤瘙痒。《释名·释疾病》说：“痒，扬也，其气在皮中欲得发扬，使人搔之而扬出也。”紫斑瘙痒，是其风寒之邪在皮肤，且有外出发扬之机，治之宜因势利导而以辛温之剂发散之。荆防败毒散方，用羌活、独活、防风、生姜温散风寒，以荆芥、川芎祛血分之风而活血，柴胡、前胡一升一降搜全身上下之邪，桔梗、枳壳疏利气机，以助邪之外散，茯苓、甘草健脾和中，且甘草调和诸药。药服 3 剂而病减，嘱其续服，惜余离开神农架林区而未能见到其最后效果。

（四十二）肺痈

肺痈是一种临床常见的肺部疾患，由风热之邪伤肺，腐败气血，蓄结痈脓所致。临床表现以咳嗽，咳引胸痛，唾浓痰或脓血，味腥臭，口中干燥，脉象数实为主要特征。

该病在中医学文献中早有明确的论述，《金匮要略·肺痿肺痈咳嗽上气病脉证治》说："若口中辟辟燥，咳即胸中隐隐痛，脉反滑数，此为肺痈。咳唾脓血，脉数虚者为肺痿，数实者为肺痈。"故此，剧烈咳嗽，咳即胸痛，吐脓血腥臭，口燥咽干，脉滑数为本病主症。

肺痈的形成，乃因感受风热邪气，蓄结不解而得。风伤皮毛，内舍于肺，肺气逆而壅塞，故其人咳嗽，胸满。热伤血脉，血行不畅而为之凝滞，气血不通而痛，故咳引胸痛。邪热郁蒸，腐败气血，则成痈脓，故咳唾脓血腥臭。因热在血中，血液从热化，故口燥咽干但不欲饮水。肺痈属实热之证，故脉象滑数。

治疗以清热解毒，活血排脓为原则。

1.《千金》苇茎汤证

咳嗽，咳引胸痛，烦满，微热，口干，唾脓血腥臭。

风热蓄结于肺，损伤血脉，气血郁蒸，故咳有微热，烦满，口干。气血腐败成脓，故咳引胸痛，唾脓血腥臭。治宜清热解毒，活血排脓，用《千金》苇茎汤加味：

苇茎 30 克　薏苡仁 10 克　桃仁 10 克　冬瓜仁 10 克　桔梗 10 克　贝母 10 克　鱼腥草 15 克　生甘草 10 克

上 8 味，加水适量，煎汤，取汁，去渣，日 1 剂，分 2

次温服。

方中用苇茎、甘草、鱼腥草清热解毒；桃仁、桔梗、冬瓜仁、薏苡仁活血排脓；贝母开结化痰。合而共奏清热解毒，化痰排脓之效。

【案例】

患者某，女，54 岁，家庭妇女，1966 年 5 月就诊。

患肺痈多年，前不久因母子不和，而服敌敌畏欲自尽，被邻人发现送某医院洗胃抢救。脱离危险后，腹部胀大如鼓，遂来就诊。诊时见咳嗽，微引胸中疼痛，唾脓液痰，气味腥臭，口中干燥，小便黄，脉微数。病乃肺部痈脓，失于主气，治宜清肺解毒，排泻痈脓，拟苇茎汤合桔梗汤加味：

苇茎 30 克　薏苡仁 10 克　冬瓜仁 15 克　桔梗 10 克　甘草 10 克　鱼腥草 15 克　大贝母 10 克　桃仁 10 克（去皮尖，炒，打）

上 8 味，加水适量，煎汤，取汁，去渣，日 1 剂，分 2 次温服。

药服 3 剂后，腹胀消失，咳嗽减轻。

继服 6 剂而病愈。

按：风热邪毒伤肺，血脉瘀滞，蓄结痈脓，则咳引胸中痛而唾腥臭脓液痰，且脉微数。邪毒伤于血脉，不在气分，故口中干燥而不饮水。肺为水之上源，水源不清，则小便为之变黄。肺主一身之气，蓄结痈脓，则失其主气之用，其所服之敌敌畏虽洗除，然被药毒所伤之气机难复，气机壅塞，故腹部胀大如鼓。此时如宽中利气消腹胀，其药温燥之性必有害于蓄结痈脓之肺脏，遂本《素问·至真要大论》“诸气膹郁，皆属于肺”之旨，乃拟苇茎汤合桔梗汤加味以治肺痈且消腹胀。方以苇茎为君，佐以鱼腥草、甘草清热解毒；薏苡仁、冬瓜仁、桃仁、桔梗活瘀排脓；大贝母化痰开郁结。共奏清热解毒、排脓开结之效。

2. 桔梗汤证

病久势缓，咳嗽，胸满，振寒，咽干不渴，时出浊唾腥臭，久久吐脓如米粥，脉数。

风热壅肺故咳嗽、胸满。热甚于内，卫气失于温煦，故振寒。热在血分，故咽干但不欲饮水。邪热郁遏于内，熏蒸痰涎，故时出浊唾腥臭。邪热郁蒸，灼伤肺络，浊瘀腐败，化而为脓，故其病久久吐脓如米粥。热甚于内，故脉数。治宜解毒排脓，用桔梗汤：

桔梗 15 克　生甘草 30 克

上 2 味，加水适量，煎汤，去渣，温服。或用开水浸汁，作茶饮，可长期服用。

方以桔梗宣肺，祛痰，利咽，排脓；生甘草清热解毒，用于解肺毒而排痈脓。

3. 桔梗白散证

咳嗽，胸满，振寒，咽干不渴，时出浊唾腥臭，久久吐脓如米粥，脉实有力。

本方证与桔梗汤完全相同，惟身体较壮实，故可加大解毒排脓之力。

桔梗 10 克　贝母 10 克　巴豆 3 克（去皮，熬，研如脂）

上 3 味，共捣，研为细末，强壮人每服半钱匕。

方中贝母开结化痰；桔梗宣肺利咽，祛痰排脓；巴豆峻下，祛膈下之痈脓。本方猛峻，只用于患肺痈而体质壮实者。

4. 民间蟾蜍方

活蟾蜍 1 只

从腹部剖开，除去肠杂不用，将蟾蜍切成条状小块，用白糖拌食。

本方功能以毒攻毒，主治肺痈咳吐脓血者。《神农本草经》《千金翼方》蟾蜍均作“虾蟆”，《神农本草经》曰：“虾蟆味辛寒，主邪气，破癥坚血，痈肿阴创，服之不患热病。”《千金翼方》谓：“虾蟆味辛寒有毒……疗阴蚀，疽疠恶疮，猘犬疮伤，能合玉石。”后人取其眉间浆液，以米粉和合，干燥后专用以治疗各种疮痈。蟾蜍性寒有毒，治疗肺痈是以寒清热，以毒攻毒。方中加白糖者，则一以调其味，一以其味甘而益土生金也。

【案例】

患者某，男，35 岁，住湖北省枣阳市某集镇，市民。1956 年 5 月就诊。发病 2 月余，咳嗽，引胸中隐隐疼痛，频频唾出脓痰腥臭，甚则呕吐脓痰，口干不欲饮水，面目微肿，不能平卧，坐床头倚物布息，脉数。病乃肺部蓄结痈脓，治宜清肺解毒，化瘀排脓，拟苇茎汤合桔梗汤加味：

苇茎 30 克　冬瓜仁 10 克　薏苡仁 10 克　鱼腥草 30 克　桔梗 10 克　甘草 10 克　川贝母 6 克　桃仁 10 克（去皮尖，炒，打）

以水煎服，日 2 次。

第 3 天复诊，服药 2 剂，病稍减，改拟以毒攻毒法，方用：

大蟾蜍 1 只，剖腹去内脏及头部，切成小条状，以白糖搅拌，随意食之。

初食蟾蜍 3 只，未感觉其腥味，然食至第四五只时，觉腥臭之甚难以下咽，旋即停用，咳唾脓血等症消失而病愈。

按：风热邪毒伤肺，肺中血脉蓄结痈脓而发为肺痈，咳唾脓血腥臭，且引胸中痛。邪毒壅肺，肺失和降及主气之用，气机逆乱，故面目微肿，不得平卧而依物布息。脉数而口干不欲饮水者，乃热毒在血脉使然。治用苇茎汤合桔梗汤加味以清肺解毒、化瘀排脓。服药后本已奏效，无奈患者艰于服药，故改用民间验方：白糖拌蟾蜍食之，以毒攻毒。《神农本草经》卷三说："虾蟆，味辛寒，主邪气，破癥坚血，痈肿阴创，服之不患热病。"《千金翼方·本草下·虫鱼部》说："虾蟆，味辛寒有毒……疗阴蚀，疽疠恶疮，猘犬疮伤，能合玉石，一名蟾蜍。"是蟾蜍亦名虾蟆，可治疮痈。《灵枢·本神》说："肺藏气，气舍魄。"肺中蓄结痈脓，肺魄失灵，故初食蟾蜍3只，未觉其腥，然食之已收效，故待食第四五只时则觉其腥臭而难以下咽，其病亦愈。

5. 薏苡附子败酱散证

肺部痈脓久久不愈，咳嗽吐脓微有腥臭，少气乏力，两手不温，脉虚而缓。

肺痈长期不愈，气血腐败化为脓血而吐出为多，血气损伤，正阳亏虚，故少气乏力，两手不温而脉亦见虚缓。治宜排脓解毒，温阳扶正，借用薏苡附子败酱散加味：

薏苡仁10克　败酱草10克　熟附片8克　桂枝8克　黄芪15克　党参10克　麦冬10克　桔梗10克　甘草10克

上9味，以水适量煎药，汤成去渣，取汁温服，日2次。

方中用薏苡仁、败酱草、桔梗、甘草排脓解毒，黄芪、党参、麦冬益肺气、补肺虚、生肺津、固肺阴以托脓外出，附片、桂枝则温阳通经以活血。

肺痈，乃肺热壅遏，郁蒸气血，蓄结痈脓也。证见咳引胸痛，唾脓痰腥臭或脓血腥臭，口燥不欲饮，脉象数实，甚则胸部甲错。余曾用“千金苇茎汤”加“贝母”、“桔梗”、“生甘草”、“蕺菜”及“鱼腥草”等治愈多例，至今尚未见有一失败者。民间有用“新鲜鱼腥草”一味单方以治肺痈病。

黄豆，有解毒作用，磨浆煮熟，为肺痈患者之最好饮料，如能坚持长期服用，每早喝一碗新鲜黄豆浆，则对患者大有裨益，既有治疗其病的作用，又可巩固疗效，防止复发，并增强体质。

肺痈、肺痿，皆有“咳唾脓血”，皆见“口干”“脉数”，当于相同之处区别之，《脉经》卷八第十五说：“咳唾脓血：脉数虚者为肺痿，脉数实者为肺痈。”肺痈为实热，咳唾脓血腥臭，脉数实，咳则引胸痛；肺痿为虚热，咳唾脓血不腥臭，脉数虚，无胸痛。尚可令患者嚼生黄豆以验之，嚼之不感有豆腥气者，即为肺痈病。亦可嚼新鲜鱼腥草以验之。

《素问·大奇论》说：“肺之雍，喘而两胠满。”《难经·五十六难》说：“肺之积，名曰息贲，在右胁下，覆大如杯，久不已，令人洒淅恶寒，喘咳发肺壅。”《金匮要略·肺痿肺痈咳嗽上气病篇》说：“若口中辟辟燥，咳即胸中隐隐痛，脉反滑数，此为肺痈。”又说：“肺痈，喘不得卧，葶苈大枣泻肺汤主之。”考：雍，壅，癰，三者在古代，字本可通，字形虽异而字义则同，皆训为“壅塞”也。然其在不同之处而为病则不相同，甚至在《金匮要略》同一篇中之同一字形，在不同条文中含义也有异。《素问》之“雍”，为“肺气壅塞”，证见“喘而两胠满”；《难经》之“壅”，为“肺血气壅塞”，证见“肺积息贲，在右胁下，覆大如杯”；《金匮要略》之“痈”，前者为“肺血气壅塞，蓄结痈脓”，证见“肺痈咳引胸痛，唾脓血腥臭，口燥，脉数实”，后者为“饮邪壅闭于肺”，证见“咳嗽上气，喘鸣起塞，咽喉不利，但坐倚物布息而不得平卧”。故读书要认真研究，不得望文生训也。

（四十三）肠痈

肠痈即肠部发生痈肿。其病初起恶寒发热，旋即觉右少腹近腹股沟处疼痛，按之则疼痛加剧，且右腿不能伸直。《金匮要略·疮痈肠痈浸淫疮病脉证治》所谓：“肠痈者，少腹肿痞，按之即痛如淋。”

本病的形成，由邪热壅滞，营卫不利所致。《灵枢·痈疽》说：“寒邪客于经络之中则血泣，血泣则不通，不通则卫气归之，不得复反，故痈肿。寒气化为热，热盛则肉腐，肉腐则为脓。”因此，营血凝泣，瘀积不行，造成血脉不通，使卫气郁而化热，腐败气血，化为痈脓是其主要病理过程。治疗以活血化瘀、清热排脓为大法。

1. 大黄牡丹皮汤

本方有泻热破瘀、散结消肿之功，主治肠痈初起，未化脓或正化脓时，症见寒热，恶心，呕吐，右少腹痛拒按，食欲减退，大便干燥等。

大黄 10 克　牡丹皮 10 克　冬瓜仁 15 克　桃仁 10 克（去皮尖，炒，打）芒硝 10 克（后下，烊化）

前 4 味，加水适量，煎汤，取汁，去渣，下芒硝，温服。日 1 剂。

方中大黄活血化瘀，清热通下；芒硝咸寒泻下，荡涤肠中热瘀之毒；丹皮清热凉血活血；桃仁活血行滞；冬瓜仁散结排脓。合用之能泻热破瘀，散结消肿。

【案例】

患者某，男，22 岁，湖北咸宁县农民。1967 年 8 月某日就诊。2 日来突发寒热，右下腹近腹股沟部疼痛，按之则痛甚，右腿不能伸直。某医院诊断为“急性阑尾炎”。因不愿手术，转求中医治疗。诊时除腹痛外，尚有大便干燥，舌苔黄厚，脉数。证乃血气瘀滞，蓄结痈脓，发为肠痈之病。治宜清热通下，破血排脓，方用大黄牡丹汤加味：

大黄 12 克　丹皮 10 克　赤芍 10 克　冬瓜仁 15 克　桃仁 10 克（去皮尖，炒，打）　当归 10 克　芒硝 10 克（后下，烊化）

前 6 味，加水适量，煎汤，取汁，去渣，后加芒硝烊化，温服，日 1 剂，分 2 次服。

第 3 日复诊，服上方 2 剂，大便脓血、患部疼痛转轻，疼痛范围缩小。继服上方，因冬瓜仁缺如，加金银花、没药清热解毒，活瘀止痛：

大黄 12 克　丹皮 10 克　赤芍 10 克　当归 10 克　芒硝 10 克（后下，烊化）　金银花 15 克　制没药 10 克　桃仁 10 克（去皮尖，炒，打）

上 7 味，加水适量，煎汤，取汁，去渣，后加芒硝烊化，温服。日 1 剂，分 2 次服。

隔日复诊，服上方 2 剂，疼痛转甚，范围亦扩大。时值冬瓜仁已备，仍用第 1 次方续服。

大黄 12 克　冬瓜仁 15 克　丹皮 10 克　赤芍 10 克　桃仁 10 克（去皮尖，炒，打）　当归 10 克　芒硝 10 克（后下，

烊化）

前6味，加水适量，煎汤，取汁，去渣，后加芒硝烊化，温服。日1剂，分2服。

又服3剂，告愈。

按：本方以丹皮、桃仁、当归、赤芍破血活瘀，冬瓜仁活瘀排脓，大黄、芒硝清热通下，使脓血从大便中排出，故初服即便脓血病情转轻。然因缺少冬瓜仁，改用清热解毒之金银花与活瘀止痛之没药，服之不仅未效且病情趋重。后仍用第1方治之，再服3剂而愈。据此可知冬瓜仁之效，不可忽视。

2. 清肠饮

本方功能清热解毒，滋阴养血，祛瘀排脓。主治肠痈少腹疼痛；手不可按，右足屈而不能伸。

金银花10克　玄参10克　黄芩10克　麦冬10克　当归10克　地榆10克　苡仁15克　甘草10克

上8味，加水适量，煎汤，取汁，去渣，温服。日1剂。

方以金银花、生甘草、玄参解毒清热，地榆、当归凉血活血，麦冬除烦止呕，黄芩泄肠中之火以治痈疽疮病，薏仁舒筋排脓。合而共奏清热解毒，凉血活瘀之功。适用于体弱而患肠痈者。

【案例】

患者某，男，70岁，教师，1972年4月某日就诊。宿有吐血病史，形容消瘦。昨日突然发生恶寒，右少腹近鼠鼷部疼痛、拒按，恶心呕吐，右腿不能伸直，脉浮数。乃血凝气滞，蓄结发痈，是所谓“肠痈”也。治宜清热解毒，凉血活瘀，佐以排脓，拟用清肠饮方：

金银花30克　玄参10克　地榆20克　麦门冬10克

当归 15 克　黄芩 10 克　薏苡仁 10 克　生甘草 10 克

上 8 味，加水适量，煎汤，取汁，去渣，温服。日 1 剂，分 2 次服。

药服 3 剂而愈。

按：《金匮要略·疮痈肠痈浸淫疮病脉证并治》说："诸浮数脉，应当发热，反而洒然恶寒，若有痛处，当发其痈。"病者脉浮数而恶寒，右少腹疼痛不可按，是乃为肠痈之病。其血凝气滞，蓄结发肠痈，治本宜下其结血以消痈，奈病者年高体弱，而不耐攻下，故拟清肠饮之方，以清热解毒，凉血活瘀。病者热清毒解瘀除，肠痈自消。本方实为体弱而患肠痈者之良剂。

肠痈，乃血气凝瘀，结于小肠，阳气受遏而化热，郁蒸血气，腐败而为痈脓。大黄牡丹皮汤破血攻瘀，排脓凉血而通下之，使瘀血脓浊从大便而去。用是方以治肠痈者，千万勿忽视"冬瓜仁"在方中之重要作用。

肠痈，现代一般公认为是西医学上的"阑尾炎"。他们曾经说出过这种理论：阑尾发炎，禁止用药泄下，以泄下则必引起肠蠕动加剧，肠蠕动加剧会导致阑尾穿孔，而并发腹膜炎以死。然"大黄牡丹皮汤"中"大黄""芒消"皆为有名之泄下通便药，《金匮要略·疮痈肠痈浸淫病脉证并治》载其方之后注说："……顿反之，有脓当下；如无脓，当下血。"是其"大黄牡丹皮汤"确为通泄大便之方无疑。近些年来，临床医疗上用"大黄牡丹皮汤"，治疗"急性阑尾炎"，不仅未见其阑尾穿孔，而且收到了较为满意的治疗效果，以致某些医院的中药房，把"大黄牡丹皮汤"当作"协作处方"，平时将药一包一包地配好，遇有阑尾炎病人，医生就在"处方"上开出几包。是"大黄牡丹皮汤"之方，治

“阑尾炎”一病之疗效确实，已为人们所公认。可见中医药学的破瘀通便法，在治疗阑尾炎的临床医疗中，与西医学上单纯通便是不一样的。

中医药学治疗“肠痈”，用“大黄牡丹皮汤”已有一千七百多年的历史。表明其病的治疗，是不忌破瘀通便的，惟年老体弱、不耐攻下的肠痈患者，则改为“清肠饮”凉血解毒以治疗之。

（四十四）月经过多

月经过多，指月经周期基本正常，而经量过多，或持续时间较长，即月经总量多，但能够在一定时间内自行停止。

月经过多的病因病机与月经先期有相同之处，或因血分有热，迫血妄行；或因气虚，统摄无权；另外还有瘀血内阻，血不循经，证治各不相同。

1. 血热月经过多

月经量多，色鲜红，质稠，伴心烦，口渴，欲饮，小便黄，大便结。

血分有热，扰及血海，经行之时，迫血下行，故经量增多。热灼血液，故色鲜红质稠。热邪扰心则心烦，伤津则口渴，尿黄，便结。治宜清热凉血止血，拟方：

生地 12 克　赤芍 10 克　丹皮 10 克　茜草 10 克　槐花 10 克　地榆 10 克　凌霄花 10 克

上 7 味，加水适量，煎汤去渣取汁温服。日 1 剂，服 2 次。

如经量多，色黯红。有臭秽气，大便干结，难解，少腹胀痛，于上方中加栀子10克，黄芩10克，大黄8克。

方中以生地、赤芍、丹皮清热凉血，茜草、槐花、地榆、凌霄花凉血止血。合而清解血分之热，使热去血行归于正常。经血色黯有臭秽气，大便干结者，是热邪化火成毒，故加栀子、黄芩、大黄以加强清泄火毒之力。

2. 气虚月经过多

月经量多，色淡红，质清稀，伴面色晄白，少气懒言，四肢无力。

气为血之帅，气虚不能摄血，冲任不固，故经血量多。出血过多则经血之生化不及，故经色淡而清。气虚则不能正常运血以布于周身，故面色晄白，而又少气懒言，四肢无力。治宜益气止血，用补中益气汤加味：

炙黄芪12克　炒白术10克　党参10克　陈皮10克　升麻3克　柴胡3克　当归10克　炒艾叶10克　阿胶10克（烊化）　炙甘草8克

上10味，加水适量，煎汤去渣取汁温服，日1剂，服2次。

如血量过多，日久不断，加蒲黄炭10克以止血；如腰腹冷痛加杜仲10克，补骨脂10克温补肾阳。

方中用黄芪、白术、党参、炙甘草补气；升麻、柴胡升提；当归和血；阿胶、艾叶止血；陈皮理气，防止壅滞。诸药合用，可达益气止血之功效。

3. 血瘀月经过多

经血量多，或淋漓不净，色紫黑，有血块，伴小腹疼痛，舌质紫黯，有瘀斑。

瘀血内阻于胞络，络伤血溢故经量多。瘀血内阻新血不得归经，故淋漓不净。瘀血凝结而夹风邪，故色紫黑成块。血瘀经络不通，故腹痛，舌黯，有瘀斑。治宜活血化瘀，兼以止血，用桃红四物汤加味：

生地10克　当归10克　赤芍10克　川芎10克　桃仁10克　红花10克　制香附10克　炒蒲黄10克　炒五灵脂10克　荆芥10克

上10味加水适量，煎汤去渣取汁温服，日1剂，服2次。

方中用生地、当归、川芎、赤芍四物汤以养血活血；桃仁、红花、蒲黄、五灵脂行血祛瘀；香附行血中之气，以助祛瘀之力；荆芥散血中之风。全方可使瘀血消除，新血循经，月经正常。

【案例】

患者某，女，39岁，大学教师。1992年10月19日就诊。诉近2年来，月经量多，色红，有血块，7天才能干净。每次月经来潮前口渴，大便干。经行不畅，小腹疼痛，有坠胀感。苔薄白，脉弦而滑。乃血气瘀滞化热，经行失常；治宜活血破瘀，佐以行气，扶正；方以桃红四物汤加减：

当归10克　川芎10克　赤芍10克　制香附10克　红花10克　桃仁10克（去皮尖，炒，打）　制三棱10克　制莪术10克　天花粉15克　炒白术10克　党参10克

以水煎服，每日2次。

11月2日复诊：服上方7剂，未见明显变化。上次月经10月10日来潮，现月经期未至，仍拟上方，加丹皮、益母草续服：

当归10克　川芎10克　赤芍10克　制香附10克　红花10克　桃仁10克（去皮尖，炒，打）　制三棱10克　制

莪术 10 克　天花粉 15 克　丹皮 10 克　益母草 12 克　党参 10 克　炒白术 10 克

以水煎服，日 2 次。

药服 2 剂后，月经来潮，经量明显减少，只有少许血块，月经 4 天即净。又续服 10 剂，月经应期来潮，经量正常，大便通畅，食欲甚佳。唯唇上发生小红疙瘩而感口干，仍拟原方加凌霄花 10 克。前后共服 26 剂药，告经调病愈。

按：肝藏血而主月经，在五行属木而有疏泄之用。肝气不和，失于疏泄，则血气瘀滞而脉见弦象。经行不畅，小腹坠胀疼痛，且经血结块而下，是乃瘀血为病之明征。瘀血停积体内，则正常血液不能循经而流行，以致其随月经而下，故见月经量过多，又有血块，小腹坠胀疼痛。血瘀则气滞化热，血热则经血色红而不见乌黑，脉亦见滑象，且经前即见口渴，大便干之证。治之不祛瘀则无以减少经血过多。破瘀即所以减其过多之血出也。所用方剂，以当归、川芎、赤芍养血活血以调肝；红花、桃仁、三棱、莪术行血破瘀；气为血之帅，气行则血行，故用香附行血中之气，以助瘀血之化除；天花粉清热生津止渴，且可活血调经；党参、白术补益脾胃，以防三棱、莪术克伐伤正。后又加入丹皮、益母草以增强凉血活血之效。药证相合，未用止血药而血自止。

（四十五）月经过少与闭经

月经过少指月经周期基本正常，但月经量极少，甚至点滴即净；或经期缩短，不足 2 天，量亦少。闭经指年过 18

岁，月经尚未来潮；或已行经，又中断3个月以上者。若偶见一二次月经不潮，又无明显不适者，不作有病论。妊娠期、哺乳期、绝经期及少女初潮后数月内停经者，属正常生理现象。由于月经过少与闭经在病机上往往相同，治疗方法亦相通，故两者一并论述。

月经过少与闭经一般有虚实两种情况。虚者因脏腑气血不足，血海空虚，无血可下。实者因邪气（或气滞、或血瘀、或痰湿）阻隔，经络不通，故月经量少，或阻闭不通。

1. 气虚月经过少与闭经

（1）肺气虚　症见月经量少，或月事不行，伴燥热，口干，咳嗽，或鼻衄，脉虚。

《素问·评热病论》说："月事不来者，胞脉闭也。胞脉者属心而络于胞中，今气上迫肺，心气不得下通，故月事不来也。"彼则水气迫肺而致月事不来，此则肺气虚而不能行使肃降之职，致心气不得下通于胞中，故月经不潮。肺虚不降，则咳嗽、鼻衄。气虚不能生津则阴虚，故燥热、口干。治宜益肺养阴调经，用麦门冬汤加味：

麦门冬20克　制半夏10克　党参10克　当归10克　白芍10克　炒粳米15克　甘草10克（炙）　红枣4枚（擘）

上8味，加水适量，煎汤，待米熟汤成，去渣取汁温服，日1剂，服2次。

方用麦门冬益肺养阴，生津润燥；半夏降气化痰止咳嗽；党参、炙甘草、红枣、粳米补土生金，以复肺气；当归、白芍养血活血宁心，助麦冬、半夏养阴下气。诸药共用，益肺降气，导心气下行，使月经按时而下。

【案例】

患者某，女，16岁，住湖北省随县某镇，学生，未婚，

1952年冬就诊。3年前患麻疹后，月经初潮，涉水被浸，旋即咳嗽，唾泡沫浊痰，时而带血，下午微热，心慌，少气，咽喉干燥，有时有半声咳，月经一直未再来潮，苔薄，脉虚数。病乃肺虚气逆，津液不布。治宜补肺降逆，佐以养血化痰。拟以麦门冬汤加味：

麦门冬20克　法半夏10克　党参10克　红枣4枚（擘）粳米15克（炒）　当归10克　甘草10克（炙）　款冬花10克　紫菀10克　大贝母8克

上10味，用水适量，煎汤，取汁去渣，日1剂，分3次温服。

按：麻疹乃温热为病。温热之邪，损伤肺阴，致肺失其清肃下行之用，肺气上逆，不能敷布津液，故咳嗽，唾泡沫痰，或时为半声咳而咽喉干燥。咳久则肺络受伤，则见时而痰中带血。阴虚则潮热脉数。痰多津伤而无以化气，以致肺气不足，故少气心慌而脉见虚象：肺气不能清肃下行，则心气不能下通，胞脉闭塞，其月经则停止而不来潮。《素问·评热病论》说："月事不来者，胞脉闭也。胞脉者，属心而络于胞中，今气上迫肺，心气不得下通，故月事不来也。"彼虽为水气迫肺，与此温热伤肺而肺虚者有异，然皆为肺失下行之职，心气不能下通于胞中而月经不来则一。病乃肺虚心逆，治以麦门冬汤方，用麦门冬生津润燥以滋肺阴，半夏止咳化痰，且麦门冬、半夏配方为伍，一以半夏制麦门冬之腻，一以麦门冬制半夏之燥，二者同用，善降逆气，而无偏腻偏燥之弊。观《伤寒论》之"竹叶石膏汤"、《金匮要略》之"温经汤"两方中麦门冬、半夏同用，即可见其义。

《难经·六十九难》说："虚则补其母。"以党参、炙甘草、红枣、炒粳米补土生金，以复肺气。方中加大贝，以助半夏之降逆止咳。诸药共奏益肺止咳，心气下通之效。其加当归者，则为养血活血，养心宁心，以助麦门冬汤止逆下气而促心气之下通。药服 7 剂，咳止经通，其病遂愈，至今未复发。

（2）心气虚　症见月经量少或闭经，伴心悸气短，动则尤甚，神疲乏力，少气懒言，脉细弱或结代。

心生血，并主全身之血脉，心气虚则不能生血，亦不能推动血液周流全身，血海空虚，导致月经过少，或闭经。心气虚则少气心悸，动则尤甚。心气衰弱，则神疲懒言。治宜益气养心通经，用炙甘草汤加味：

炙甘草 12 克　麦冬 10 克　党参 10 克　麻仁 10 克　桂枝 10 克　生地 10 克　当归 10 克　阿胶 10 克（烊化）生姜 10 克　红枣 4 枚（擘）

以上 10 药，用水适量煎汤，去渣取汁，纳阿胶烊化，日 1 剂，分 2 次温服。

方中炙甘草、党参益气；麦门冬、麻仁、生地、当归、阿胶滋阴增液，补血养心；桂枝温经通阳，助心气以行血液；生姜、红枣和中调胃，资气血生化之源。心之气血充足，阴阳协调，月事自能按时而下。

【案例】

患者某，女，17 岁，住湖北省随县某镇，学生，未婚。1953 年 2 月某日就诊。2 年来月经未潮，身体较瘦，食欲不旺。近月余病情逐渐加重。现月事不来，形容消瘦，面色萎黄，唇淡不华，食欲不振，心慌心悸，气息微弱，懒于言语，肢体乏力，卧床不起，脉象虚弱细微。病乃心脏衰弱，气血将竭。治宜通阳益气，养液补血。拟炙甘草汤加味：

炙甘草 12 克　麦门冬 10 克　党参 10 克　火麻仁 10 克

红枣4枚（擘） 生姜10克 阿胶10克（烊化） 生地10克 桂枝10克 当归10克

以上10味，加水适量煎汤，取汁去渣，纳阿胶烊化，日1剂，分2次温服。

按：心生血而主身之血脉。心脏衰弱，失其生血主脉之用，则血气虚少，无以养心和充实血脉而营养周身，故形容消瘦，面色萎黄，唇淡不华，心慌心悸，气息微弱，懒于言语，肢体乏力，食欲不振而见脉虚弱细微之象，心不能生血，无以充养血脉，冲脉空虚，则月经停止而不潮。炙甘草汤方，以炙甘草为君，资中焦之汁以补益真气，桂枝、党参通阳益气，麦门冬、火麻仁、阿胶、生地、当归、增液补血，生姜、红枣和胃调中，以启不振之食欲，资气血化生之源。药服5剂，诸症退而月经至，身体逐渐康复有力，病告愈。

（3）脾气虚 症见月经量少，或闭经，伴面色萎黄，倦怠乏力，纳少便溏，肢肿腹胀。

脾主运化输布营养精微，升清降浊，为气血生化之源，且益气，统血，主四肢肌肉，运化水湿。脾虚则血无从生化，血海空虚，故见月经量少，或经闭。脾病致消化吸收障碍，则倦怠乏力，纳少便溏，面色萎黄。脾主肌肉，虚则不能运化水湿，则水湿浸渍于肌肤，则发生肢肿腹胀。治宜健脾益气调经，用归脾汤：

党参10克 炙黄芪10克 白术10克 茯神10克 当归10克 木香6克 炒枣仁10克（打） 龙眼肉109克 远志10克 炙甘草8克

以上10药，用水适量，煎汤取汁去渣，日1剂，分2次温服。

方中用党参、黄芪、白术、炙甘草健脾益气；木香理气醒脾；茯神、枣仁、龙眼肉、远志、补心益脾之母；当归养血调经。诸药合用，使脾健而气血化生之源旺盛，月事自然正常。

（4）肾气虚　症见月经量少，甚至闭经，伴腰酸，头晕耳鸣，少寐健忘，倦怠乏力。

肾气亏虚，精血不足，故经来量少，或闭经不行。腰为肾府，肾虚腰失所养故腰酸；肾主骨生髓，肾虚髓海不足，故头晕耳鸣，健忘少寐；肾精亏虚，故全身倦怠乏力。治宜补肾填精，用右归饮加味：

熟地 10 克　山萸肉 10 克　山药 10 克　枸杞子 10 克　杜仲 10 克　制附子 3 克　肉桂 3 克　补骨脂 10 克　菟丝子 10 克

上 9 味，加水适量，煎汤，去渣取汁温服，日 1 剂，煎服 2 次。

方中用熟地、山萸肉、山药、枸杞子、菟丝子培补肾阴，填充肾精；附子、肉桂、补骨脂温养肾阳；杜仲壮腰健肾。服后可使肾精充足，冲任旺盛，月经正常。

2. 血虚月经量少或闭经

症见月经量少或闭经，伴头晕目眩，唇淡，面色无华，失眠多梦，口燥咽干。

血虚则血海空虚，故月经量少或闭经。血虚不能上荣于头，故头晕目眩，面白无华而唇淡。血虚肝失所藏，魂魄不定，故失眠多梦。血虚阴津即亏，故口燥咽干。治宜补血益阴，用四物汤加味：

生地 10 克　熟地 10 克　当归 10 克　白芍 10 克　川芎 6 克　阿胶 10 克（烊化）　麦冬 10 克　炙甘草 8 克

上 8 味，加水适量，煎汤，取汁去渣温服。日 1 剂，煎服 2 次。

方中用熟地、当归、白芍、川芎补血；生地、麦冬、阿胶滋阴；炙甘草补中益气。诸药共用滋补阴血，使血海充盈，月经按时而下。

3. 肝郁气滞月经过少或闭经

症见月经量少或闭经，伴胸胁胀满，两乳胀痛，烦躁易怒，口干苦，善太息。

肝失条达，气郁不舒，不能行血，冲任欠通畅，则月经量少或闭经。肝郁则烦躁易怒，口干苦，善太息。肝气郁则经脉不畅，故胸及两乳胀痛。治宜疏肝理气调经，用逍遥散加味：

柴胡 10 克　当归 10 克　白芍 10 克　白术 10 克　茯苓 10 克　郁金 10 克　薄荷 6 克　生姜 3 克　甘草 8 克

上 9 味，加水适量，煎汤，去渣取汁温服。日 1 剂，煎服 2 次。

方中用柴胡、郁金疏肝解郁；当归、白芍养血柔肝；白术、茯苓补土，以防肝邪之传；薄荷、生姜味辛而助肝之用；甘草调和诸药。全方可使肝舒脾健，气血调和，月经正常。

4. 血瘀月经量少或闭经

症见经量少，有血块，或闭经不行，伴有小腹疼痛拒按，胸胁胀满，舌质紫黯，脉弦或涩。

瘀血内停，积于血海，冲任受阻，故月经量少，有血块，或闭经不行。血瘀气滞，故小腹疼痛，胸胁胀满。治宜桃红四物汤合下瘀血汤：

生地 10 克　当归 10 克　赤芍 10 克　川芎 10 克　桃仁

10克　红花10克　大黄10克　䗪虫6克

上8味，加水适量，煎汤，去渣取汁温服。日1剂，煎服2次。

方中用生地、当归、赤芍、川芎养血活血；桃仁、红花、䗪虫破血祛瘀；大黄通便下瘀血。瘀血除，经脉通，月经自下。

5. 寒凝月经量少或闭经

症见月经量少，涩滞不畅，或闭经。伴小腹清冷绞痛，得热则减，四肢不温，白带量多清稀。

血遇寒则凝，凝则不行，故经行量少且不畅，或闭经。寒邪客于胞宫，故小腹冷痛，白带量多清稀。寒为阴邪，阻遏阳气，故四肢不温。治宜温经散寒，用当归四逆加吴茱萸生姜汤。

当归12克　桂枝10克　白芍10克　细辛6克　木通10克　吴茱萸10克　生姜10克　炙甘草10克　红枣4枚（擘）

上9味加水适量煎汤，去渣取汁温服。日1剂，服2次。

方用当归、白芍、红枣养血；细辛、木通、桂枝温通经脉；吴茱萸、生姜散寒；甘草调和诸药；共奏养血散寒通经之效。

【案例】

患者某，女，38岁，住湖北省随县某镇，家庭妇女。1953年春某日就诊。1年前开始发生月经错后，每次月经来潮皆愆期，或愆期数天，或愆期10余天，经色乌黑，半年后月经停止来潮。现月经停止半年，小腹部不温，四肢厥冷，苔薄白，脉沉涩细缓。乃肝寒脉凝，血行不通，导致月经停止，而病“闭经”；治宜养血通脉，温经散寒；拟当归四逆加吴茱萸生姜汤：

当归 12 克　桂枝 10 克　白芍 10 克　红枣 4 枚（擘）细辛 6 克　木通 10 克　炙甘草 10 克　吴茱萸 10 克　生姜 10 克

煎服，日 2 次。

药服 5 剂病愈。

按：《素问·上古天真论》说："女子……天癸至，任脉通，太冲脉盛，月事以时下。"王冰注："所以谓之月事者，平和之气，常以三旬而一见也。故愆期者，谓之有病。"今月经意期至六七个月而未一潮，其为闭经之病矣。《灵枢·五音五味》说："冲脉、任脉，皆起于胞中。"冲为血海而为肝所主，肝居下焦，肝寒则所主之血海失其温养。《素问·举痛论篇》说："寒气入经则稽迟，泣而不行。"故其小腹不温而月经始而愆期，继而闭止。阴血虚寒，不与阳气相顺接，故手足为之厥冷。血中阳气不足，血行不利，不能鼓脉外出，则脉见沉涩而细缓。当归四逆加吴茱萸生姜汤方，用当归、白芍、红枣活血养血，细辛温经散寒，桂枝通血分之阳，木通通经络之滞，甘草补中以益血气生化之源，吴茱萸、生姜以逐陈寒，共奏养血通脉之效。方中桂枝、白芍、甘草、生姜、红枣为桂枝汤，善和营卫，调和血气，复其阴阳顺接之常，使寒去脉通，厥回经潮，故服药 5 剂病愈。

6. 痰湿月经量少或闭经

症见月经量少或闭经，伴头目晕眩，纳呆，肢体困重，白带量多，形体肥胖。

痰湿阻滞，气血不畅，冲任壅塞，故月经量少或停闭，痰湿上壅清阳不升于头目，则头目眩晕；痰湿困脾，脾阳不运，则纳呆而身体困重。湿浊下注则白带量多。

治宜祛痰除湿，活血调经，用二陈汤加味：

苍术 10 克　白术 10 克　制半夏 10 克　陈皮 10 克　茯苓 10 克　制香附 10 克　枳实 10 克　当归 10 克　川芎 10 克　炙甘草 8 克

上 10 味，加水适量，煎汤，去渣取汁温服。日 1 剂，服 2 次。

方中用苍术、白术健脾燥湿；半夏、陈皮、茯苓、甘草（二陈汤）化痰；香附、枳实理气，助祛痰之力；当归、川芎活血调经。适用于由痰湿阻滞引起的月经量少或闭经。

如兼形寒肢冷，腰背酸重，脉沉者，属脾肾阳虚，水湿不化，阻碍冲任。治宜温阳祛湿通经，用真武汤加味：

白术 10 克　茯苓 10 克　芍药 10 克　附子 10 克　当归 10 克　生姜 6 克　木通 10 克

上 7 味加水适量，煎汤，去渣取汁温服。日 1 剂，服 2 次。

方中用白术、茯苓健脾利湿，附子、生姜温阳化气，芍药、当归、木通活血通经。全方可温肾健脾利水，水湿既去，气血冲任可通，月经自可正常。

《素问·上古天真论》说：“女子……二七而天癸至，任脉通，太冲脉盛，月事以时下。”妇女行经之事每月一次潮见，故称其曰“月事”，又称“月经”，又称“经水”，或单称曰“经”，《金匮要略·妇人杂病脉证并治》“土瓜根散证”所谓“经一月再见者”之“经”是其例；或单称曰“月”，《素问·阴阳别论》所谓“二阳之病发心脾（痺），有不得隐曲，女子不月”之“月”是其例。《灵枢·岁露论》篇说：“人与天地相参也，与日月相应也。”大多数妇女月经来潮之事，均为一月一次者，当与月之运行规律有关。中医药学文献记载，妇女月经来潮，有三月一见者，名曰“居经”；有一年一见者，名曰“避年”；有终身不潮而怀孕生子者，名曰“暗经”。然余45年前，在随州某镇遇一中年妇女，月经四年来潮一次，即受孕一次，其时已生育四胎。也算奇事，然确是事实。可见大千世界，无奇不有，不得以常情揣之。

（四十六）崩漏

崩漏是指在非月经期而下血不止，或者量多，暴下如注；或者量少，淋漓不尽，持续日久。前者亦称崩中，后者也称漏下。

崩漏是妇科常见的血证病，它的发生，主要因冲任损伤而成。冲任俱起于胞中，损伤后不能制约经血，故非时而下血不止。临床所见有以崩为主者，有以漏为主者，亦有崩漏交替出现者，治疗宜根据发病的原因与情势的缓急，出血的新久，及患者的不同年龄与体质，进行辨证施治。一般而言，崩漏属虚证者多，属实证者少，急则治标，以止血为主，缓则治本，以培补正气为主。但止血应注意少用固涩药，以免留瘀，形成后患。

1. 气虚崩漏

症见非经期而下血不止，量多如注，或量少淋漓不尽，血色淡，质稀。伴头昏乏力，少气神疲，面白无华，失眠心悸，腹部隐痛。

气虚统摄无权，故血暴下不止，或淋漓不尽。气虚血不能化赤，故色淡质稀；气虚阳气不足，则头昏乏力，少气神疲。崩漏失血多，势必血虚，故面白无华；血虚心无所主，故心悸失眠；血虚胞宫失养，则小腹隐痛。治宜益气养血止血，用人参养荣汤：

党参 10 克　炒白术 10 克　炙黄芪 15 克　茯苓 10 克　炙甘草 8 克　熟地 12 克　当归 10 克　白芍 10 克　肉桂 3 克　陈皮 6 克　远志 10 克　五味子 8 克

上 12 味，加水适量，煎汤去渣取汁温服，日 1 剂，服 2 次。

方中党参、白术、茯苓、炙黄芪、炙甘草大补元气；熟地、当归、白芍益血养营；肉桂温阳；远志、五味子养心安神；陈皮理气，使补而不滞；合则补气养营。正气足则摄血有力，可治气虚崩漏不止。

2. 气阴两虚崩漏

症见经乱无期，出血量多，或淋漓不尽。伴头目昏晕，少气神疲，心烦口干。

病久致气阴两虚，气虚更不能摄血，故经乱无期，出血最多，或淋漓不尽。气虚阳气不足，少气神疲；阴血虚不能上承于头，故头目昏晕；阴津亏损故心烦口干。治宜益气养阴，补血止血，用胶艾汤加味：

生地 18 克　当归 10 克　川芎 10 克　白芍 10 克　阿胶 10 克（烊化）　艾叶 10 克　党参 10 克　炙黄芪 10 克　白术 10 克　炙甘草 8 克

上 10 味，加水适量，煎汤去渣取汁，入阿胶烊化。日 1 剂，服 2 次。

方中用党参、黄芪、白术、炙甘草益气；生地、当归、白芍、川芎、阿胶补血养阴；艾叶止血。合而共奏益气养阴补血止血之效。

【案例】

患者某，女，32 岁，住湖北省枣阳农村，1950 年 11 月某日就诊。发病 3 天，非经期下血不止，时多时少，多则如崩，血色淡红。心慌，全身乏力，手足不温，面色白，舌质淡，脉见动象。乃冲任失调，血海不固，病属“血崩”。治宜养血止血，佐以固气，拟胶艾汤加味：

生地 18 克　当归 10 克　川芎 10 克　干艾叶 10 克　甘草 8 克　白芍 10 克　党参 10 克　炒白术 10 克　炙黄芪 10 克　黑姜炭 10 克　阿胶 10 克（烊化）

以水煎服，日 2 次。

药服 2 剂，下血即止。

按：《灵枢·五音五味》说：“冲脉、任脉，皆起于胞中。”而冲脉为血海。冲任损伤，失于调和，血海不固，则下血不止，或滴沥不断而为“漏下”，或血出如涌而为崩中。血失多，则无以营养周身，故面白无华而舌质淡。血为气之府，血少则无以载气而气亦衰损，故心慌，全身乏力。阳气不充于四肢，则手足不温。阳气无阴血为偶，则独动于中，故脉见于关部厥然动摇而为“动”象。方用生地、阿胶补血止血；艾叶暖胞宫、和冲任以增强止血之效；当归、川芎、白芍养血活血以导阴血归经；干姜炒炭，变辛为苦，止血而不动血。加党参、白术、黄芪者，乃本“血脱者固气”之法，益气而摄血也。

3. 血瘀崩漏

症见经血非时而下，时下时止。或淋漓不净，或停闭日久又突然崩中下血，继而淋漓不断，或如赤白带样，色紫黑有块，小腹疼痛，舌质黯，脉涩。

瘀血阻于冲任胞宫，新血不安，故经乱无期，非时下血。离经之血时瘀时行，故经血时下时止。冲任阻隔则经水停闭，蓄积满溢则下血不止。瘀血与湿浊共下则成赤白带，故小腹疼痛。治宜活血化瘀，调经止血，用当归阿胶红花瓜仁汤：

当归 15 克　阿胶 15 克（烊化）　红花 12 克　冬瓜仁 10 克

上 4 味，加水浓煎，1 次服完。

方中以当归补血活血，红花活血祛瘀，阿胶补血止血，冬瓜仁利湿排浊，合用活血不伤正，补血不留瘀，可治瘀血造成的崩漏。有些由恶性肿瘤引起的阴道出血腥臭，或下花红脓血者，也可应用。

（四十七）癥瘕

癥瘕是一个广义的概念。癥者指有形可征，固定不移；瘕者聚散无常，推之游移，临床上常二者并称。

妇科癥瘕指妇女下腹部长有包块，多伴有或痛、或胀、或满、或出血之症。可包括现代常说的妇女子宫肌瘤、卵巢囊肿等病。

本病在《内经》中被称为肠覃、石瘕、或瘤，对其形成的原因有较为详细的论述。《灵枢・水胀》说："肠覃……寒气客于肠外，与卫气相搏，气不得荣，因有所系，癖而内著，恶气乃起，息肉乃生。其始生也，大如鸡卵，按之则坚，推之则移，月事以时下，此其候也。"又说："石瘕者，生于胞中，寒气客于子门，子门闭塞，气不得通，恶血当泻不泻，衃以留止，日以益大，状如怀子，月事不以时下。”《灵枢·刺节真邪》还说：“虚邪之入身也深……有所结，气归之，卫气留之，不得反，津液久留，合而为肠溜，久者数岁乃成，以手按之柔。已有所结，气归之，津液留之，邪气中之，凝结日以易甚，连以聚居，为昔瘤，以手按之坚。”

从以上论述可以看出，癥瘕的形成是由正气虚弱，邪气乘虚而入，使营卫气血失调，导致气血流通不畅，形成气滞血瘀，痰湿积聚，结为痞块。因此，气血痰湿互结是癥瘕形成的主要病机。治疗应以行气活血，祛湿散结为根本大法，再根据临床症状辨治。

1. 气滞瘕聚

症见小腹胀痛，腹中包块不坚，推之可移，或上或下，痛无定处，舌苔薄，脉沉弦。

因气滞所致，故虽有包块但不坚硬，推之可上下移动。气聚痛作，气行则止，故痛无定处，气滞则血行不畅，故小腹胀痛。脉沉弦乃为气机不畅之象。治宜行气导滞，活血消瘕，借用枳实芍药散加味：

枳实 10 克　白芍 15 克　广木香 10 克　槟榔 10 克　当归 10 克　大黄 8 克

上 6 味，加水适量，煎汤，去渣，取汁，温服。日 1 剂，分 2 次服。

方中以枳实、广木香、槟榔行气导滞；白芍、当归活血通经；大黄祛瘀消癥。诸药合用，可行气活血，化滞消癥。因行气药力量较著，故适用于偏于气滞的瘕聚腹中胀痛。

2. 痰湿癥瘕

症见小腹隐痛，下腹包块按之不坚，带下量多，舌苔白腻，脉濡缓。

因痰湿聚于少腹，气血运行不畅，相互搏结凝成包块，故小腹隐痛，包块按之不坚。痰湿下注，故白带量多，舌苔白腻脉濡缓俱为痰湿阻滞之证。治宜祛湿行气，活血消癥，借用当归芍药散加减：

当归 10 克　白芍 10 克　白术 10 克　茯苓 10 克　泽泻 10 克　车前子 10 克　青皮 10 克　丹参 10 克　莪术 10 克

上 9 味，加水适量，煎汤，去渣，取汁，温服，日 1 剂，分 2 次服。

方中以白术、茯苓、泽泻、车前子健脾利湿；青皮理气；当归、白芍、丹参活血；莪术破瘀消癥。全方适用于痰湿所致癥瘕积聚。

3. 血瘀气滞

症见少腹掣痛，痛有定处，腹中包块坚硬不移，面色晦暗，月经量多，舌有瘀斑，脉沉涩。

因血瘀不行，气机阻滞，积结成癥，故包块坚硬不移，少腹掣痛，痛有定处。脉络不通，血运失常，不能上荣于面，故面色晦暗，瘀血内阻，冲任失调，故月经量多。舌有瘀斑、脉沉涩均为瘀血内阻之象。治宜活血化瘀，通络消癥，用桂枝茯苓丸，或自拟消癥瘕方：

桂枝茯苓丸：

桂枝 10 克　茯苓 10 克　白芍 10 克　丹皮 10 克　桃仁 10 克

上 5 味，加水适量，煎汤，去渣，取汁，温服。日 1 剂，分 2 次服。

方中以桂枝温通经络，白芍行血中之滞，丹皮活血消瘀，桃仁破血散瘀，茯苓淡渗利湿，与桂枝同用，能入阴通阳。诸药合用，有活血化瘀，缓消癥块之效，适用于妇科癥瘕之症状较为缓和者。

自拟消癥瘕方：

当归 12 克　赤芍 10 克　川芎 10 克　桃仁 10 克（去皮尖，炒，打）红花 10 克　三棱 10 克　莪术 10 克　制香附 10 克　桂枝 10 克　大黄 10 克　党参 10 克　炒白术 10 克

上 12 味，加水适量，煎汤，去渣，取汁，温服，每日 1 剂，服 2 次。亦可研细末，炼蜜为丸，如梧桐子大，每日 2 次，每服 30 丸。

方中用当归、赤芍、川芎养血活血；桃仁、红花、三棱、莪术、大黄破血攻瘀，消癥散结；桂枝温通经脉；香附行血中之气，以助化瘀消癥之力；白术健脾燥湿，与党参一起可固护正气，以免破血药伤正太过。全方活血祛瘀力量较强，适用于瘀血癥瘕之症状较显著者。

【案例】

（1）患者某，女，39 岁，住湖北省枣阳市农村，妇女干部。1954 年 4 月某日就诊。发病 1 月余，开始左腹发生一鸡蛋大包块，继之满腹胀大如怀子六七月之状，月经量少，经色紫黑，小便黄，大便秘结，时噫气，面色黯，脉象沉细欲绝。病乃血瘀气滞，结为癥积，治宜破血攻瘀，佐以行气，拟方：

当归 15 克　川芎 10 克　赤芍 10 克　制香附 10 克　炒枳实 10 克　红花 10 克　三棱 10 克（醋炒）莪术 10 克（醋炒）大黄 10 克（后下）芒硝 10 克（烊化）桃仁 10 克（去皮尖，炒，打）

以水煎 9 药，待水减半，下大黄，煎两沸，再下芒硝烊化，日 2 服。

按：《灵枢·水胀》说："肠覃何如？岐伯曰：寒气客于

肠外，与卫气相搏，气不得荣，因有所系，癖而内著，恶气乃起，息肉乃生。其始起也，大如鸡卵，稍以益大，至其成如怀子之状，久者离岁，按之则坚，推之则移，月事以时下，此其候也。”寒邪内侵，则血气凝涩稽留，不能流行，积结为有形之物，形成腹内包块如鸡蛋大，且稍以益大，竟使满腹胀大有如怀子之状。瘀不在胞，故其月事仍以时而下。惟其血气凝结，阻滞经脉，故月事虽来而其量则少，脉象亦沉细欲绝。血气郁而化热，故经血紫黑而小便色黄。血不濡于肠道，则大便秘结。气不下通而上逆，故时有噫气。血不华色，则面色黯而无光泽。方用当归、川芎、赤芍养血活血，红花、桃仁、三棱、莪术破血攻瘀，香附、枳实行气以助瘀血之化除，大黄、芒硝攻下通便，缓解其气不下通之苦，并使化除之瘀血皆从大便下泄而出。药服20余剂而腹胀尽消，诸症皆退而愈。

（2）患者某，女，35岁，住武汉市，某专科学校教师，1991年10月21日就诊。发病已2年，月事提前，量多，经色紫黯，右少腹掣痛，白带多，带色黄，有时夹有红色。口干喜饮水，睡眠差。舌苔微黄，脉迟涩。某医院妇科检查，子宫明显增大，形态失常。B超检查，子宫大小为9.7厘米×5.1厘米×8.4厘米，宫体可见3.6厘米×4.0厘米等回声光团，宫底可见到3.1厘米×3.1厘米回声稍低光团，诊断为“多发性子宫肌瘤”。病乃血气瘀结，兼有湿热。治宜活瘀散结，佐以清热除湿。方用桃红四物汤加减：

生地15克　当归12克　川芎10克　赤芍10克　红花10克　制香附10克　制乳香10克　制没药10克　天花粉10克　冬瓜仁10克　炒扁豆10克

上11味，以水适量煎药，汤成去渣，取汁。温分再服，

1日服1剂。

10月29日复诊，服上方7剂，腹痛减轻，余证无明显变化，仍口干苔黄，治宜上方加减，以破血攻瘀，行气散结，佐以扶正：

当归12克　川芎8克　赤芍10克　红花8克　制三棱10克　制莪术10克　桃仁10克（去皮尖炒打）　青皮10克　制香附10克　党参10克　炒白术10克

上11味，以水适量煎药，汤成去渣，取汁，日服1剂。

11月6日三诊，服上方7剂，精神好转，白带色已正常，腹痛轻微，仍拟上方稍事加减续服：

当归12克　川芎8克　赤芍10克　红花8克　制三棱10克　制莪术10克　桃仁10克（去皮尖炒打）　制香附10克　丹参10克　天花粉10克　党参10克　炒白术10克

上12味，以水适量煎药，汤成去渣，取汁，温分再服。日服1剂。

11月14日四诊，服上方7剂，腹痛消失，月经已正常。续用上方出入变化，又服药1月余，B超复查，子宫较前明显缩小，患者无明显不适感，自动停药。

按：《素问·举痛论》说："经脉流行不止，环周不休。"是血液在经脉中循环流行无休止，以滋养人体脏腑经络、百骸九窍。如失其流行之性，则停而为瘀血。《灵枢·本神》说："肝藏血。"肝主血海而司月经，血瘀不行，肝失其藏血之用，致冲脉下陷而无能调经，月事失常；血为气之府，血行则气行，血瘀则气滞，瘀血停滞，则气滞阳郁而化热，故舌苔微黄而口干欲饮水。热迫血行，则月事提前而量多，且经色紫黯。《素问·六元正纪大论》说："厥阴所至为里急。"少腹属肝，肝血瘀滞，无以为养，故右少腹挛急而痛，即所谓掣痛。带脉束人腰腹一周，居人身之中界，内属于脾，冲脉下陷，致带脉松弛。脾湿内生，湿热相合，腐蒸瘀积，化为浊物，绵绵而下出于前阴，故其白带量多，色黄，而时夹杂少许红色。《素问·宣明五气》说："肝藏魂。"肝血瘀滞则魂不守舍，故其睡眠差。血瘀则经脉流行不利，故脉象见迟涩。桃红四物汤加减，用生地、当归、川芎、赤芍四物汤养血行血；红花、乳香、没药、冬瓜仁活瘀化浊；气为血之帅，气行则血行，香附行气散结，以助诸药之行瘀；天花粉清热生津液，扁豆除湿。共奏活瘀散结，清热除湿之效。药服 7 剂，复诊见腹痛稍减而余症仍旧，是药证合而药力不足，遂于方中去乳香、没药、生地、冬瓜仁、天花粉、扁豆等，而加入三棱、莪术，且加桃仁以配红花，增强其活瘀之力而为破血攻瘀。加青皮入肝，以增强香附行气散结之效；加党参、白术以防三棱、莪术、红花、桃仁之破血攻瘀而伤正。药再服 7 剂，精神好转，白带色正常，腹痛转轻微，于上方稍事加减，去行气之青皮，加丹参、天花粉以清热调经。药又服 7 剂，腹痛消失，月经已正常，本古人"去疾莫如尽"之论，仍于上方出入变化，让其继续服药 1 月余，B 超检查子宫较前明显缩小。患者全身无任何不适感而自动停药。

（四十八）脏躁

妇人精神忧郁，情志烦乱，悲哭无常，欠伸频作者，称为脏躁。

脏躁者，即脏阴不足，躁动频生。其主要临床表现为：精神不振，神情恍惚，烦乱，悲哭无常，欠伸频作，失眠健忘。

本病的发生，多因情志抑郁，忧思悲伤，久而损伤心神。阴血亏虚，血不养心，则心神不定，神情恍惚烦乱，悲哭无常，健忘；心神疲惫则欠伸频作。肝阴不足则魂不守舍而失眠。治宜滋阴润燥，养心安神，用甘麦大枣汤加味：

炙甘草 10 克　小麦 10 克　大枣 4 枚（擘）　当归 10 克　熟地 10 克　茯神 10 克　枣仁 10 克　远志 10 克　党参 10 克

上 9 味，加水适量，煎汤去渣，取汁温服，日 1 剂，服 2 次。

方中用小麦、党参、远志养心；酸枣仁、茯神宁神安魂；炙甘草、大枣甘以补脾，脾旺则心安；当归、熟地养血补精，以和肝润燥；诸脏安和，脏躁自愈。

【案例】

患者某，女，45 岁，家庭妇女，1951 年 2 月某日就诊。发病半月，易悲伤，说话则欲哭，语音低微，多重语，善忘，喜欠伸，睡眠不佳，苔薄，脉虚。乃心气不足，神失守持，发为“脏躁”；治宜补心安神，养血润燥；拟方甘麦大枣汤加味：

小麦 15 克　炙甘草 10 克　党参 10 克　大枣 4 枚（擘）　远志 10 克　茯神 10 克　熟地 12 克　当归 10 克　丹参 10 克　酸枣仁 10 克（炒，打）

以水煎服，日 2 次。

药服 10 余剂，诸症渐退。又将原方研末，炼蜜为丸，服 1 月余，痊愈。

按：《灵枢·本神》说："心藏脉，脉舍神。心气虚则悲。"《素问·调经论》说："神不足则悲。"其病胞精枯涸，致心神衰弱，失其守持，故悲伤欲哭，且善忘。《素问·脉要精微论》说："言而微，终乃复言者，此夺气也。"心气虚，故其脉见虚，而语言低微且多重语。重语即"复言"也，《伤寒论》称之为"郑声"，所谓"虚则郑声。郑声者，重语也"。人虚则倦，阴阳相引，故欠伸。心在五行属火，以肝木为母，虚则子盗母气，致肝亦不足，肝藏魂，悲哀动中则伤魂，肝魂不能归藏则失眠。甘麦大枣汤加味，用小麦、党参、远志以补心。《备急千金要方》卷十三第三说："心劳病者，补脾气以益之，脾王则感于心矣。故用甘草、红枣之甘以补脾，使脾旺则气感于心，补脾即所以补心。当归、丹参、熟地养血补精，和肝藏魂，并润胞枯；茯神、枣仁宁心安魂，复其神守。故药服10余剂，诸症渐退，后将汤剂改为丸剂巩固疗效，服1月余痊愈。

（四十九）小儿惊风

惊风，古代称之为"惊痫"，以阵发性四肢抽搐为其主要临床特点。临床上有急惊风和慢惊风之别，慢惊风又可称为慢脾风；急惊风多为外伤时邪，或内蕴痰热，而慢惊风则又多为脾虚痰滞。

1. 急惊风

（1）风痰　症见发病急猝，四肢阵发性抽搐，角弓反张等。

风性急疾，故见发病急猝；风痰阻络，痰郁生风，风性善动，故见四肢抽搐，角弓反张。此乃风痰内扰所致；法当化痰息风；治宜温胆汤加味：

法半夏 8 克　陈皮 8 克　茯苓 8 克　炙甘草 6 克　竹茹 10 克　僵蚕 8 克　炒枳实 8 克　石菖蒲 8 克

上 8 味，以适量水煎药，汤成去渣，取汁温服，日 2 次。若兼见口渴，尿黄加天竺黄 8 克；若热势较重，去竹茹，加胆南星 8 克。

方中取半夏、竹茹、石菖蒲化痰辟浊；取陈皮、枳实疏利气机，气顺则痰亦降；取茯苓、甘草培土和中，以制生痰之源；取僵蚕以祛风痰。若兼见口渴、尿黄等象，为有热，故加天竺黄以清热痰；热重则去甘寒之竹茹，加苦寒之胆南星。

【案例】

患者某，男，3 岁。1969 年 9 月初诊。发病已数月，目珠青蓝，手足频频抽搐而两目上窜，舌謇不能语，口干，舌苔黄厚，指纹色青，治用温胆汤加味：

竹茹 6 克　枳实 6 克　法半夏 6 克　茯苓 6 克　陈皮 6 克　炙甘草 6 克　僵蚕 5 克　天竺黄 6 克　石昌蒲 5 克

上 9 味，以适量水煎药，汤成去渣，取汁温服，日 2 次。

服药 2 剂，抽搐即止，病告痊愈。

按：肝胆相表里而属风木，其色青，开窍于目，主筋，在变动为握，其病发惊骇。痰热内阻，木郁生风，则目珠青蓝，手足抽搐而两目上窜，舌謇不能语，指纹色青。痰热郁结于内，故舌苔黄厚；阻遏津液不能上布于口舌，故口干。温胆汤加僵蚕、天竺黄、石菖蒲化痰开窍，清热祛风。

（2）虚实夹杂　症见气虚力竭，抽搐轻微等。

抽搐日久，正气受损，故见气虚力竭；正气虚弱，风痰未尽，故抽搐轻微。此乃惊风日久，正气虚弱，风痰未尽而然。法当益气化痰。治宜涤痰汤加味：

茯苓 8 克　法半夏 8 克　胆南星 8 克　陈皮 6 克　炒枳实 6 克　石菖蒲 6 克　竹茹 8 克　甘草 6 克　党参 8 克

上 9 味，以适量水煎药，汤成去渣，取汁温服，日 2 次。

正气不足，抽搐微弱，故于上方中去僵蚕、天竺黄；加胆南星清热化痰，息风定惊；取甘温之党参大补元气。

2. 慢惊风

脾虚气弱，症见四肢时而抽搐，角弓反张，形神疲倦，面色萎黄，大便稀薄，四肢不温等。

小儿素体虚弱，脾虚失运，气血不足，筋脉失养，故四肢时见抽搐，角弓反张；气血亏虚，不能上荣，故见面色萎黄；脾气虚弱，故见形神疲倦，四肢不温；脾虚运化无力，水湿下趋肠道，故见大便稀薄。此乃脾阳虚弱，虚风内动而然。法当温中化痰息风。治宜醒脾散：

党参 10 克　茯苓 10 克　炒白术 10 克　陈皮 10 克　广木香 10 克　炙甘草 10 克　全蝎 10 克　白附子 4 枚　法半夏 10 克　陈仓米 100 粒　制南星 1 枚

上 11 味，共研为细末收贮备用。每用时取药末 3 克，以生姜 6 克、大枣 2 枚（擘）煎水冲服。

方中取党参、白术、茯苓、甘草、生姜、大枣、陈仓米健脾益气，温中和胃；取陈皮、广木香行气，以防过补致滞；取全蝎息风；取白附子、法半夏、制南星化痰。共收温脾、息风、化痰之功。

（五十）麻疹

麻疹，是一种流行于冬春两季的急性热性传染性疾病，多发生于小儿，成年人亦时有病及者。其病一旦发生，就可能在一个区域内广泛流行，小儿几无一幸免者。

麻疹乃热毒发于肺、胃。初起颇似感冒，症见发热，微恶寒，喷嚏，鼻塞，流涕，咳嗽无痰或少痰，口渴，目赤而眼泪汪汪，但耳垂冷、中指冷为异。第3天开始在两耳下方出现红色小丘疹，扪之碍手，形如麻粒，故称为“麻疹”。继之胸背面颊以至全身皮肤在3天内均出现红色小丘疹。随皮肤疹子的出现，其恶寒、喷嚏、鼻塞、流涕、眼泪汪汪等症旋即消失，而发热之症则始终存在。其疹点以红活为正，淡红乃正气不足，暗红为毒盛。疹见3天出齐全后，即循两耳后下方、胸背面颊、以至全身皮肤之序依次消退，3天消干净。麻疹无变故者，全过程为8天左右。

患麻疹的全过程中，要注意室内保持清洁和空气流通，但患儿必须始终避风，防止风吹。室内禁忌烟、酒、葱、蒜、韭、辣椒和鱼、肉、鸡、鹅以及臭恶等气味。注意常以米泔汁洗患儿口腔，用芦根、地骨皮煎水代茶饮，并以葛粉糊代粥喂患儿，可清热解毒，减轻病情，防止某些兼证的发生。

麻疹的治疗，基本上分为两个阶段，即疹点未出齐以前，宜以宣散透表为治，且不可滥投苦寒，有碍透疹；疹点出齐以后，宜清热解毒为治。麻疹轻而顺者，只需加强护理，也可不服药；若麻疹内陷，出现逆证，则应谨慎对待。

1. 疹点出齐以前

(1) 出疹前期　症见发热，微恶寒，鼻塞，流涕，喷嚏，咳嗽，眼珠红赤，畏光，眼泪汪汪，倦怠思睡。

因感染时毒，邪伤肺卫，故出现发热恶寒，鼻塞流涕，喷嚏咳嗽等一系列卫分症状。眼珠红赤、畏光、眼泪汪汪是感染麻疹毒邪的特殊表现。治宜辛凉透疹，用宣毒发表汤：

升麻5克　葛根6克　前胡5克　杏仁5克(去皮尖，炒，打)　桔梗5克　枳壳5克　荆芥5克　防风5克　薄荷5克　木通5克　连翘5克　牛蒡子5克　淡竹叶5克　生甘草3克

上14味，加水适量，煎汤去渣，取汁温服。日1剂，服2次。

方中升麻甘辛微寒，与葛根配合，不仅解肌清热，而且最能透疹。荆芥、防风、薄荷、牛蒡子俱为表散之品，可加强透疹的力量。连翘、竹叶、木通清热解毒，前胡、杏仁、桔梗止咳理肺，枳壳行气，生甘草解毒并调和诸药。全方可发表透疹解毒，适用于麻疹初起欲出未出之时。

还可用下列单方，帮助透疹：

①芫荽1把，鸡蛋1枚打碎搅匀

上2药共炒，随意吃，不拘时。

②香椿1把，鸡蛋1枚打碎搅匀

上2药共炒，随意吃，不拘时。

③黄花30克　鸡蛋1枚打碎搅匀

上2药共炒，随意吃，不拘时。

(2) 出疹期　发烧3天后，口腔黏膜及耳后最先出现疹点，而后发际、颈部，渐及头额颜面、胸腹四肢，最后见于手足心。疹色鲜红至暗红，同时出现壮热，烦渴，咳嗽加

剧，烦躁嗜睡，目赤多眵。

因邪毒内郁，肺部蕴热，正邪交争，内热炽盛，故见壮热、烦渴、咳嗽，且从上至下出现皮疹，疹色先红后暗，先疏后密。此时宜甘寒清热，佐以透表，用升麻葛根汤加味：

升麻 6 克　葛根 6 克　赤芍 5 克　甘草 5 克　荆芥 5 克　防风 5 克　薄荷 5 克　连翘 5 克　桔梗 5 克　牛蒡子 5 克　玄参 5 克

上 11 味，加水适量煎药，汤成去渣，取汁，适寒温服，日 1 剂，服 2 次。

方中用连翘清热解毒，赤芍清热凉血，玄参清热滋阴，升麻、葛根透疹，荆芥、防风、薄荷、牛蒡子解表，桔梗止咳理肺，甘草调和诸药。全方清热透疹双管齐下，适用于麻疹尚未全透者。

2. 疹点出齐以后

疹点依次消退，发热渐退，精神逐渐恢复，胃纳转佳，四五天后疹点完全消失。

是为邪退正复之顺证，此时肺胃阴津受损，治宜滋养阴液，清化余热，用沙参麦冬汤：

沙参 6 克　玉竹 6 克　生甘草 5 克　冬桑叶 4 克　麦冬 6 克　天花粉 5 克　玄参 6 克

上 7 味，加水适量煎药，汤成去渣，取汁温服。日 1 剂，服 2 次。

方中用沙参、麦冬清养肺胃，玉竹、花粉生津解渴，玄参清热滋阴，生甘草清解余毒，配以桑叶轻宣燥热。全方清养肺胃，润燥生津，适用于麻疹消退期。

3. 麻疹内陷

（1）正气虚弱，麻疹内陷　症见肤色苍白，疹点暗淡不红，昏睡肢厥。多见于体质虚弱，发育欠佳的儿童。

因正气虚弱，无力透邪外出，故疹点暗淡，肤色苍白。麻毒内陷，蒙蔽清窍故昏睡肢厥。治宜益气透疹，用升麻葛根汤加味：

升麻 6 克　葛根 6 克　赤芍 6 克　甘草 5 克　生黄芪 10 克　党参 5 克

上 6 味，加水适量煎药，汤成去渣，取汁温服，日 1 剂，服 2 次。

方中用生黄芪、党参益气，助发表透邪之力；升麻、葛根解表透疹；赤芍和血；甘草解毒。诸药合用，益气透疹，适用于正气虚弱引起麻疹内陷者。

（2）邪毒炽盛，闭肺内陷　症见疹点突然全部隐没，色见紫黯乌黑，壮热，呼吸急促，鼻翼煽动，口唇青紫。

此为麻疹内陷凶险之候。因邪毒内陷，故疹色紫黯乌黑。邪毒炽盛，故壮热不已。麻毒内陷闭肺，故呼吸气急，鼻翼煽动，口唇青紫。治宜清热泻火解毒，用黄连解毒汤加味：

黄连 6 克　黄柏 6 克　黄芩 6 克　栀子 6 克　升麻 5 克　芦根 15 克

上 6 味，加水适量煎药，汤成去渣，取汁温服，半日 1 剂，服 2 次。

方以黄连、黄柏、黄芩、栀子苦寒之品，泻其火热炽盛之邪，加升麻解毒，芦根清热益肺，顾护肺气。全方泻火清热，滋阴解毒，适用于毒邪炽盛，麻疹内闭之证。

【案例】

患儿某，男，4 岁，住湖北省枣阳市农村。1951 年 3 月某日就诊。3 天前患儿两耳下方开始出现红色小疹点，继而面颊、胸背以至全身出现麻疹，伴咳嗽、身热、口渴。中午突然发生全身麻疹隐没不见，色变紫黑，烦躁，气息喘急，鼻翼煽动，神识不清，口鼻干燥，舌苔黑黄，指纹紫黑，伸达命关。乃热毒盛极，麻疹内隐。治宜急予泻热解毒，促疹外现，拟方黄连解毒汤加味：

黄连 6 克　黄柏 6 克　黄芩 6 克　栀子 6 克（打）　升麻 5 克　芦根 15 克

以水煎服，日 2 次。

药服 1 次后，麻疹旋即尽出于皮肤，色红疹全，气平神清。后遂应期消退，病获痊愈。

按：麻疹热毒发于肺胃，侵及血分，故证见发热、口渴、咳嗽、全身皮肤出现麻粒样红疹。麻疹见于皮肤，乃毒热外出之象。其常于 3 日内循耳下、面颊、胸背、全身之序陆续出全，疹色红活，而后又于 3 日内依次逐渐消退，此即为顺证。如其热毒极盛，气血不清，无以导邪毒外出于皮肤，则麻疹隐没，色变紫黑，成为逆证。本案即属此种情况，由于热毒内盛则口鼻干燥，舌苔黑黄，且指纹紫黑达命关。热扰心神，故烦躁不安而神识不清，热毒伤肺，肺气欲绝，故气息喘急而鼻翼煽动。其病势已危，急宜大剂泻火热之邪毒，促麻疹外出。用黄连解毒汤加味，以黄连、黄柏、黄芩、栀子大苦大寒之品泻火清热，加升麻、芦根解毒清热，且护肺气。药后热得解，毒得清，麻疹尽出而病获愈。

4. 麻疹鼻衄、齿衄

在麻疹出没过程中，出现鼻衄或齿衄。鼻衄即鼻孔出血，齿衄即齿龈出血。

肺开窍于鼻，齿龈属胃。麻疹热毒过盛，迫血妄行，出于肺窍之鼻或胃主之齿龈。治宜凉血清热，泻火解毒，用黄连解毒汤加味，或犀角地黄汤加味。

黄连解毒汤方加味：

黄连 6 克　黄芩 6 克　黄柏 6 克　栀子 6 克（打）　生地 6 克　玄参 6 克　芦根 15 克　大青叶 6 克　茅根 6 克

上 9 味，以水适量煎药，汤成去渣，取汁适寒温服，日 1 剂，服 2 次。

方中用黄连、黄芩、黄柏、栀子清热泻火，大青叶、芦根清热解毒，生地、玄参、茅根清热凉血，茅根并能凉血止血。

犀角地黄汤加味：

水牛角片 15 克（先煎 1 小时）生地 6 克　赤芍 6 克　丹皮 6 克　升麻 5 克　芦根 10 克　玄参 6 克　大青叶 6 克　茅根 6 克

上 9 味，加水适量，煎汤去渣，适寒温服，日 1 剂，服 2 次。

方中水牛角清热凉血解毒为君，赤芍、丹皮清热凉血，升麻、大青叶清热解毒，生地、玄参、芦根清热滋阴，茅根清热滋阴凉血止血。

以上两方用后，热可清，毒可解，衄血可止。

5. 麻疹咽喉疼痛

麻疹出没过程中，咽喉疼痛，甚至吞咽受阻，痹塞不通。

麻疹热毒太盛，灼伤咽喉，致咽喉疼痛。吞咽受阻，甚至痹塞不通，治宜解毒开痹，清利咽喉，桔梗汤加味：

桔梗 5 克　甘草 7 克　升麻 6 克　玄参 6 克　大青叶 6 克　射干 5 克　牛蒡子 4 克　麦冬 6 克

上 8 味，加水适量煎药，去渣取汁温服，日 1 剂，分 2

次服。

方中用大青叶、射干清热解毒；玄参、麦冬清热滋阴；桔梗、射干、甘草清利咽喉；升麻、牛蒡子散热并亦可利咽。合而共同可治麻毒太盛、灼伤咽喉的咽喉疼痛。

6. 麻疹牙疳

麻疹后期，出现牙龈肿痛，甚至溃烂。其发展迅速，病势危急者为走马牙疳。

证因热毒壅于肺胃，上熏于牙龈所致。治宜清解余热，用升麻葛根汤加味：

升麻 6 克　葛根 6 克　赤芍 6 克　生甘草 6 克　麦冬 6 克　玄参 6 克　石斛 6 克　知母 6 克　石膏 8 克

上 9 味，加水适量煎药，汤成去渣，取汁温服，日 1 剂，服 2 次。

方用升麻葛根汤解毒；加知母、玄参、石膏清解余热；麦冬、石斛滋养肺胃。另外配合冰硼散外涂，可治麻疹牙龈溃烂。

如果牙龈溃烂，成走马牙疳之势，可用子午虫在瓦上焙干研末，加冰片少许，和匀，撒布于患处。子午虫形状如蚕，寄生于丛生植物牛王刺之中，每于子时和午时出现，故称子午虫。

7. 麻疹下利

麻疹大便稀溏，每日 1~2 次，不足为患，可勿药。如泄出水样便，且 1 日数次，则当辨其病因病机治之。

（1）火热内结，迫液下流　大便泄出黄水，肛门有热感，小便黄，口渴，苔黄，唇红。治宜升清泄火，拟葛根黄连黄芩汤加味：

葛根 6 克　黄连 6 克　黄芩 6 克　升麻 5 克　天花粉 6

克　甘草5克

上6味，加水适量煎药，去渣取汁温服，日1剂，服2次。

方中黄连、黄芩清热泻火；葛根、升麻升提清气；天花粉清热生津，以弥补损失的津液；甘草调和诸药。全方清热泻火，滋液升提，适用于火毒内结引起的麻疹下利之证。

（2）脾不转输，水谷不分　大便泄水，小便频数短少色黄，口渴，苔白。治宜急开支河，分利水谷，四苓散加味：

炒白术6克　茯苓6克　猪苓5克　泽泻5克　鲜车前草10克　滑石8克

上6味，以水适量煎药，汤成去渣，取汁温服，日1剂，服2次。

方中用白术、茯苓健脾益气，以增强脾之运化功能；猪苓、泽泻、车前草、滑石利小便以实大便。本方适用于脾虚转输不利之麻疹下利之证。

8. 麻疹后咳嗽

麻疹后仍咳嗽不已，少痰。乃因余热未清，治宜清肺滋阴，用养阴清肺汤：

生地6克　麦冬6克　玄参5克　贝母3克　丹皮3克　白芍6克　薄荷3克　生甘草3克

上8味，加水适量煎药，汤成去渣，取汁温服，日1剂，服2次。

方中用生地、麦冬、玄参养阴清热；丹皮清热凉血解毒；贝母开肺化痰止咳；薄荷宣肺达邪；生甘草清热解毒。诸药合用，有养阴清肺之功，适用于麻疹后余热不清所致的咳嗽不已。

（五十一）蛔虫病

蛔虫病主要是由于吃了不清洁带有蛔虫卵的食物所引起的一种肠道疾病，根据虫的多少，病人体质的差异，会出现不同的病理变化，临床上表现出不同的类型。

1. 一般蛔虫证

常见的蛔虫病，症见腹痛，消瘦，食欲不振，喜搔挖鼻孔，睡眠时磨牙，眼睛巩膜常出现蓝色青斑等。

蛔虫积于肠道，扰于腹内，腑气不通，故见腹痛；虫损脾胃，运化无力，肌体失养，则见食欲不振，消瘦。风生虫，风邪上扰，故见喜搔挖鼻孔；风气通于肝，肝主筋，阳气者，柔则养筋，夜晚阳气入内，筋脉失养则挛急，故睡眠时磨牙；肝色青，开窍于目，故见眼睛巩膜出现蓝色青斑。此为蛔虫积滞于体内，法当杀虫通下，拟方：

槟榔 30 克　广木香 6 克

上 2 味，以适量水煎药，汤成去渣，取汁温服，日 2 次。

方中重用槟榔杀蛔，行气，泻下；取广木香行气，以助通泻之力。

2. 吐蛔

症见病人烦闷呕吐，时常吐蛔，腹痛时作，手足不温等。

蛔虫喜温而恶寒，今脏寒蛔虫不宁，于是由肠道上移于胃，以去寒而就温，胃热则其气上逆，于是症见呕吐，蛔虫也随之吐出，故见吐蛔；脏寒则蛔虫不宁而时时窜动，故见腹痛时作，烦闷；内脏寒冷，阳气不通，故见手足不温。此乃肠寒胃热，蛔动不宁所致。法当温脏安蛔。治宜乌梅丸，改丸为汤：

乌梅 10 克　黄连 8 克　制附片 10 克　黄柏 8 克　干姜 10 克　蜀椒 8 克（去目）　桂枝 10 克　细辛 6 克　党参 10 克　当归 10 克

上 10 味，以适量水煎药，汤成去渣，取汁温服，日 2 次。

方中取乌梅酸以安蛔；取附片、干姜、细辛、桂枝、蜀椒温脏通阳；取黄柏、黄连清胃热，降胃逆；取党参、当归补养气血，扶助正气。

3. 脾虚夹蛔

症见脐周轻微疼痛，时痛时止，消瘦，食欲不振等。

虫量不多，虫动则腹痛，痛而不甚，时作时止；脾胃虚弱，运化无力，故见食欲不振，消瘦。此乃脾胃虚弱，兼夹蛔虫。法当健脾益气杀虫。治宜五味异功散加味：

党参 10 克　茯苓 10 克　炒白术 10 克　陈皮 10 克　炙甘草 10 克　使君子肉 6 克

上 6 味，以适量水煎药，汤成去渣，取汁温服，日 2 次。

方中党参、茯苓、白术、陈皮、甘草是谓五味异功散，以之健脾益气和胃；取使君子肉杀蛔虫。

4. 蛔虫消渴

症见腹痛，口渴善饮，小便量多等。

蛔虫内积，损伤脾胃，运化失常，津液不能上承，则口渴善饮；饮则不能消化而出前阴，则小便多；蛔虫扰动则腹痛。此乃蛔虫内扰所致；法当杀虫；治宜苦楝根麝香丸：

苦楝根白皮 30 克　麝香 1 克

上 2 味，先将苦楝根白皮研为极细末，加入麝香研匀，炼蜜为丸如绿豆大，收贮备用。每用时，根据患儿大、小，每次取 1~5 克，温开水送下。

附方：

炒白术 8 克　茯苓 6 克　雷丸 6 克　使君子 6 克　芜荑 5 克　榧子 6 克　广木香 4 克

上 7 味，以适量水煎药，汤成去渣，取汁温服，日 2 次。健脾杀虫。

【案例】

患者某，男，3 岁，住湖北省洪湖县某农场。因江堤溃口而暂移居嘉鱼县农村，1969 年 10 月某日就诊。患儿形体消瘦，腹大如鼓，时因腹痛而哭叫。有屙蛔虫史，两目显蛔虫斑点，口渴引饮，小便频数，量多色清，大便泄水，食欲差。病乃蛔虫消渴，治宜健脾杀虫，拟方：

炒白术 10 克　芜荑 5 克　雷丸 6 克　使君子 6 克　榧子 6 克　茯苓 6 克　广木香 4 克

上 7 味，以适量水煎药，汤成去渣，取汁温服，日 2 次。

2 日后复诊，服上方 2 剂，饮水、多尿之症皆有减轻，仍拟原方续服。

按：《说文 · 风部》说："风动虫生。"《华氏中藏经》卷上第十八说："虫者，乃血气食物相感而化也。"是食物不洁，感风气而化生为虫也。肝为风木之脏，肝木不和，郁而生风，血气食物感之则化而生虫。虫居肠间，损人气血，则其形体消瘦。虫聚于内，气机壅塞，则其腹大如鼓。风有作止，虫亦应之以动静，则其腹痛时发。风燥之邪躁扰甚于上，则口渴引饮；肝木之气疏泄甚于下，则小便量多。水灾迁徙，饥饱未适，脾胃受伤，故食欲差而大便泄水。前人于蛔虫消渴之病，皆主以楝根白皮、麝香二物为丸服之，余以其正甚虚而邪甚实，遂拟健脾杀虫法，用白术、茯苓健脾扶正，广木香行气以利气机，雷丸、使君子、芜荑、榧子杀虫祛邪，药服2剂，其饮水、多尿均减轻，仍拟原方续服。惜余旋离开嘉鱼而未能看到其治疗结果，甚憾！

（五十二）痒疹

痒疹是好发于春季的一种皮肤病，多为风邪为患。症见皮肤上突然出现形如粟粒或针头样高于皮肤的小丘疹。或散在，或成片，摸之碍手，疹色正红或浅红，瘙痒难忍。

风邪袭表，营卫气血运行不畅，故皮肤上出现形如粟粒样丘疹，摸之碍手；风性善行数变，故来势快，瘙痒；气血瘀阻，故疹色红，此为风邪侵袭肌肤所致。法当养血活血，疏风解表，拟方：

当归10克　赤芍10克　炒枳实10克　川芎10克　荆芥10克　防风10克　桔梗10克　茯苓10克　甘草8克

上9味，以适量水煎药，汤成去渣，取汁温服，日2次。若兼见体弱脉虚，加党参10克。

方中取荆芥、防风祛风散邪；取桔梗、枳壳疏利气机；肝藏血主风，血虚则生风，故取当归、川芎、赤芍养血活血；取茯苓宁神；甘草培土，意在先安未受邪之地，且甘草调和诸药。若兼见体弱脉虚，则加党参匡扶正气而助祛邪之力。

【案例】

患者某，女，17岁，住武汉市武昌区，学生，1992年

4月某日就诊。发病3天，全身散在性起芝麻样红色小丘疹，发痒，苔薄，脉虚。为风邪外袭，结于皮肤，治宜活血祛风，拟方：

防风10克　荆芥10克　炒枳实10克　茯苓10克　川芎8克　桔梗10克　当归10克　赤芍10克　炙甘草10克　党参10克

上10味，以适量水煎药，汤成去渣，取汁温服，日2次。

按：治风先治血，血行风自灭，以当归、川芎、赤芍养血活血；荆芥、防风祛风散邪；枳实、桔梗疏利气机；茯苓宁神，甘草调和诸药。共奏活血祛风之效。加党参者，以其脉虚，故加之以助正气而去邪也。服药2剂而愈。

（五十三）带状疱疹

带状疱疹是一种较为常见的皮肤病。发病时，病变部位的皮肤疼痛，有红斑水疱，水疱聚集成群如带状，故称带状疱疹。因多发于腰部，故中医又称为缠腰火丹。

带状疱疹一病，中医学早有认识，《五十二病方》中称为“大带”。《诸病源候论》中称为“蠼螋尿”。是由于湿热蕴积所致。

本病初起时病变皮肤先有带索状刺痛或烧灼痛，然后痛处发红，并发出密集成群而如绿豆大小的水疱，水疱聚集于一处或数处，水疱间皮肤正常。5~6天后水疱从透明转为混浊，10天左右结痂。水疱破裂可有糜烂。结痂脱落后不留疤痕。本证常伴剧烈疼痛，有些患者在皮疹消失后仍遗留较长时间的疼痛。疱疹除发于腰部外，也常见于胸胁及颈项头面部。

因为该病以皮肤疼痛与红斑水疱为临床特点，故治疗以清热利湿解毒为大法。可用以下方剂：

1. 龙胆泻肝汤

龙胆草 10 克　黄芩 10 克　栀子 10 克　泽泻 6 克　木通 6 克　车前子 8 克　当归 8 克　生地 10 克　柴胡 6 克　甘草 6 克

上 10 味，加水适量，煎汤，取汁，去渣，温服，日 1 剂。

本方功能清泻肝火，清利湿热，可治一切由肝经湿热引起的痈肿疱毒，也适用于带状疱疹的初期与中期。

方中龙胆草大苦大寒，泻肝胆实火，除三焦湿热；黄芩、栀子苦寒泻火；木通、泽泻、车前子清利湿热。火盛必劫阴液，故用生地、当归滋养肝血，使邪去不伤正。柴胡条达肝气，甘草和中解毒，并调合诸药。用后可使肝火降，湿热清，则诸症可除。

2. 鱼腥草煎

鱼腥草 30～50 克

上 1 味，加水适量，煎汤，取汁，去渣，温服。日 1 剂，分 3 服。

鱼腥草味辛性微寒，功能清热解毒，利尿通淋，是消痈排脓的要药。据药理实验证明，鱼腥草可抑制多种致病菌及病毒，还有镇痛，止血，抑制浆液分泌，促进组织再生作用。带状疱疹由湿热毒气所致，疱疹中有大量浆液，一旦破溃即糜烂如痈肿，且自始至终伴有疼痛，鱼腥草正可针对以上症状进行治疗。

3. 外用方

熟石膏 3 克　黄连 3 克　黄柏 3 克　冰片 0.3 克

上 4 药，共研细末，水调敷患处。

带状疱疹，患部常有火辣样疼痛，异常难受，愈后又每留有程度不同的或痛或痒之后遗症。余十数年前曾见一例女性患者，年 40 岁左右，病带状疱疹愈后，凡患过带状疱疹之部位即身体右侧胸胁连及腰部日夜瘙痒不已，其皮肤亦变黑变硬。而中医药治疗此病，则有较优良之效果，治疗得时可以大大缩短病程，且少有后遗症，即有也较轻而为时亦短。中医药方法多样，简便易行，颇适宜于广大农村。方用新鲜“蕺菜”全草俗名“鱼腥草”一把洗净，捣烂，遍敷疮上，用纱布条固定，其疼痛就会立即消失，一日换一次药，三五日内可以痊愈。或用喜生长在下湿地之新鲜“蘩蒌”全草即俗称“鸡肠草”者一把，洗净捣烂敷之，一如蕺菜外敷法亦可。如“蕺菜”“蘩蒌”等鲜草一时难觅者，可用熟石膏研末，加少许梅花冰片研匀，冰开水调敷患部。热毒甚者，内服“龙胆泻肝汤”。根据湖北省应山县（现改为“广水市”）三里河按摩研究所经验，用按摩方法治疗带状疱疹，1 日按摩 2 次，亦可在 1 周（7 天）内痊愈。

（五十四）疔疮

疔疮是发病迅速而危险性较大的一种皮外科疾病。面口、四肢均可发生，而以发生颜面者尤为危险。如果治疗不及时或治疗方法不得当，容易出现疔疮走黄，危及生命。

疔疮初起，症见皮肤上出现粟粒样小颗粒，或红或乌黑，不痛，或痒或麻；随后渐渐出现红肿，根深坚硬，如钉丁之状等。

火热之毒壅聚于肌肤，血络被灼，气血不行，故先见如粟粒样小颗粒，或痒或麻之疔疮；火毒转甚，则其疮下部现红肿，且根深坚硬。此乃火热之毒所致；法当泄火解毒，佐以凉血；治宜黄连解毒汤加味：

黄连 10 克　黄芩 10 克　黄柏 10 克　生地 15 克　当归 10 克　红栀子 10 克　赤芍 10 克

上 7 味，以适量水煎药，汤成去渣，取汁温服，日 3 次。

方中取黄连、黄芩、黄柏、栀子苦寒清热，泻火解毒；取生地、当归、赤芍凉血养血活血。合奏清热解毒，凉血活血之效。

单方：

疔疮初起时，先用竹针将疮头挑破，使之见血不出血（切忌用铁针）。

再取麝香少许，点于挑破的疮面上，外用普通膏药固定。过 1~3 天化脓则愈。

【案例】

患者某，女，34 岁，住武汉市武昌区，某高等学校职工。1974 年夏月，上唇部生一疔疮，麻木而肿，经用青霉素注射治疗，其疮即消，旋又生一疔疮于口唇，再用青霉素注射治疗，又消；继而口唇又生一疔疮，口唇肿起，或麻木，遂就诊于余，拟黄连解毒汤加味治之。

黄连 10 克　黄芩 10 克　黄柏 10 克　栀子 10 克　生地 12 克　当归 10 克　赤芍 10 克

上7味，以适量水煎药，汤成去渣，取汁温服，日2次。

按：《素问·至真要大论篇》说：“诸痛痒疮，皆属于心。”心火炽盛而成火毒。而脾则藏营，其华在唇，火毒灼营，故疔疮生于脾华之口唇，形成“唇疔”，治以泻火解毒。黄连解毒汤方，用黄连、栀子泻心火；心为君火，三焦为相火，相火代君火行令，用黄芩泻三焦之相火，泻相火即所以泻君火；用黄柏泻肾火以护肾水，水火相济，肾水旺则可以制心火；脾属土，以肺金为子，而栀子亦泻肺火，实则泻其子，泻肺火即所以泻脾火。且连、柏、芩、栀四者皆苦寒，苦入心而寒胜热，合用之则大泻火毒。加生地、赤芍、当归凉血活血，助黄连解毒汤解毒清营以愈疔疮。药服3剂，疔疮消而至今未再发生。

《素问·生气通天论》说：“高粱之变，足生大丁。”此文“高”读若“膏”、“粱”读若“粱”、“丁”读若“疔”，皆用假借字也。谓膏粱厚味之人，内有滞热，引起血气变动，则足以发生疔疮。疔疮，乃热毒郁结所致，喜生于口唇周围，西医学上称之为“危险三角区”，初起时以“麝香当门子”治法及早治疗，原本易愈，惟其初起，木而不痛，每使人忽略而不介意，且喜以手触摸之，不予及时治疗，致其热毒扩散，充斥于头面经络，满面肿大，呈现所谓“疔疮走黄”者，则有生命之危险矣，必以大剂“黄连解毒汤”内服，重量药清其热，解其毒，或可挽救于垂危之中也。

余早年曾见有医生用艾灸法以治疗疔疮。艾灸乃温热之性，适足以增强疔疮之火毒，岂有治愈疔疮之效哉！这正如战国孟轲所说之：“齐人揠苗助长”一样，是“非徒无益，而又害之”也。

（五十五）咽喉疼痛

咽喉疼痛指以咽喉疼痛为主症的一类病证，不包括喉痈、喉瘤、喉痧、喉息肉等病所致的疼痛，也非外感时兼有的咽喉疼。

咽喉连于肺胃，为肺胃之系属，又是诸经行聚之所，故不论感受外邪，还是内伤脏腑，病变常反映于咽喉。从病理上分析，一般可分为风、火、痰、虚四种类型，宜分别情况，辨证论治。

1. 燥热咽喉疼痛

咽喉干燥疼痛，口渴欲饮，大便干，小便黄，或兼有声音嘶哑。

因燥热内蕴，或用嗓音过度，热邪上炎，燔灼咽喉，耗伤津液，故出现咽喉干燥、疼痛、嘶哑、口渴等症。大便干、小便黄亦为燥热引起。治宜清热滋阴，润燥利咽，用玄麦甘桔汤加味：

玄参 10 克　麦冬 10 克　桔梗 10 克　甘草 10 克　升麻 10 克　薄荷 8 克（后下）胖大海 10 克

上 7 味，加水适量，煎汤去渣，取汁温服。日 1 剂，服 2 次。

方中以玄参、麦冬清热滋阴；薄荷、升麻疏散风热；桔梗、甘草、胖大海清利咽喉。本方清热利咽，适用于咽喉疼痛症状较轻者。

2. 火毒咽喉疼痛

咽喉刺痛，起病急促，咽喉肿胀焮红，吞咽困难，舌红苔黄，脉洪数。

火毒内蕴，上出于咽喉，故咽喉刺痛，肿胀焮红。火毒结于咽喉，气机不利，故吞咽困难。舌红苔黄，脉洪数俱为火毒内盛之象。治宜清热解毒利咽，拟方：

连翘 12 克　栀子 10 克　黄苓 10 克　升麻 12 克　射干 10 克　桔梗 10 克　甘草 10 克　木通 10 克　白芍 10 克　羚羊角 0.5 克（研末冲服）

上 10 味，加水适量，煎汤去渣，取汁，兑入羚羊角粉，适寒温服。日 1 剂，服 2 次。

方中用连翘、栀子、黄芩清热；升麻、射干、甘草解毒；桔梗开提肺气；木通通经络，开闭塞，导热从小便出；白芍和营利下；羚羊角既清热又解毒。本方清热解毒之力较强，适用于咽喉疼痛症状较重者。

另外在治疗时，还可配合针刺，在两手大拇指内侧端少商穴放血。

3. 痰湿咽喉疼痛

咽部隐痛不适，似痰阻于咽喉，咳吐不爽，伴头晕，胸闷，舌苔腻。

因痰湿壅盛，阻于咽部，气机不畅，故咽部隐痛不适，并有头晕、胸闷等症。治宜化痰降气，用二陈汤加味：

法半夏 10 克　陈皮 10 克　茯苓 10 克　甘草 10 克　贝母 10 克　射干 10 克

上 6 味，加水适量，煎汤去渣，取汁温服。日 1 剂，服 2 次。

方中以半夏、陈皮化痰理气降逆，茯苓淡渗利湿，射干清利咽喉，贝母化痰散结，甘草调和诸药，合用可化痰散结，降气利咽。

4. 肺痨咽喉疼痛

素有痨病，又见咽喉疼痛，声音嘶哑，口渴，脉数。

是为肺阴虚，水源枯竭，肾中相火旺盛，虚火上炎，故咽喉疼痛，嘶哑，并口渴，脉数。治宜清热泄火，引火归元，用滋肾丸：

知母 30 克　黄柏 30 克　肉桂 3 克

上 3 味，加水适量，煎汤去渣，取汁温服，日 1 剂，服 2 次。

方以知母滋补肺肾之阴，黄柏清下焦之热，少佐肉桂以引火归元。本方药虽简单，组方严密，为滋肾阴泄相火之名方。

5. 肾虚咽喉疼痛

咽喉微痛，病程日久，伴口干，头晕耳鸣，腰酸，虚烦失眠，小便清长，两足不温。

证因肾虚，阴不敛阳，虚阳上浮，故咽喉微痛，口干，头晕耳鸣，虚烦失眠；阳虚于下，不能温化，故小便清长，两足不温。治宜补益肾气，用肾气丸加味：

熟地 18 克　山萸肉 10 克　山药 12 克　茯苓 10 克　泽泻 10 克　丹皮 10 克　附片 3 克　肉桂 3 克　地骨皮 10 克

上 9 味，加水适量，煎汤去渣，取汁温服，日 1 剂，服 2 次。

方中用熟地、山萸肉、山药、茯苓、泽泻、丹皮六味滋补肾阴，壮水之主以制上浮之阳；附片、肉桂温补肾阳以化气，并引上浮之火归元；加地骨皮清虚热，助上药阴阳平衡。全方滋阴补肾，清热制浮阳，适用于肾虚之慢性咽喉疼痛。

【案例】

患者某，男，56岁，干部，住武汉市，于1991年12月下旬某日就诊。发病已2年，咽喉不舒，有微痛感，左下大齿松动微痛，齿龈不红，小便清长，两足较冷，脉浮虚。病乃肾虚阳浮，上热下寒；治宜温补肾气，引火归元；拟方肾气丸加味，改丸为汤：

熟地20克　山药12克　枣皮12克　茯苓10克　丹皮10克　泽泻10克　炮附片3克　上油桂3克　淡大云10克　地骨皮10克

以水煎服，日2次。

药服5剂而病愈。

按：《灵枢·经脉》说："肾足少阴之脉，起于小指之下，斜走足心，出于然谷之下，下循内踝之后，别入跟中，以上腨内……其直者，从肾上贯肝膈，入肺中，循喉咙，夹舌本。"肾气亏虚，肾阳不藏而浮越于上，郁于肾脉循行之喉咙，下无阳气以温养，故见咽喉不舒而微痛，下则两足不温而寒冷。《素问·宣明五气》说："肾主骨。"《灵枢·五味论》说："齿者，骨之所终也。"是齿乃肾之所主，肾阳上浮，故其齿不固而松动，脉亦浮虚。病因虚热而非实火，故齿虽松动而齿龈不红。阳浮于上而下无阳热之化，故小便清长。此所谓"上热下寒"之证也。肾气丸方加味，用熟地、山药、枣皮、茯苓、泽泻、丹皮六味地黄汤滋补肾阴，附片、肉桂引火归元，助肾阳蒸动肾阴以化生肾气，加大云（肉苁蓉）补精以益肾，地骨皮补肾以清虚热，从而增强肾气丸方温补肾气以收敛浮阳之效，故药服5剂而病愈。

诊余漫话

（一）中医学理论体系形成的探讨

《黄帝内经》一书，是我国现存的一部最早的医学古典著作。它以五脏六腑为理论中心、以阴阳五行为思想指导，比较详细地论述了中医学有关人体生理、解剖、病理、病因、发病、诊断、治法和预防等方面的知识，有着比较系统而完整的理论体系。这个理论体系，具有着东方的特色，具有着辩证法的思想。现在本文试以历史唯物论的观点，就这个理论体系的形成加以探讨。

医药起源于劳动

按照马克思主义的历史唯物论的观点："人和禽兽不同的第一个根本的分界线，就在于劳动，就在于生产。"因此，

“人类的生产活动是最基本的实践活动，是决定其他一切活动的东西。”我们的祖先自从转化到人类，就有了医疗的活动，而他们的医疗活动，是建立在他们的生产活动的基础之上的，是依据他们的生产活动而进行的。

恩格斯说：“当我的祖先的两手，经过长期的改造与练习，而学会了制造石刀和类似极简单的工具的时候，猿转化为人的一个决定性的步骤便完成了。”这说明了人的生活，是从学会制造工具进行劳动生产而开始的。在这个人类社会的太古时期里，人们共同制造和使用着粗石器到精制石器的工具（还有木制、骨制的工具），以生产物质生活资料为目的进行采集渔猎到畜牧种植的活动。起初由于生产工具的原始，能获得的食物是很少的，经常受到饥饿的威胁，人们在饥不择食的情况下，见到什么吃什么，偶然吃到大黄而泻下，吃到麻黄而汗出，吃到藜芦而呕吐，吃到车前而尿多，并且吃到大黄泻下而腹胀减轻，吃到藜芦呕吐而胸闷消失，这样无意识地经过了若干万年的无数次的实践经验的积累，后来逐渐地意识到了这种现象，并有意识地把它用于医疗以消除人体的不和，这就发明了原始的古代医药。

人们在运用石器工具进行物质生活资料的生产活动中，常无意中被石器撞击到身体的某些部位而消失了某些疾病，如撞击到合谷部而齿痛告愈，撞击到列缺部而头痛遂已，在这样的长期生活实践中经过了不知多少万次之后，被人们所意识所发现并把它加以利用，就创造了我国古代的“针砭疗法”，所以《说文解字·石部》说：“砭，以石刺病也。”随着生产工具的不断改进，继而又有了骨针、竹针的运用。（到后来又发展到金属针，成了我们现在的“针疗法”）。

恩格斯说：“在人类历史的发轫期，发现了如何把机械的运动转成为热：摩擦生火。”古人在发明了火并利用火热取暖和烧烤食物以及保存火种的过程中，被火烧伤的事情是会常有的。由于人体某一部位的偶然烧伤，竟消除了人体的某一疾病，如烧伤了足三里的部位而腹泄停止，它和“针砭疗法”一样，在经过了若干万次以后，被人们所意识所发现并把它加以利用，这就发明了“温灸疗法”。在发明这个温灸疗法的当时，是直接用火在人体皮肤上进行而不间隔蒜片或姜片的（隔蒜灸、隔姜灸等，都是后来的事情），也不间隔其他任何东西。这种方法，至今在某种情况下仍然使用着，现在叫它“瘢痕灸”。

另外，人们在与毒蛇猛兽的斗争和部落之间的相互战争中，常常会有外伤，因此，用泥土、树叶、口涎等掩敷伤口的外治方法就有可能产生。现在在一些林莽丛生、交通阻塞的大山区里还可以看到这种原始疗法的痕迹。

巫的产生及其和医疗的关系

在上述的这个太古时期里，由于生产力的低下，人们的知识未能发达，对自然斗争软弱无能，因而对人的分娩、疾病、梦魇、死亡等现象和对其他的一些复杂的自然现象如风、雷、雨、冻、旱等一样都无法解释，于是就认为是世界之外另有一种“神灵”在发生作用。有了疾病就认为是鬼神在作怪，遂用祈祷的办法企图请求“神灵”护佑和帮助，以消除其疾病的折磨。后来由于生产力的提高，社会分工有了可能，便逐渐地产生了专门从事祷祝一类的“巫师”。

根据古代文献记载：“开明东，有巫彭、巫抵、巫阳、巫履、巫凡、巫相夹窫窳之尸，皆操不死之药以距之。”“大荒之中，有山名曰诅玉门，日月所入，有灵山巫咸、巫即、巫盼、巫彭、巫姑、巫真、巫礼、巫抵、巫谢、巫罗十巫从此升降，百药爰在。”是巫掌握了一定的民间医药经验，而以能和鬼神相通的姿态用祈祷的形式来给人治病，使原始的医疗活动披上了一层神秘的外衣，到殷商之时，更是被巫教的神学所笼罩。但是，经验医学的本身仍然保留着，并且在和巫祝的激烈斗争中一代一代地于实践中向下传递和向前发展。

我国古代唯物主义哲学思想的产生

我国社会进入到了周秦时代，由于社会生产力的不断发展，使各种自然科学如天文、历法、数学、医学等都取得了相当水平的成就，这就给唯物主义思想体系的形成具备了必要条件和科学根据，产生了朴素的唯物主义哲学，而这个朴素的唯物主义哲学的产生，又推动了当时的自然科学的发展。中医学当时就是在这种哲学思想指导下，把以前的医疗实践经验加以总结而发展起来的。

众所周知，在周秦时代，我国的一些古代唯物主义哲学家，从唯物主义的立场出发，在探讨天地万物构成的本源的过程中，为了打破西周以来的天命鬼神等宗教迷信观念，提出了很多唯物主义的解说。有的用阴阳两种气来解释一切自然现象的生成和变化；有的认为世界万物是水、火、木、金、土等五种原素所构成；有的提出了精气是构成世界万物的基本物质。如：

1. 阴阳说：阴阳学派通过长期的生产实践和社会实践，认为自然界也与人和动物一样，是由两性（阴阳）产生的。它以“近取诸身，远取诸物”的比类方法，从男女两性的差别，论及到人类以外的昼夜、寒暑、牝牡、生死等自然现象和社会现象，并从复杂的自然现象和社会现象中抽象出阴阳两个基本范畴。所谓“阳”，是代表积极、进取、刚强、阳性等特性和具有这些特性的事物；所谓“阴”，是代表消极、退守、柔弱、阴性等特性和具有这些特性的事物，而世界万物就是在两种对抗性的物质势力——阴阳的运动推移之下孳生着、发展着的，所以他们说：“男女构精，万物化生”，“凡人物者，阴阳之化也”，“阴阳者，天地之大理也”。

阴阳学派首而肯定了世界是物质的，“盈天地之间者，唯万物”，继而把千变万化复杂纷纭的事物抽象概括为阴阳一对基本原则。它探索了事物发展的内在原因，阐明世界万物都在对立统一的矛盾之中，受着阴阳总规律的制约。并由于对立统一的矛盾运动的推动，一切事物都在不断地发生变化、向前发展，而且发展到一定程度的时候，即向自己的对立方面进行转化。这种对世界万物生长变化过程的认识，反映了我国古代的唯物论观点和辩证法思想。

2. 五行说：水、火、木、金、土等五行，是人们日常生活中常见的和不可缺少的五种物质形态。五行学派在长期的生产实践中，在当时农牧业、手工业生产技术知识及其对水、火、木、金、土这五种物质性质比较深入观察和了解的基础上，逐渐地形成了“五行”观念。他们从生活生产的实践中认识到，世界上凡是单一的东西都是不能发展变化的，“声一无听，物一无文，味一无果，物一不讲”，因而在反对万物为神所造的那种陈腐观念而又不满足于单一的“水”等新观念，还要对事物更加分析入微，更加具体化一些的情况下，就用这五种为当时人们所常见而又不可缺少的物质形态，来概括客观物质世界的种种复杂现象，提出了水、火、木、金、土这五种最基本的物质是构成世界万物不可缺少的元素，所以他们说："先王以土与金、木、水、火杂，以成百物。"他们阐明了世界万物都是由于不同的"他"物和合变化而来，都是不同性质和作用的水、火、木、金、土五种物质所构成，且这五种物质的不同性质和作用的相互影响也是促成世界万物变化发展的动力，同时，这种事物的变化发展，又是按着这五种物质的不同性质和作用的相互关系的规律在向前进行。这种我国古代的五行学说，和上述的阴阳学说一样，既反映了我国古代唯物主义的世界观，也反映了我国古代朴素的辩证法思想。

3. 精气说：精气学派通过长期的生活生产实践的观察，尤其是对医学科学发展的观察，认为世界一切物质都是"精气"所产生，从而提出了精气是世界万物生成之本源的唯物主义观点。他们说："精气之集也，必有入也，集于羽鸟与，为飞扬。集于走兽与，为流行。集于珠玉与，为精朗（当作"良"）。集于树木与，为茂长。集于圣人与，为敻明。"

精气学派创造了这个具有流动性质的微小物质的精气为世界万物生成的本源的学说，比起用某些特殊性质的物质来说明所有的东西更加前进了一步。这一学说更有利于说明世界万物的物质性质及其统一性。由于这一学说在说明万物起源方面有它优越的地方，所以后来的许多唯物主义哲学家都继承了这一说法。

我国古代哲学和中医学的关系

从我国的丰富文献记载里，我们可以看到，我国古代的阴阳学说和五行学说，到后来在邹衍的哲学思想里合家了，而阴阳五行学说和精气学说迨至《吕氏春秋》一书的问世又被统一在一起。我国古代的这种哲学思想，影响着我国古代自然科学的发展。中医学理论体系就是在这种哲学思想影响下形成的。我国古代医学家，为了摆脱巫教神学的束缚，为了与巫教神学进行有力的斗争，为了使长期积累下来的医疗实践经验能够系统化，就在这种哲学思想的指导下，就用这种我国古代的唯物论的认识论和我国古代的辩证法的方法论，把我国古代散在零碎的医疗经验知识集中起来，加以总结，加以系统，使之上升到理论阶段，建立了中医学的理论体系，冲破了天命鬼神的宗教迷信观念，写出了一部伟大的医学巨著——《黄帝内经》，给中医学的不断发展奠定了可靠基础。

我们知道，在《黄帝内经》里，广泛地存在着这种哲学思想的反映。《黄帝内经》用这种哲学作为自己的思想指导，以论述医学上的问题。它提出了“精”是构成人体的基本物质。它说：“夫精者，身之本也。”这种“精”，也是生成人体各部组织的本源，而普遍存在于人体的各种组织之中。在人体不断生长发展而人体各部组织不断进行活动的过程中，这种精就不断地被消耗，也同时在不断地摄取饮食水谷之精对人体中的精气进行补充。因为“人之生”，没有精气的存在是不能设想的，而人体各部组织进行活动促成人体生长发展的过程中，又必须有赖于对精气的“用其新，弃其陈”，使其“日新”。这个精气的“用新弃陈”的过程，就是人体各部组织的功能活动促使人体生长发展的过程，而阴阳五行的运动则贯穿于这个过程的始终。在人体的各部组织中，都存在着阴阳五行的内容。阴阳五行是促进人体发展变化的动力。阴阳五行运动普遍存在于中医学的一切事物之中，并贯穿中医学一切事物发展过程的始终。

对待中医学必须用辩证唯物主义观点

从上所述，表明了中医学的理论是在和巫教神学天命鬼神的宗教迷信思想作尖锐的斗争之中成长、发展、创造出来的。它具有长期的医疗实践基础，它是唯物的，是用我国古代朴素的辩证法的思想观点在对中医学的内容进行论述。它阐述了中医学领域里的一切事物都是“变动不居”的，都是在不断运动、不断发展、不断变化的，如在临床治疗过程中就是“辨证施治”地“病万变药亦万变”。因而，在对待中医学的理论上，形而上学者是无法理解的，机械唯物论者也是无法理解的，只有辩证唯物主义者才能对它真正理解。所以在继承和发扬中医学遗产的事业上，离开了辩证唯物主义的观点是不行的。且由于中医学产生于我国古代，受着当时历史条件的限制，它的唯物论观点和辩证法思想只是朴素的，原始的，不完全的和不彻底的，甚至还杂有一些不纯的东西，也必须用辩证唯物主义的观点、一分为二的观点来对待它。辩证唯物主义是打开中医学宝库的锐利武器，是打开中医学宝库的唯一有效的武器，在继承和发扬中医学遗产的道路上，如果不以这个武器来武装自己的头脑是无法前进一步的。过去的事实已经证明：排斥了辩证唯物主义的立场、观点和方法来整理中医学遗产的就吃力不讨好，甚至还走到错误的道路上去了。

（二）论中医学辨证论治体系

我国的祖先通过数千年的生活实践和辛勤劳动，创造了伟大的中医学。这个医学，具有浓郁的东方特色，含有精深博大的辩证法科学。这份非常宝贵的文化遗产至今仍有强大的生命活力，我们必须予以继承、整理，并使之发扬光大。

我们的祖先为了生存，为了保持健康，在开始掌握劳动技能，有目的地进行生产活动之时，便伴随产生了原始的医疗活动。在长期的临床实践和医疗活动中，他们对医学现象或医学对象进行了缜密细致的观察；通过亿万次医疗经验的积累，发现了病人的每一临床现象都不是孤立存在的，而是与其他各种临床现象有着密切的联系，并且每一临床现象又都有着这种或那种的不同性质，其解除的方法也并不一样。因此，他们认识到：人体各种疾病，都是由不同致病因素在侵害着人体的不同部位；在疾病发生和发展的各个阶段，人体发生着各种不同的病理变化。因此，必须针对具体问题进行具体分析，即根据不同疾病发展的不同过程分别给予不同的处理方法。他们将这种认识深化以后，在当时的哲学思想指导下，经过精炼提升，逐步把各种疾病发生发展的普遍规律抽象和概括了出来，创造性地确立了我国所特有的阴阳五行、脏腑经络、营卫气血以及六淫七情等一整套医学基本理论，从而为中医临床“辨证施治”奠定了牢固的基础。

什么是辨证施治呢？就是在中医学基本理论的指导下，根据病人的临床表现辨别其病症的性质（病机），并依据辨别出来的病机确立治疗方法。这既是中医学的特点，也是其精髓，是其灵魂。中医学认为，人体发病，都有一定的内在因素和外在因素；而发病后人体所表现出来的所有临床现象都不是孤立的，而是与其他临床表现有着密切的内在联系，每一临床症象都不是彼此隔绝、互不关联的，而是互相联结贯穿的，各种临床症状的出现，也不是杂乱无章的，而是一个有其发生、发展内在规律的统一体。因此，临床上的“施治”，必须“辨证”，而“辨证”则又必须在中医学的基本理论指导下进行。这就是中医学所讲的整体观念，里面涵有非常宝贵的辩证法思想。

根据辩证唯物论的认识论，人们对于客观事物的认识，总是由低级到高级，由感性认识上升到理性认识。感性认识只是人们对事物表现现象的认识，并不能直接揭示和引导人们把握事物的本质，了解事物内部的运动规律。只有人们运用正确的思维方法，通过对事物各方面反映的现象加以分析归纳和综合研究之后，使感性认识上升到理性认识，才能认识事物的本质，真正掌握客观事物运动及其变化的规律。中医学在临床活动中，运用望、闻、问、切“四诊”方法，全面搜集和掌握有关疾病的各种情况，然后以中医学基本理论为指导，对占有资料进行细致的研究分析，找出疾病的本质，并据以确立其治疗疾病的方针。例如，在临床医疗活动中，当收集到头痛、项强、发热、恶风、汗出、脉浮缓等证象时，并不能理解它是一个什么病证，也不了解它的发生原因，只有当我们把它用中医学的理论认真思考一番，并加以整理、研究之后，我们对它具有了理性认识，才会懂得这是“中风病”，是风邪中于人体太阳经，使太阳经所总统的营卫二气不相和谐的“表虚证”，才能判别它和伤寒病的头痛、项强、发热、恶寒、无汗而喘、脉浮紧的所谓“表实证”的麻黄汤方的证治不同。

唯物辩证法告诉我们，矛盾是普遍存在于事物发展的一切过程中，又贯穿一切过程的始终，善于抓住主要矛盾，是解决问题的关键。中医学的辨证施治，就是将一切有关的临床资料进行分析研究，并找出和解决疾病主要矛盾的过程。《伤寒论·太阳病篇》第177条："伤寒，脉结代，心动悸，炙甘草汤主之。"在临床上，疾病所表现出来的证象除脉结代、心动悸外，可能还会伴有头昏、目眩、失眠、多梦以及面色㿠白、肢体无力等证象，但只有心脏真气虚的脉结代、心动悸是主证，是其主要矛盾，所以用炙甘草汤的方法补中焦之汁以资益真气而解除其主要矛盾，其他相关证象的次要矛盾也就迎刃而解了。

表证可以入里，里证可以出表。疾病在发展过程中，总是按照其病变规律在不断地发展或传变。而疾病在其传变或转化时，往往会出现"质"的飞跃，具有了不同质的改变。因此，在临床工作中，就要随时根据疾病发展或变化了的新情况，采取相应的新的治疗方法。《伤寒论·太阳病篇》第51条："脉浮者，病在表，可发汗，宜麻黄汤。"（按《伤寒论》的一般读法，本条当寓有头疼、体痛、发热、恶寒、无汗、脉紧等等证象在内），同篇第92条："病发热头痛，脉反沉，若不差，身体疼痛，当救其里，宜四逆汤。"前者"脉浮"是伤寒病的太阳表证，用麻黄汤发表泄卫以散寒；后者"脉反沉"，是其病已伏少阴之机，是伤寒病的太阳表证正向少阴里证转化，用四逆汤温里助阳以驱寒。

正虚容易受邪，邪伤必定虚正。一个人患病，既有邪气的存在，也有正气的虚弱。在临床治疗中，必须依据疾病的症状表现进行分析，找出疾病的主要的矛盾方面，即辨别出其病是偏于邪气之盛，抑或偏于正气之衰，从而确定攻邪抑或补正的治疗方法。《伤寒论·辨霍乱病篇》第386条："霍乱，头痛，发热，身疼痛，热多欲饮水者，五苓散主之；寒多不用水者，理中丸主之。"二者都是湿邪混乱于中焦，中焦之气挥霍缭乱所使然。但前者"欲饮水"，标志着其病主要的矛盾方面在外邪偏盛，用五苓散宣阳化气、驱除外邪；后者"不用水"，标志着其病主要的矛盾方面在正（阳）气偏虚，用理中丸温阳助正、调理中气。——攻邪即所以匡正，补正即所以驱邪，邪去则正自复，正复则邪自去，攻也，补也，一而二，二而一也。

《伤寒论·辨太阳病篇》第152条："太阳中风，下利呕逆，表解者，乃可攻也。其人漐漐汗出，发作有时，头痛、心下痞硬满，引胁下痛，干呕，短气，汗出不恶寒者，此表解里未和也，十枣汤主之。"这表明了十枣汤方的主治证，是太阳中风、下利呕逆、漐漐汗出、头痛、心下痞硬满、引胁下痛、干呕、短气等证。但《金匮要略》"水气病篇"第11条所载"夫水病人目下有卧蚕，面目鲜泽，脉伏，其人消渴，病水腹大，小便不利，其脉沉绝者，有水，可下之"之证，同样适用于用十枣汤方治疗。因为二者总的发病机制都是水邪蓄积体内，三焦受到阻隔，所以都可以用十枣汤方峻攻蓄水为其主治，尽管二者的病证表现不同。

在《金匮要略》一书中，"血痹虚劳病篇"第15条说："虚劳腰痛，少腹拘急，小便不利者，八味肾气丸主之。""消渴小便利淋病篇"第4条说："男子消渴，小便反多，以饮一斗，小便一斗，肾气丸主之。"二者虽属两种不同的疾病，且小便症状一是"不利"，一是"反多"，但它们的本质却是一个，在发病原因上都是房劳伤肾，在病理机制上都是肾气虚弱，所以都可以用肾气丸方滋阴补阳以蒸化肾气。应该知道，病人的临床症状，只是疾病的现象，而非疾病的本质，一个临床医学工作者，在医疗活动中，只认识到疾病的外在现象，而不深入探究并抓住疾病的本质，是不能真正认识疾病和战胜疾病的。

我们知道，每一疾病在其发展过程的每一阶段，都有各自的一定特点，而许多疾病在其发展的过程中，时常又具有同一的病理机制。因此，在临床工作中，对于一个疾病发展的全部过程不能限于采用单一方法治疗，而对于许多疾病发展至病理机制上同一的某一过程又都可以采用同一的治疗方法。换言之，一个治疗方法，不适用于一个疾病发展的全部过程，如麻黄汤方只适用于伤寒病太阳表证，不适用于伤寒病的少阴里证；而一个治疗方法，却又可以适用于许多疾病发展同一病理机制时的某一过程，如真武汤方既适用于伤寒病中的肾阳虚弱不能制水，又适用于水气病中的肾阳虚弱不能制水。这就是中医学“同病异治”“异病同治”的客观基础。

众所周知，疾病的发展和变化，是不以人们的意志为转移，而是按照自己的发展规律而变化。因此，我们绝不应该也绝不可能以一种方法套定一个病、一个病固定一方地去解决实际问题。中医学的基本理论，就是对各种疾病的普遍规律的总结。掌握了它，就能很好地在临床上辨证施治，就能在辨证施治中正确地认识疾病，从而战胜疾病。

理论是重要的，因为它能够指导行动。没有一定的医学理论，就不可能很好地进行正确的医疗活动。例如，在临床上，当病人出现腰以下肿、身重、心悸、小便不利而尿色清白、手足不温、六脉沉迟、舌苔薄白而润等证象时，不以中医学理论为指导，对中医工作者来说，就无法认识这个病证的性质，更无法确定正确的治疗方法。因为在病人身上反映出来的各种证象，不可能与书本上的记载完全相似，只照搬条文是不能解决问题的。然而，只要我们对这个病证运用中医学的理论知识，就完全可以了解这个病证是肾阳虚弱，不能约制寒水而水邪泛滥的水气病，并用真武汤方温阳行水来治疗。

依据辩证唯物论观点，实践是理论的泉源，又是检验理论正确与否的唯一标准。中医学的理论，是长期医疗实践经验的积累，又经受过无数次医疗实践的严格检验，并在这个严格检验的过程中得到了巩固和发展。因而它是有着科学的内涵，它在临床实践中具有高度的指导价值。我们有了它，在医疗活动中就能心中有数、方略有术、而且可以左右逢源；我们偏离或对其不甚了了，在临床上就会陷入困惑和茫然不知所措之中。

世界上一切事物都不是静止的，而是“变动不居”的，人体的疾病亦然。任何疾病都是不断变化、不断发展的，而任何疾病在其变化发展过程中的每一阶段又都有自己的本质特征和实际内容，因此，疾病治疗必须是“病万变药亦万变”，才能符合疾病发展的实际，才能适应治疗的需要。守株待兔、刻舟求剑的思维方法是非常错误的。现在有些人主张“辨病施治”，要以西医学的疾病套上中医的一个或几个处方，企图以西医的“辨病”来代替中医学的“辨证”，从而否定中医学理论。说什么“辨病施治，把中医学的辨证施治提高到一个新的水平”，什么“辨证施治到辨病施治，是我国医学发展的必然规律”。这是一种非常荒谬的错误论调，是余云岫“废医存药”的翻版，是民族虚无主义在当前形势下的新表现。它只能给人民的健康事业带来危害，给中医学发展设置障碍，除此之外，别无其他。在日本出现用小柴胡汤治病，竟死了几个人，就是不辨证施治的结果，这是一个严重的教训。

再补充说一点，我们今后还要在挖掘、整理和实践中创造、发展，以丰富中医学理论，更好地指导临床工作，也要在临床工作中，利用现代科学技术的一切检查手段，来延伸我们的感觉器官，拓展望、闻、问、切“四诊”，以观察人体深层次的病理变化，从而在中医学理论体系指导下，进行创造性的劳动，通过反复的临床实践，认真的研究分析，寻找出新的证治规律，把它纳入辨证施治中去，以充实和发展中医学辨证施治体系。切切不可被别人已有的结论牵着鼻子走，如果丢掉了中医学的特色和优势，丢掉了中医学的灵魂，那将是一场灾难。

（三）“中医”与“中药”的关系

中医药学是伟大中华民族的一份宝贵财富，它有着悠久的历史。现在它正以自己的医疗效果和科学价值走向世界，它具有无限生命力，我们必须把它发扬光大！

依据辩证唯物主义和历史唯物主义的观点，中医药早在原始社会里就被我们祖先发明出来了。在我国古代传说中的“神农尝百草而医药兴”，正表明了中医药的发现与我国古代农业的发明有着密切的关系，且肇始于上古时代。《白虎汤·号》说：“古之人民皆食禽兽肉。至于神农，人民众多，禽兽不足，于是神农因天之时，分地之利，制耒耜，教民农作。”《淮南子·修务训》说：“……食蠃蛖之肉，时多疾病毒伤之害，于是神农乃如教民播种五谷，相土地宜燥湿肥垸高下，尝百草之滋味，水泉之甘苦，令民知所避就。当此之时，一日而遇七十毒。”远古时代，我们祖先在生活变革中，饥不择食，遇到什么吃什么，吃到了稻、麦、粱、黍、稷、粟、菽等等植物而饥饿消除，并通过了无数次地反复实践，就逐步认识到了这些植物有消除饥饿，充养人体的作用，于是有意识地把它用于充饥养体，这就发明了谷物；另一方面，吃到了藜芦而呕吐，吃到了大黄而泻下，吃到了车前而尿多，吃到了麻黄而汗出，吃到了乌头而闷冒，所谓“一日而遇七十毒”也。然有些身患疾病的人，却吃到藜芦呕吐而胸闷欲吐遂解、吃到大黄泻下而腹满便结消失、吃到车前尿多而小便涩痛转愈、吃到麻黄汗出而寒热头痛告已、吃乌头闷冒而肢节疼痛蠲除等，并经过无数次地反复实践，逐渐认识到了这些现象，于是就有意识地利用藜芦催吐以治疗胸闷欲吐，利用大黄通下以治疗腹满便结，利用车前利尿以治疗小便涩痛。利用麻黄发汗以治疗寒热头痛，利用乌头大毒以治疗肢节疼痛，等等。此《素问·脏气法时论》所谓“毒药攻邪”者也。从而发明了我国古代医药。

药字本作“藥”，《说文·草部》说：“藥，治病草。”一些草木，本是先于人们发现其治病作而存在，但只有当人们发现其治病作用并利用其治病作用而为人体治疗疾病时，它才是药物，否则，它仍然只是草木。俗所谓“认得它，是个宝，不认得它，是个草”。在人们运用它为人体治疗疾病时，也就是在进行“医”的活动。而“医”也就在其中，故其“医”（不含非药物疗法的医疗活动）与“药”是一对孪生兄弟，同时出生。医，原作“醫”，《说文·酉部》说：“醫，治病工也。”其“药”为“治病草”，而“医”为“治病工”，二者在“治病”活动的基础上紧密地联结在一起。没有“医”，就无所谓“药”；没有“药”，也就不成其为“医”，只有医术高明，才能发挥药物的更大效能；只有药物质优，才能保证医疗的更高水平。“医”与“药”二者一出生就互相联结，互相依赖，互相促进，同呼吸，共命运，存则俱存，伤则俱伤。在我国社会发展的长期过程中，医疗的发展，促进了药物的丰富和发展；药物的丰富和发展，促进了医疗范围的扩展和医疗水平的提高。它们互相促进，共同提高。二者分工不分家，总是在相互合作，同步发展。中医中药都代有发展，代有著述，就是一个很好的说明。

（四）中药“十八反”

中医药学的《本草》书中，多记载有中药配伍中的所谓“十八反”。即甘遂、大戟、芫花、海藻与甘草相反，半夏、贝母、瓜蒌籽、白及、白敛皮与乌头相反，党参、沙参、玄参、苦参、细辛、白芍与藜芦相反。此“十八反”药中，凡相反者，不能配伍同用，为避免人们临床误用，遂歌之曰：“《本草》明言十八反，半蒌贝敛及攻乌，藻戟遂芫俱战草，诸参辛芍叛藜芦。”歌则便于背诵，可熟记勿忘。此“十八反”之药，虽云“相反”，不能同方使用，然古人亦有同方配伍使用者，如《金匮要略》之“赤丸”方中，则“半夏”“乌头”同用，“甘遂半夏汤”方中，则“甘遂”“甘草”

同用，今人犹有“甘遂”“甘草”同用组成“二反散”方内服，以吐痰涎而治癫疾者。《备急千金要方》中相反之药配伍同用之方尤多。从而表明中药“十八反”理论有待进一步研究。几年前，中国中医研究院药物所联合全国有关专家，对中药配伍禁忌的“十八反”，进行了大量卓有成效的研究工作，通过文献资料整理、临床观察、实验研究等方面工作，对中药“十八反”理论的历史现状、科学意义进行了较系统、较完整的研究和探讨，证明了“十八反不是绝对的配伍禁忌，只有个别十八反组对经口给药，对健康动物和病理模型动物都显示一定程度的毒性增强，大多数十八反组对只在特定的病理条件下显示不同程度的毒性增强或不利于治疗的效应”，提出了“十八反是古人临床用药中发现的问题”，是“见于生理病理状态中的反应”，因而，“十八反的表现应该有一定条件性，限定于专属的病理生理条件”，并指出：“几乎没有一个十八反组对经综合分析可以认为是‘绝对安全’的。大多数十八反组对在特定的病理生理条件下应用，都可能发生不利于治疗或不利于恢复生理状态的各种效应，或者是并存于某些疗效的不良反应乃至病情加重”。这就阐明了中药“十八反”理论的实际意义，为临床运用“十八反”药物的配伍禁忌和配合使用，提供了科学研究的依据。

（五）谈谈《黄帝内经》中的“五味所入”

在中医学领域里，无论动物、植物、矿物，只要人们利用了，它都会对人体发生一定的作用。各种物体中，所具有的性和味，是它对人体发生作用的重要因素之一。试从《黄帝内经》中之有关记载，简略地谈一下所谓“五味所入”的问题。

酸、苦、甘、辛、咸五味中的任何一味，都有它自己的一定特性，《尚书洪范》说：“水曰润下，火曰炎上，木曰曲直，金曰从甘，土爰稼穑。润下作咸，炎上作苦，曲直作酸，从革作辛，稼穑作甘。”五味的这种特性，和人体五脏的肾属水、心属火、肝属木、肺属金、脾属土同类，从而使一定的“味”和一定的“脏”发生着密切的“亲和”关系，所以《素问·阴阳应象大论》说：“肝……在味为酸”，“心……在味为苦”，“脾……在味为甘”，“肺……在味为辛”，“肾……在味为咸”。这种五味入五脏的理论，既是古人长期生活实践和医疗实践的总结，也是后世处方用药特别是格二格三的治疗疾病，所必须遵循的用药原则。

《素问·宣明五气》说：“五味所入，酸入肝，辛入肺，苦入心，咸入肾，甘入脾。”是水谷五味进入胃中得到消化以后，各个“味”都循着“同气相求”或者说“以类相从”的规律，根据自己的“所喜”而有选择地分别入于各脏之中，以养各脏之形气及其所主之“体”和所开之“窍”等；同时这种同气相求的规律也还不只是养其“所喜”的本脏而已，而是在首先充养了其“所喜”之脏后，继而依着五行相生的顺序以轮养其另外之脏。《素问·至真要大论》说：“夫五味入胃各归所喜攻，酸先入肝，苦先入心，甘先入脾，辛先入肺，咸先入肾。”《灵枢·五味》说：“水谷皆入于胃，五脏六腑皆禀气于胃，五味各走其所喜，谷味酸先走肝，谷味苦先走心，谷味甘先走脾，谷味辛先走肺，谷味咸先走肾。”二者均着重提出一个“先”字，这不是无意义的。《素问·阴阳应象大论》更明确地指出了这一点，它说："……酸生肝，肝生筋，筋生心……苦生心，心生血，血生脾……甘生脾，脾生肉，肉生肺……辛生肺，肺生皮毛，皮毛生肾……咸生肾，肾生骨髓，髓生肝。"

根据以上所述，可以看到：五味中的每一种味都能随其"所喜"而充养其五脏，而五脏中的每一个脏又都接受五味的充养。当然，在五味充养五脏中并不是平均分配而是各有其先后主次的。

《素问·阴阳应象大论》说："味归形。"人们在全部生命活动的过程中，都有赖于五味的不断充养，促进其人体的生长和发展。人之有病，亦须仰于五味之相助，补虚去病，恢复健康。在五味对于五脏疾病的治疗上，一般表现为下面的两个方面：

1. 由五味的特性，以类相从而"归其所喜"之脏以治病。《灵枢·五味》说："脾病者，宜食糠米饭、牛肉、枣、葵；心病者宜食麦、羊肉、杏、薤；肾病者宜食大豆黄卷、猪肉、粟、藿；肝病者，宜食麻、犬肉、李、韭；肺病者，宜食黄黍、鸡肉、桃、葱。"这正是因为"糠米饭、牛肉、枣、葵皆甘"，"麦、羊肉、杏、薤皆苦"，"大豆、猪肉、粟、藿皆咸"，"犬肉、麻、李、韭皆酸"，"黄黍、鸡肉、桃、葱皆辛"（均见同上篇），可以直补其本脏。

2. 由五味的作用，随五脏之"苦""欲"即去其苦、顺其欲以治病。《素问·脏气法时论》说："肝苦急，急食甘以缓之……心苦缓，急食酸以收之……脾苦湿，急食苦以燥之……肺苦气上逆，急食苦以泄之……肾苦燥，急食辛以润之，开腠理致津液通气也。"又说"肝欲散，急食辛以散之，用辛补之，酸泻之……心欲软，急食咸以软之，用咸补之，甘泻之……脾欲缓，急食甘以缓之，用苦泄之，甘补之……肺欲收，急食酸以收之，用酸补之，辛泻之……肾欲坚，急食苦以坚之，用苦补之，咸泻之……。”《素问·至真要大论》亦说：“木位之主，其泻以酸，其补以辛；火位之主，其泻以甘，其补以咸；土位之主，其泻以苦，其补以甘；金位之主，其泻以辛，其补以酸；水位之主，其泻以咸，其补以苦。”后世本草学家多对此义补出药例，兹根据《本草纲目》和《本草求真》所载略加修改而列如下表：

表一				表二		
五脏	苦／欲	治则	药物举例	五脏	补／泻	药物举例
肝	急	甘缓	甘草	肝	辛	川芎
	散	辛散	川芎		酸	芍药
心	缓	酸收	五味子	心	咸	芒硝
	软	咸软	芒硝		甘	甘草
脾	湿	苦燥	白术	脾	甘	甘草
	缓	甘缓	甘草		苦	白术
肺	气上逆	苦泄	葶苈子	肺	酸	五味子
	收	酸收	五味子		辛	桑白皮
肾	燥	辛润	细辛	肾	苦	黄檗
	坚	苦坚	黄檗		咸	芒硝

上列两表清楚地表明了五味的各个作用，辛主散，酸主收，甘主缓，苦主坚，咸主软，亦即辛味有散结、润燥、致

津液通气的作用，酸味有收缓敛散的作用，甘味有缓急、调中的作用，苦味有燥湿、坚软的作用，咸味有软坚的作用，且五味还随其所入之脏而为补泻。

五味对五脏的治疗，当然还表现在其他方面，如后世所谓“虚则补母”“实则泻子”的五味之治五脏，因不属本文讨论范围，兹不赘述。

上面论述了五味对人体的有利作用方面，它既可以充形养体，又可以却邪治病，而为人们生命过程中不可缺少的东西，但它在另一方面又可对人产生极其有害的作用。《素问·生气通天论》说：“阴之所生，本在五味，阴之五宫，伤在五味。”《素问·至真要大论》说：“夫五味入胃，各归所喜攻……久而增气，物化之常也，气增而久，夭之由也。”都说明着这一点。《素问·阴阳应象大论》也说过：“味伤形。”

五味伤人，是有其一定法度的，那就是除其反伤本脏之形气和贼其所不胜之外，还表现为《素问·宣明五气篇》中所说的“辛走气”“咸走血”“苦走骨”“甘走肉”“酸走筋”。它谆谆告诫，叫人们“气病无多食辛”，“血病无多食咸”，“骨病无多食苦”，“肉病无多食甘”，“筋病无多食酸”。因为五味偏于多食，是会导致病变的。这种多食五味的病变情况，在《灵枢·五味》中有着详细的记载，如：“酸走筋，多食之令人疟；咸走血，多食之令人渴；辛走气，多食之令人洞心；苦走骨，多食之令人变呕；甘走肉，多食之令人悗心。”不仅如此，而且它对这些病变的病机，也有较详的论述，它说：“……酸入于胃，其气涩以收，上之两焦弗能出入也，不出即留于胃中，胃中和温则下注膀胱，膀胱之胞薄以懦，得酸则缩绻，约而不通，水道不行，故癃；阴者，积筋之所终也，故酸入而走筋矣。……咸入于胃，其气上走中焦，注于脉则血气走之，血与咸相得则凝，凝则胃中汁注之，注之则胃中竭，竭则咽路焦，故舌本干而善渴；血脉者，中焦之道也，故咸入而走血矣。……辛入于胃，其气走于上焦，上焦者，受气而营诸阳者也，姜韭之气熏之，营卫之气不时受之，久留心下，故洞心；辛与气俱行，故辛入而与汗俱出。……苦入于胃，五谷之气皆不能胜苦，苦入下脘，三焦之道皆闭而不通，故变呕；齿者，骨之络也，故苦入而走骨，故入而复出，知其走骨也。……甘入于胃，其气弱小，不能上至于上焦，而与谷留于胃中者，令人柔润者也，胃柔则缓，缓则虫动，虫动则令人悗心；其气外通于肉，故甘走肉。”

总之，五味是人体生长、发展和维护健康不可缺少的东西，与医疗工作息息相关；人们往往用药物性味之功能而救治人身阴阳之偏颇，从而达到愈病的目的。因此，对于五味的一般规律和五味所入的基本原则必须正确的掌握和利用，使其更好的为人类服务。

（附注：本文只谈到五味各作用于五脏的一些基本规律，不涉及临床上处方用药多味并用的制方原则，勿机械视之。）

（六）论《金匮要略》“水气病”的继承和发展

浮肿，在临床上是一种常见疾病，在我国古代很早就有记载，《黄帝内经》一书里，就比较详细地记述了它的发病原因、形成机制、临床证候和治疗原则以及治疗其病的具体针刺穴位。它在《黄帝内经》中名称也很多，曰“水”，曰“浮”，曰“胕”，曰“胕肿”，曰“浮肿”，曰“风水”，曰“肾风”，曰“肤胀”，曰“水胀”，曰“鼓胀”，曰“石水”，曰“大腹水肿”等。药物治疗浮肿病，虽然在此以前就已发现，并载入了文献，如《山海经》中《中山经》所载“羊桃”之“为皮张”、《西山经》所载“黄雚”之“已胕”等，《素问·汤液醪醴论》所谓“开鬼门”“洁净府”之法，可能为“药物”“针刺”二者的共有治疗原则，但是《黄帝内经》毕竟是在详于“针治”而略于“药治”，故未见其有记述治疗浮肿病的具体药物，而《伤寒杂病论》在这方面则是大大发展了，给治疗浮肿病证提供了可贵经验和比较丰富的资料。

张仲景所撰《伤寒杂病论》一书，在长期流传过程中，逐渐地被分成《伤寒论》和《金匮要略》两书。现在流传的《金匮要略》，是北宋时期王洙在馆阁日于蠹简中发现的《金匮玉函要略方》三卷，乃《伤寒杂病论》的删节本，又经林亿等整理而成的。

《金匮要略》将浮肿分为“肿病”和“肿症”。肿病是一种独立疾病，分为“风水”“皮水”“正水”“石水”“黄汗”，概称为“水气病”，立专篇以论述之；肿症则是多种疾病在发展过程中所出现的一个症状，则于各篇有关疾病中分别论述。

《金匮要略·水气病脉证并治》文只三十三条，而篇幅却大于其他诸篇。篇中条文颇有脱简。在语法上，有对文，有变文，有省文，有互文见义，且某些文字保留了古训，又每以脉象阐述病机，故较难读懂，还有些内容散见于其他各篇之中，又必须联系其他各篇有关条文内容阅读之。

水气病的发生，有因汗出逢风，水湿不能外出体表，留滞于肌肤之内而成者，其肿先见于头面而后及于身半以上或至全身；有因小便不利，水液无下出之路，浸渍于肌肤之内而成者，其肿先见于两脚，而后及于身半以下或至全身。是水气病总以水湿之邪浸渍留滞于皮肤肌腠，致身体庞然肿胀，肤色光亮浮泽为特征。

水气病虽是水湿邪气留滞于肌肤为患，但也时有波及内藏者，故或有“心水”的“身重、少气、不得卧、烦躁、阴肿”、或有“肝水”的“腹大、不能自转侧、胁下腹痛、时时津液微生、小便续通”、或有“肺水”的“身肿、小便难、时时鸭溏”，或有“脾水”的腹大、四肢重、津液不生、少气、小便难”、或有“肾水”的“腹大、脐肿、腰痛、不得溺、阴下湿如牛鼻上汗、足冷、面瘦”等兼证出现。

在治疗上，《金匮要略·水气病脉证并治》本《素问》“开鬼门”“洁净府”之法，明确提出“诸有水者，腰以下肿，当利小便；腰以上肿，当发汗乃愈”的治疗原则，并提出对“大腹水肿”者，“可下之”以峻攻其水，从而改变了《灵枢·四时气》治疗此病采用“先取环谷下三寸，以铍针针之，已刺而筩之而内之，入而复之，以尽其㾓，必坚来（束）缓则烦悗，来（束）急则安静，间日一刺之，㾓尽乃止”的“腹部放水”治标不治本的方法，补充了《黄帝内经》对水肿病治疗的一大原则。

由于水气病有夹寒夹热即后世所谓“阴水”“阳水”之不同，《金匮要略·水气病脉证并治》又根据《素问·至真要大论》“寒者热之，热者寒之”原则，在发汗、利小便时分别采用药物的凉或温，对身半以上肿或先身半以上肿而后延及于全身肿者，如风水有热，症见“一身悉肿、骨节疼痛、脉浮（大）或（数）、恶风、自汗出、身微热”者，治以“辛凉发汗”，方用“越婢汤”：麻黄（去节）18克，石膏24克，生姜10克（切），大枣5枚（擘），甘草（炙）6克，以水先煮麻黄，去上沫，纳诸药，再煮，去滓，分温三服；如风水无热，症见“浮肿、骨节疼痛，脉浮、汗出，恶风”者，治以“辛温发汗”，方用“杏子汤”：麻黄（去节）10克，杏仁10克（去皮尖炒），甘草（炙）6克，以水先煮麻黄，去上沫，纳诸药，再煮，去滓，分温三服；如风水阴盛，里阳郁阻，症见“浮肿，骨节疼痛，脉沉，汗出，恶风”者，治以“温阳发汗”，方用“麻黄附子汤”：麻黄（去节）10克，甘草（炙）6克，制附片10克，以水先煮麻黄，去上沫，纳诸药，再煮，去滓，分温三服；如皮水有热，症见“一身面目黄肿，口渴而不恶寒，脉沉，小便不利”者，治以“辛凉发汗，健脾补土”，方用“越婢加术汤”：麻黄（去节）18克，石膏24克，生姜10克（切），大枣5枚（擘），甘草（炙）6克，白术12克，以水先煮麻黄，去上沫，纳诸药，再煮，去滓，分温三服，对身半以下肿或先身半以下肿而后延及于全身肿者。篇中论其方证较简，当于其他篇中求之。如皮水有热，血气瘀滞不利，证见“浮肿，口渴，小便不利”或“妇女经水不通”者，治以“化滞活瘀，利窍泄热”，方用“蒲灰散”：蒲灰七分，滑石三分，上二味，杵为散，饮服方寸匕，日三服；如风水水结膀胱，气化不行，症见“浮肿，小便不利，恶寒、发热，汗出而渴，脉浮”者，治以“化气行水”，方用《伤寒论·太阳病篇》中“五苓散”：猪苓24克（去皮），泽泻40克，茯苓24克，桂枝（去皮）16克，白术24克，上五味为末，以白饮和服方寸匕，日三服，多饮热水；如正水阴盛，肾阳郁遏，症见“身肿，肢冷，小腹满，小便不利，脉沉迟”者，治以“温阳化气”，方用《伤寒论·少阴病篇》中“真武汤”：茯苓10克，白芍10克，生姜10克（切），白术6克，制附片10克，以水煮药，去滓，分温三服。其对石水阴邪凝结于内，症见“浮肿，腹大如鼓，小便不利，脉沉绝”者，提出“可下之”以峻攻蓄水，方用《金匮要略·痰饮咳嗽病脉证并治》中“十枣汤”：芫花熬，甘遂、大戟，各等分，右三味捣筛，以水先煮肥大枣十枚、去滓，纳药末，强人服一钱匕，羸人服半钱，平旦温服之，不下者，明日更加半钱，得快下后，糜粥自养。此方必须平旦服，不得服在傍晚，以免药后得效泻下时影响睡眠和感受风寒。如患者体弱，不耐此汤峻攻者，可改“汤”为“丸”，以“枣肉”和“药末”为丸以服之，或醋调“药末”为糊以敷小腹，更稳。如黄汗阳气阻遏，营卫郁滞，症见“头面四肢浮肿，身体疼重，发热恶寒，小便不利，汗出沾衣，色正黄如黄柏之汁，脉沉迟”者，治以“振作阳气，和调营卫，散郁行滞”，方用“芪芍桂酒汤”：黄芪15克，白芍10克，桂枝（去皮）10克，以水和苦酒煮药，去滓，分温三服；或“桂枝加黄芪汤”：桂枝（去皮）10克，白芍10克，甘草炙6克，生姜10克（切），大枣4枚（擘），黄芪6克，以水煮药，去滓，分温三服，每服须臾，饮热稀粥一碗，以助药力，温服取微汗，若不汗，更服。如气分大气不运，营卫俱微，阴阳不通，症见“浮肿，手足逆冷，腹满肠鸣，心下坚结如旋杯，恶寒、身冷，骨疼，痹不仁，寸口、趺阳脉则迟而微、涩”者，治以“运转大气，散邪开结”，方用“桂甘姜枣麻辛附子汤”：桂枝（去皮）10克，生姜10克（切），甘草（炙）6克，大枣4枚（擘），麻黄（去节）6克，细辛6克，制附子10克，以水先煮麻黄，去上沫，纳诸药，再煮，去滓，分温三服，当汗出，肌肉微痒如虫行皮中。

篇末枳术汤证，乃因桂甘姜枣麻辛附子汤证的“心下坚，大如盘，边如旋杯”同类而相及者，非枳术汤亦为治浮肿之方。虽然其证发展也有可能出现浮肿，然彼时的治疗则非其方所能胜任矣。

本来，水气病乃水邪留滞于皮肤肌腠，水饮病乃水邪停积于胸腹胃肠，二者均为水邪，故常互为因果，相兼并见。水气病的水邪内浸则发水饮，或浸肺发为肺胀而咳嗽上气，水饮病的水邪外渍则发为水气病而出现浮肿，肺胀亦每“欲作风水”。故支饮病饮邪停于胸胁，支妨肺气，症见“脉浮，咳逆倚息，不得平卧，其形如肿，甚则面目皆肿”者，治以“逐饮降逆，发汗消肿”，方用“小青龙汤”：麻黄（去节）10克，白芍10克，桂枝（去皮）10克，细辛10克，甘草（炙）10克，干姜10克，五味子8克，法半夏8克，以水先煮麻黄，去上沫，纳诸药，再煮，去滓，分温三服；溢饮病饮邪溢于肌皮肠胃之外，流归于四肢，症见“脉浮，四肢浮肿，身体疼重，烦躁”者，治以“发汗除烦”，方用“大青龙汤”：麻黄18克（去节），桂枝6克（去皮），甘草（炙）6克，杏仁4个（去皮尖），生姜10克（切），大枣4枚（擘），石膏20克，以水先煮麻黄，去上沫，纳诸药，再煮，去滓，分温三服，取微似汗，汗多者，温粉粉之，其不“烦躁”而“心下有水气”者，治以“发汗逐饮”方用“小青龙汤”；水饮壅塞于肺，发为肺胀，症见“胸满胀，一身面目浮肿，咳嗽上气，喘鸣迫塞”者，治以“通闭泻肺”，方用“葶苈大枣泻肺汤”：葶苈15克熬令黄色捣丸，大枣4枚

（擘），以水煮枣，去枣取汁，纳葶苈再煮，去滓，顿服。妊娠胞胎压迫膀胱，水道不利，水气艰于下出而浸渍于肌肤，症见“下体浮肿，身重，小便不利，洒淅恶寒，起即头眩”者，治以“滑窍利水”，方用“葵子茯苓散”：葵子50克，茯苓10克，共杵为散，饮服方寸匕，一日服三次。还有暑病夹湿，人体夏月中暍，口渴贪饮，伤于冷水，水行皮中，症见“身热疼重，一身肌肤浮肿，小便不利，脉微弱”者，治以“苦寒泄热，利水消肿”，方用“一物瓜蒂汤”：瓜蒂20个，锉断，以水煮之，去滓，顿服。此方乃“一物瓜蒂汤”，非“三物瓜蒂散”之方，二者不容稍混。瓜蒂，又作“瓜蔕”，一名“瓜丁”，一名“瓜当”，乃甜瓜之蒂，味极苦，故又称“苦瓜蒂”，作“散”内服则涌吐，作“汤”内服则利小便，是给药时药形不可不分。

他如“甘草附子汤证”之风湿病“或身微肿”“桂枝芍药知母汤证”之历节病“身体魁羸”“独足肿大”“藜芦甘草汤证”之“手指臂肿动”，虽为各种有关疾病发展过程中出现的一个症状，然均与痰浊水湿之邪相关，仍与水气病有相通之处。至若血凝热腐之痈肿，属古代外科疾患，理当另行讨论之。

（七）略论瘀血的成因和证治

《素问·调经论》说：“人之所有者，血与气耳。”血以载气，血为气之府；气以行血，气为血之帅。二者相辅相成，共同维持人的生命活动，促成人体的生长壮老已。

在正常生理情况下，人的血液在经脉内“流行不止，环周不休”（见《素问·举痛论》)。在其“流行”“环周”的过程中，通过经络荣养着人体脏腑组织的表里上下，维护着人体各部组织的正常功能活动。血液一不流行，就积而为瘀，危害人体，使之发生疾病。

《内经》无“瘀”字。《说文·疒部》说：“瘀，积血也。从疒，於声。”所谓“积血”也者，就是指人体内蓄积凝结而不流行的血也。由于这种血对人无益而有害。故《内经》称之为“恶血”《灵枢·邪气脏腑病形》所谓“恶血留内。”《灵枢·五邪》所谓“恶血在内”等是也。

1. 瘀血的发生原因：人体中瘀血的发生，常是由下列几种原因造成的。

（1）因寒：《素问·调经论》说：“血气者，喜温而恶寒，寒则泣而不流。温则消而去之。”表明了人身血液的运行。实有赖于人身阳气的推动。如果血中的阳气不足，血液失去阳气推动就会滞涩而不流行。所以《素问·离合真邪论》说：“寒则血凝泣”。血液凝涩，不能濡养人体，则成为瘀血。

《诸病源候论·妇人杂病诸候三·瘀血候》说：“（瘀血）此或月经否涩不通，或产后余秽未尽，因而乘风取凉，为风冷所乘，血得冷则结成瘀也。血瘀在内，则时时体热，面黄，瘀久不消则变成积聚癥瘕也。”

（2）因热：《金匮要略·脏腑经络先后病脉证》说：“极热伤络。”《金匮要略·肺痿肺痈咳嗽上气病脉证并治》说：“热伤血脉。”脉为血之府而血循行于脉中，脉能壅遏营血令无所去而只在经脉之中循环运行。血液在经脉中循环运行过程中，一部分溢入络脉以荣养人体全身的各部组织。如热邪损伤血脉，则血脉无以壅遏营血，血液溢于脉外，失去运行之道而留止不行，遂成为瘀血，所以《金匮要略·肺痿肺痈咳嗽上气病脉证治》说：“热之所过（至），血为之凝滞。”亦有寒凝血瘀，阳气郁久而化热者，是另外一回事。

（3）跌打闪挫：《灵枢·邪气脏腑病形》说：“有所堕坠，恶血留内。”《灵枢·百病始生》说：“……用力过度，则络脉伤。”跌打闪挫，必然损伤络脉。络脉因伤而破裂，则血溢于脉外而留止不行，从而形成为瘀血。

（4）气滞：《格致余论·经水或紫或黑论》说：“血为气之配……气凝则凝，气滞则滞。”是气者，血之帅也，气行则血行，气滞则血瘀。《素问·生气通天论》说：“大怒则形气绝而血菀于上。”由于情志内伤或其他因素，使气机不利，气行受阻而郁滞，遂导致血液不行而留止为瘀。

（5）出血强止：《灵枢·百病始生》说：“阳络伤则血外溢，血外溢则衄血；阴络伤则血内溢，血内溢则后血。”或因六淫，或因七情，或因起居不节，或因饮食过度，或因跌打撞击，或因用力太过，或因其他疾病如久咳等，皆能损伤脉络，导致血液溢于脉外，离经而外出，或为吐衄，或为下血，而成为出血病证。治之者，一般宜行血不宜止血，行血令循经络，不止自止。止之则血凝。如误用收涩止血药强行止血，必使其离经之血既不能尽出于体外，又不能内返于经络，遂停积于脉外而为瘀血。

2. 瘀血的主要特征：《金匮要略·惊悸吐衄下血胸满瘀血病脉证并治》说：“病人胸满，唇痿舌青，口燥。但欲漱水不欲咽，无寒热，脉微大来迟，腹不满，其人言我满，为有瘀血。”血为有形的液体物质，属阴而红色，循行于经脉之中，和气相互为用，运行于全身而濡养人体表里上下的脏腑经络、四肢百骸、五官九窍。其血不能流行则凝涩而色即变为青紫乌黑以失其濡养之用。故瘀血为病，临床上每呈现出身体某部刺痛或者痛不移，口燥但欲漱水不欲咽，大便色黑而反易，肌肤甲错，皮肤青黑成片，胸满。腹不满其人言满，舌青或舌有青紫斑。脉涩或结或大而来迟或沉细而隐见等脉证。

3. 瘀血的常见病证：瘀血为病，在临床上是相当广泛的，数十种病证都可以因瘀血存在而发生，如积聚、疟母、石瘕癥痼害、虚劳、中风、瘫痪、痿证、痹证、麻木、咳嗽、喘促、浮肿、胀满、噎膈、呃逆、呕吐、便秘、癃闭、淋证、大小便不通、痢疾、泄利、伤寒发黄，善忘、发狂、失眠、脱发、发热、汗证、晕眩、经闭、月经不调、白带、胞衣不下、骨节痛、身痛、心痛、胃痛、胸痛、胁痛、腹痛、出血、疮痈、目疾等，还有头痛、脚痛、心悸、癫疾、不孕以及紫白癜风等。

4. 瘀血病证的治疗原则：瘀血病证的治疗，总以“活血祛瘀”为主，因血赖气行，故在治疗瘀血病证的时候，常以活血祛瘀法中佐以“行气药”。这是治疗瘀血病证的基本原则。然临床上由于不少瘀血病证伴有其他因素，这就必须在“活血祛瘀法中佐以行气药”这个治疗原则的基础上，对于具体问题进行具体分析而辨证施治。其①有寒者，兼以温经散寒；其②有热者，兼以凉血清热；其③有湿者，兼以行水利湿；其④有燥者，兼以滋血润燥；其⑤有风者，兼以祛风和肝；其⑥有痰者，兼以燥湿化痰；其⑦有气滞者，兼以理气；其⑧有坚结者，兼以软坚；其⑨有痞塞者，兼以泻痞；其⑩有脾虚者，兼以建中；其⑪有气虚者，兼以益气；其⑫有血虚者，兼以养血，等等。

5. 瘀血证治的文献例录：这里举例摘录出中医学文献上有关瘀血为病方面的一些记载，作为瘀血病证的方治：

（1）积聚：《灵枢·百病始生》说："积之始生，得寒乃生，厥乃成积也。……厥气生足悗，悗生胫寒，胫寒则血脉凝涩，血脉凝涩则寒气上入于肠胃。入于肠胃则䐜胀，䐜胀则肠外之汁沫迫聚不得散，日以成积，卒然多食饮则肠满，起居不节，用力过度则络脉伤……肠胃之络伤则血溢于肠外，肠外有寒，汁沫与血相搏。则并合凝聚不得散，而积成矣。"其积形成坚久。《类证治裁·积聚》治以"化积丸"（三棱、莪术、阿魏、浮海石、香附、雄黄、槟榔、苏木、瓦楞子、五灵脂，水丸）。

（2）疟母：《金匮要略·疟病脉证并治》说："病疟以月一日发，当十五日愈；设不差，当月尽解；如其不差，当云何？师曰：此结为癥瘕，名曰疟母，急治之，宜鳖甲煎丸。鳖甲煎丸方：鳖甲十二分炙，乌扇三分烧，黄芩三分，柴胡六分，鼠妇三分熬，干姜、大黄、桂枝、石韦去毛、厚朴、紫葳、半夏、阿胶各三分，芍药、牡丹去心、䗪虫各五分，葶苈、人参各一分，瞿麦二分，蜂窝四分炙，赤硝十二分，蜣螂六分熬，桃仁二分去皮尖研。右二十三味为末，取锻灶下灰一斗，清酒一斛五升。浸灰俟酒尽一半，着鳖甲于中，煮令泛烂如胶漆，绞取汁，内诸药煎，为丸如梧子大，空心服七丸。日三服。"

（3）石瘕：《灵枢·水胀》说："石瘕生于胞中。寒气客于子门。子门闭塞，气不得通，恶血当写不写，衃以留止，日以益大，状如怀子，月事不以时下，皆生于女子，可导而下。"《类证治裁·积聚》中对此病的治疗，主以"和血通经汤"（当归、熟地、苏木各二钱，三棱、莪术、木香、贯仲、肉桂各八分，红花三分，血竭五分，酒煎服)，若无效，则主以“见晛丸”(附子四钱，鬼箭羽、紫石英各三钱，泽泻、肉桂、延胡索、木香各二钱，槟榔二钱半，大黄三钱，桃仁三十枚，三棱五钱，水蛭一钱熬，糊丸)。虚人十全大补汤送下。

(4)癥痼害:《金匮要略·妇人妊娠病脉证治》说:“妇人宿有癥病，经断未及三月，而得漏下不止，胎动在脐上者。此为癥痼害妊娠六月动者，前三月经水利时胎也，下血者，后断三月衃也。所以血不止者，其癥不去故也。当下其癥，桂枝茯苓丸主之。桂枝茯苓丸方:桂枝、茯苓、丹皮、桃仁去皮尖熬、芍药各等分，右五味末之，炼蜜丸如兔屎大，每日食前服一丸。不知，加至三丸。”

(5)虚劳:《金匮要略·血痹虚劳脉证并治》说:“五劳虚极羸瘦，腹满不能饮食。食伤、忧伤、饮伤、房室伤、饥伤、劳伤、经络荣卫气伤，内有干血，肌肤甲错，两目黯黑，缓中补虚，大黄䗪虫丸主之。大黄䗪虫丸方:大黄十分蒸，黄芩二两，甘草三两，桃仁一升，杏仁一升，芍药四两，干地黄十两，干漆一两烧令烟尽，虻虫一升去翅足熬，水蛭百枚熬。蛴螬百枚熬，䗪虫半升熬，右十二味末之，炼蜜和丸小豆大，酒服五丸，日三服。”

(6)中风:《金匮要略·中风历节病脉证并治》说:“夫风之为病，当半身不遂。”由于血气瘀滞，肝风内动。偶因外风导致内风暴发而成中风卒倒之大病。《类证治裁·中风》谓“真中风……瘀血者，用桃仁、牛膝。”《杂病广要·中风》引《要诀》说:“治风之法，初得之，即当顺气；及其久也，即当活血，此万古不变之理。久患风疾，四物汤吞活络丹愈者，正是此义。”近人每有用“血府逐瘀汤”(当归三钱，生地三钱，桃仁四钱，红花三钱，枳壳二钱，赤芍二钱，柴胡一钱，甘草二钱，桔梗一钱半，川芎一钱半，牛膝三钱，水煮服）治疗中风病而收到较好效果者。

（7）瘫痪：《普济本事方》卷一说："治一切瘫痪风，铁弹丸：乳香以乳罐坐水盆中研，没药各一两，五灵脂炼如鼠屎者四两，右先将乳香、没药于阴凉处当风细研，更用研了麝香一钱，将下一味为细末，然后同前二味再研令匀，滴水为丸如弹子大，瓷盒收，每服一粒，薄荷酒下，日三服。"

（8）痿证：《沈氏尊生·诸痿源流》说："五痿之外……有属死血者，宜归梢汤。"（当归梢、赤芍、桃仁、红花）。《类证治裁·痿证》亦谓"瘀血留于腰胯成痿，脉必沉涩而兼痛，四物汤加桃仁、莪术、穿山甲。"

（9）痹证：《证治准绳·痛痹》说：痛痹，脉"涩者，瘀血也……因瘀血者，芎、归、桃仁、红花、水蛭，入麝香少许。"《类证治裁·痛风》说："肢节刺痛，停著不移者，系瘀血阻隧，趁痛散（桃仁、红花、当归、地龙、五灵脂、牛膝、羌活、香附、甘草、乳香、没药各一钱，为末，酒下二钱）。"

（10）麻木：《沈氏尊生·麻木源流》说："若经年累月无一日不木，乃死血凝滞于内而外夹风寒，阳气虚败不能运动，先用桂、附为向导，乌药、木香行气；当归、阿胶、桃仁、红花活血，木通、牙皂、穿山甲通经络，待病减。用八珍汤大补气血，无不验。""有因瘀血麻木者，宜四物汤加桃仁、甘草、红花。"

（11）咳嗽：《证治准绳·咳嗽》说："肺胀咳嗽，或左或右不得眠，此痰夹瘀血，碍气而病，宜养血以流动乎气，降火疏肝以清痰，四物汤加桃仁、诃子、青皮、竹沥、韭汁之属。”《类证治裁·咳嗽》说：肺胀咳，左右一偏不得卧。动则喘急息重，此痰夹瘀血，宜当归、丹皮、赤芍、桃仁、枳壳、桔梗、半夏、甘草、竹沥、姜汁。”《沈氏尊生·咳嗽哮喘源流》说：“或因打扑损伤肺络者，多吐黑血，宜当归散（川大黄、苏木、生地、当归、赤芍等分。为末，每三钱温服调服）。”

（12）喘促：《类证治裁·喘证》说：“若血入肺，面赤，喘，参苏饮（人参、苏木）；如败血冲心，胸满上气，逐其败血，喘自定，血竭散（血竭、没药各一钱，以陈酒、童便各半煎沸调服）。”

（13）浮肿：《沈氏尊生·肿胀源流》说：“四肢浮肿，皮肤间必有红痕赤缕，皆由血溢离经，留滞于中，与水湿相化，因变为水也。宜调荣饮（蓬术、川芎、当归、白芷、槟榔、陈皮、延胡索）或酌用代抵当汤（大黄、当归尾、生地、穿山甲、玄明粉、桂枝）。”

《脉经》卷九第二说：“经水前断，后病水，名曰血分。此病为难治。”《诸病源候论·妇人杂病诸候三·血分候》说：“血分病者，是经血先断而后成水病，以其月水经血壅涩不通，经血分而为水，故曰血分，妇人月经通流，流则水血消化，若风寒搏于经脉，血结不通，血水而蓄积成水肿病。”此所谓“血分”的水肿病证。《类证治裁·肿胀》中主以“通经丸”（赤芍、当归尾、生地、川芎、牛膝、红花、桃仁、香附、琥珀、苏木屑、五灵脂）治疗。

《沈氏尊生·肿胀源流》说：“产妇败血留滞以致化水，亦能成肿，必四肢浮，面皮黄，宜小调经散”（没药、琥珀、桂枝、白芍、当归各一钱，细辛五分，麝香少许，酒、姜汁调下）。

（14）胀满：《沈氏尊生·肿胀源流》说："胀满之病，虽亦腹胀，却不至肿……蓄血者，用破血药，宜桃仁承气汤。"（《伤寒论·辨太阳病脉证并治》中的"桃核承气汤方"，见后第二十六项"发狂"下）

（15）噎膈：《证治准绳·噎》说："食物下咽，屈曲自膈而下，梗塞作微痛，多是瘀血，用前膏子药（地黄、麦冬、当归膏入韭汁、乳汁、童便、芦根汁、桃仁泥和匀）润补之，后以代抵当丸行之（大黄一钱酒炒、莪术一钱、穿山甲三片、红花一钱、桃仁三钱、丹皮三钱、当归三钱、牛膝二钱、夜明砂三钱）"徐大椿评《临证指南·噎膈反胃》说："噎膈之症，必有瘀血。顽痰、逆气、阻膈胃气。其已成者，百无一治；其未成者，用消瘀去痰降气之药，或可望其通利。"

（16）呃逆：《张氏医通·呃逆》说："平人饮热汤及食椒、姜即呃者。此胃中有寒痰死血也。死血，用韭汁、童便下越鞠丸。"（苍术、香附、川芎、神曲、炒栀子各等分，共为末。水丸如绿豆大）。《血证论·呃哕》说："又有瘀血阻滞而发呃者，必见刺痛逆满之证，大柴胡汤（柴胡、黄芩、枳实、芍药、半夏、红枣、生姜、大黄）加桃仁、丹皮、苏木治之，血府逐瘀汤（方见前第十一页"咳嗽"下）亦治之。"

（17）呕吐：《张氏医通·呕吐哕》说："怒中饮食呕吐，胸满膈胀，关格不通，二陈加青皮、木香未效，丁香、木香、砂仁、厚朴、神曲更不效，有瘀血也，当从蓄血例治。"

（18）便秘：《血证论·便闭》说："又有瘀血闭结之证，或失血之后。血积未去；或跌打损伤，内有瘀血，停积不行。大便闭结；或时通利，仍下不多，所下之粪，又带黑色。腹中时时刺痛，口渴（当作“口干”）发热，脉带涩象。宜用桃仁承气汤（后第二十六项“发狂”下的“桃核承气汤”方）治之，或失笑散（蒲黄、五灵脂）加杏仁、桃仁、当归、白芍。”

（19）癃闭：《类证治裁·闭癃遗溺》说：“或血瘀下焦，小便闭涩，代抵当汤”（方见前第十五项“噎膈”下的代抵当丸方）治疗。《沈氏尊生·小便闭癃源流》说：“血瘀小便闭者，则以牛膝桃仁为要药”进行探吐以治之。

（20）淋证：《类证治裁·淋浊》说：“血淋……脉沉弦而数者，为血瘀，鸡苏散（鸡苏、木通各二两，生地、滑石各三两，每服五钱，竹叶煎服）或四物汤加牛膝、丹皮、木通”以治之。

（21）大小便不通：《素问·缪刺论》说：“人有所堕坠恶血留内，腹中满胀，不得前后，先饮利药。此上伤厥阴之脉，下伤少阴之络，刺足内踝之下，然骨之前血（络）脉出血，刺足跗上动脉。不已，刺三毛上各一痏，见血立已。左刺右，右刺左。”

（22）痢疾：《类证治裁·痢症》说：“痢色黑有二……光如黑漆者，为瘀血。桃仁承气汤”（后第二十六项“发狂”下的“桃核承气汤”方）治之。

（23）泄利：《金匮要略·妇人杂病脉证并治》说：“问曰：妇人年五十所，病下利数十日不止。暮即发热。少腹里急，腹满，手掌烦热，唇口干燥，何也？师曰：此病属带下，何以故？曾经半产，瘀血在少腹不去，何如知之？其证唇口干燥，故知之，当以温经汤主之。温经汤方：吴茱萸三两，当归二两，川芎二两，芍药二两，人参二两，桂枝二两，阿胶二两，生姜三两，牡丹皮二两去心，甘草二两炙，半夏半升洗，麦门冬一升去心，右十二味，以水一斗，煮取三升分温三服，亦主妇人少腹寒久不受胎。兼取崩中去血，或月经来过多及至期不来。

（24）伤寒发黄：《备急千金要方》卷十二第六说："犀角地黄汤，治伤寒及温病应发汗而不汗之。内蓄血者，及鼻衄血吐血不尽，内余瘀血，面黄，大便黑。消瘀血方：犀角一两，生地黄八两，芍药三两，牡丹皮三两。右四味㕮咀，以水九升，煮取三升，分三服；喜妄（疑是"忘"字之误）如狂者，加大黄二两、黄芩三两。其人脉大来迟，腹不满自言满者，为无热。但依方不须加也。

（25）善忘：《素问·调经论》说："血并于下，气并于上，乱而善忘。"《伤寒论·辨阳明病脉证并治》说："阳明病，其人喜忘者，必有蓄血。所以然者。本有久瘀血，故令喜忘。屎虽鞕，大便反易，其色必黑。宜抵当汤下之"。（水蛭三十个熬。）虻虫三十个熬去翅足，桃仁二十个去皮尖，大黄三两酒浸。右四味，以水五升，煮取三升，去渣，温服一升，不下再服）。《血证论·健忘》说："凡失血家猝得健忘者，每有瘀血，血府逐瘀汤（方见前第十一项"咳嗽"下）加郁金、菖蒲。"

（26）发狂：《伤寒论·辨太阳病脉证并治》说："太阳病不解。热结膀胱，其人如狂，血自下，下者愈，其外不解者，尚未可攻，当先解外，外解已，但少腹急结者，乃可攻之，宜桃核承气汤，桃核承气汤方：桃仁五十个去皮尖，桂枝二两去皮，大黄四两。芒硝二两，甘草二两炙。右五味，以水七升，煮取二升半，去渣，内芒硝，更上火微沸，下火，先食温服五合，日三服，当微利"；"太阳病六七日，表证仍在，脉微而沉，反不结胸，其人发狂者，以热在下焦，少腹当鞕满，小便自利者。下血乃愈。所以然者，以太阳随经瘀热在里故也，抵当汤主之”（方见前第二十五项“善忘”下）；“太阳病身黄，脉沉结，少腹鞕，小便不利者，为无血也，小便自利，其人如狂者。血证谛也，抵当汤主之。

（27）失眠：《医林改错》上卷说：“不眠，夜不能睡，用安神养血药治之不效者，此方（指“血府逐瘀汤”。方见前第十一项“咳嗽”下）若神。”

（28）脱发：《血证论·瘀血》说：“瘀血在上焦，或发脱不生。”《医林改错》上卷说：“伤寒，温病后，头发脱落。各医书皆言伤血，不知皮里肉外血瘀。阻塞血络，新血不能养发，故发脱落；无病脱发，亦是血瘀……。”并治以“通窍活血汤”（赤芍一钱，川芎一钱，桃仁三钱研泥，红花三钱，老葱三根切碎，鲜姜三钱切碎，红枣七个去核，麝香五厘绢包，用黄酒半斤，将前七味煎一盅，去渣，将麝香入酒内，再煎二沸，临卧服）。

（29）发热：《血证论·产血》说：“若因瘀血壅滞而发热者，必见身腹等处刺痛之证。生化汤治之。……生化汤：当归三钱，川芎二钱，黑姜一钱，桃仁三钱，甘草一钱，益母草三钱。”

（30）汗证：《血证论·瘀血》说：“瘀血在肌肉，则翕翕发热自汗盗汗，肌肉为阳明所主，以阳明之燥气而和瘀血蒸郁，故其证象白虎，犀角地黄汤（方见前第二十四项“伤寒发黄”下）加桃仁、红花治之”；《血证论·出汗》说：“手足濈濈汗出者，以胃中或有瘀血食积，四肢为中州之应，火热内结，故应手足汗出也，宜玉烛散（生地五钱，当归三钱，川芎二钱，白芍三钱，朴硝二钱，大黄一钱，生姜三片）加枳壳、厚朴以攻之，结去而汗自止矣。”

（31）眩晕：肝藏血而主风。瘀血内停，致肝无以藏血逐郁而生风，风邪上扰清窍而头目眩晕；《血证论·产后》说：“产后血晕，由血随气上，迷乱心神，故眼前生花，甚者闷绝口噤，神昏气冷……有下血少而晕者。乃恶露上抢于心，心下满急，神昏口噤，绝不知人，法当破血，宜当归、延胡索、血竭、没药、荆芥穗、京墨煅红醋淬，童便引。”

（32）经闭：《妇科玉尺·月经》说：“经闭。或但不调。血块气痞腹痛者，气血滞也，宜调经汤，……调经汤。治瘀积经闭：当归、延胡索、白术各二钱。香附、白芍、生地各一钱，川芎、陈皮、丹皮各八分，甘草六分，益母草三钱，经来日空心服。”

（33）月经不调：《金匮要略·妇人杂病脉证并治》说：“带下经水不利，少腹满痛，经一月再见者，土瓜根散主之，土瓜根散方：土瓜根、芍药、桂枝、䗪虫各三两。杵为散，酒服方寸匕，日三服。”

（34）白带：《金匮要略·妇人杂病脉证并治》说：“妇人经水闭不利。脏坚癖不止，中有干血，下白物。矾石丸主之。矾石丸方：矾石三分烧，杏仁一分，右二味末之，炼蜜和丸枣核大，内脏中，剧者再内之。”

（35）胞衣不下：《妇科玉尺·临产》说：“有子下而胞不下，由败血灌入胞中者，宜牛膝归尾汤（牛膝、当归尾、木通各三钱，滑石四钱，秋葵子、瞿麦各一钱半）、牛膝芒硝汤”（牛膝、芒硝、当归、红花、桃仁、酒煎）。

（36）骨节痛：《普济本事方》卷六说：“治从高堕坠损，恶血在骨节间疼痛，芸苔散：荆芥穗、藕节各二两阴干，芸苔子、川芒硝、马齿苋各一两阴干。右为末，用苏枋木半两，酒一大盏，煎至七分，调下二钱服，不拘时候。

（37）身痛：《血证论·瘀血》说：“瘀血在经络脏腑之间。则周身作痛，以其堵塞气之往来，故滞碍而痛，所谓“痛则不通也，佛手散（当归、川芎）加桃仁、红花、血竭、续断、秦艽、柴胡、竹茹、甘草酒引。”

（38）心痛：《沈氏尊生·心病源流》说：“心痛，心包病，实不在心也”。其痛分九种……曰血，脉必涩，壮盛人宜下，宜代抵当汤（方见前第十五项“噎膈”下的“代抵当丸”方）；虚弱人须补而兼行，宜四物汤加桃仁、穿山甲、桂心、蓬术、降香。”

（39）胃痛：《沈氏尊生·胃病源流》说：“胃痛，邪干胃脘病也。……有因瘀血者，宜桃仁承气汤”（前第二十六项“发狂”项下的“桃核承气汤”方）；《证治准绳，心痛胃脘痛》说：“死血作痛，脉必涩，作时饮汤水下或作呃。壮人用桃仁承气汤（方同上）下，弱人用归尾、川芎、牡丹皮、苏木、红花、延胡索、桂心、桃仁、赤菊、番降香、通草、大麦芽、穿山甲之属，或失笑散”（方见前第十八“便秘”项下）。

（40）胸满胸痛：《金匮要略·惊悸吐衄下血胸满瘀血病脉证治》说：“病者如有热状，烦满，口干燥而（“而”疑为“不”字之误）渴，其脉反无热。此为阴伏，是瘀血也，当下之”；《类证治裁·吐血》说：“吐（血）后胸满痛，脉洪大有力，用当归、丹皮、酒大黄、玄明粉、桃仁、延胡索，从大便导之。”

（41）胁痛：《灵枢·邪气脏腑病形》说：“有所堕坠，恶血留内，若有所大怒，气上而不下，积于胁下。则伤肝。”《灵枢·五邪》说：“邪在肝，则两胁中痛，寒中，恶血在内，行善掣节，时脚肿，取之行间以引胁下，补三里以温胃中，取血脉以散恶血，取耳间青脉以去其掣。”《沈氏尊生·肝病源流》说：“（胁痛）死血阻滞，必日轻夜重，午后发热，脉短涩，当去瘀，宜桃仁、红花、没药、香附、赤芍、苡仁根。”

（42）腹痛：《金匮要略·妇人产后病脉证并治》说：“产妇腹痛，法当以枳实芍药散，假令不愈者，此为腹中有瘀血着脐下，宜下瘀血汤主之。亦主经水不利，下瘀血汤方：大黄三两，桃仁二十个，䗪虫二十枚去足熬，右三味末之，炼蜜和为四丸，以酒一升煮一丸，取八合，顿服之，新血下如豚肝。”《金匮要略·妇人杂病脉证并治》说：“妇人六十二种风，腹中失气刺痛，红蓝花酒主之，红蓝花酒方：红蓝花一两，右一味，酒一大升，煎减半，顿服一半；末止再服。”

（43）出血：1.《诸病源候论·伤寒病诸候下·伤寒吐血候》说：“此由诸阳受邪，热初在表，应发汗而汗不发，致使热毒入深，结于五脏，内有瘀积，故吐血。”《沈氏尊生·虚损痨瘵病源》说：“痨病多吐血……有由血瘀在中者，必脉沉实，腹中满痛。用行血止之，宜当归、降香、木香、蓬术、桃仁、延胡索、赤芍药。”2.《沈氏尊生·诸血源流》说：“便血……有瘀血内漏者，宜蒲黄散子。”（蒲黄末二两，每服方寸匕，水调下，服尽止）。

（44）疮疤：《灵枢·痈疽》说：“寒气客于经络之中血泣。血泣则不通，不通则卫气归之不得复反。故痈肿。”《金匮要略·疮痈肠痈浸淫病脉证并治》说：“肠痈者，少腹肿痞。按之即痛如淋，小便自调。时时发热。自汗出。复恶寒，其脉迟紧者。脓未成，可下之，当有血；脉洪数者，脓已成，不可下也。大黄牡丹皮汤主之。大黄牡丹皮汤方：大黄四两，牡丹一两，桃仁五十枚，瓜子半升，芒硝三合。右五味，以水六升，煮取一升，去渣、内芒硝，再煎沸，顿服之。有脓当下，如无脓当下血。”

（45）目疾：《类证治裁·目疾》引戴复庵说：“眼赤皆血壅肝经所致……其或血灌瞳神。大黄当归散。”（酒制大黄、酒炒黄芩各一钱，红花二钱，苏木、当归、酒炒黑山栀、木贼各五钱）治之。

据上所录。可以看出在中医学里，瘀血为病是相当广泛的。虽然上述四十五种病证。在临床上的每一个病人的发病不一定都是瘀血所引起。但瘀血却是可以导致上述四十五种病证中的任何一种病证的发生。不仅如此，瘀血还有导致头痛、脚痛、心悸、不语、癫疾、不孕以及紫白癜风等病证发生的可能，这里就不一一具述了。

中医学的“瘀血”理论。是从长期临床医疗的实践中总结出来的，两千多年来又一直在经受临床实践的检验；并在这个实践检验的过程中，得到了不断的丰富和发展。今天，它又为现代医学科学的发展提供了新的研究课题。

在中医学里，基于“瘀血”理论提出的“活血化瘀法”，近几年来，在中西医结合的工作中，已经显示出了它的生命力，我们必须努力用现代科学的知识和方法，进一步地研究瘀血理论及其活血化瘀法，使其上升到现代科学的水平，以便在人类的保健事业上发挥它的更大作用。——当然，现在有人毫无辨证依据、无原则地夸大活血化瘀法的作用而把它用于治疗各种病证的一切病人，这也是错误的。

（八）咳喘的病因病机及其辨证施治

咳喘，又称“喘咳”，其名首见于《黄帝内经》，如《灵枢·经脉》所谓“是动则病肺胀满膨膨而喘咳”。《素问·五常政大论》所谓“从革之纪……其发咳喘”等均是。咳和喘是两种不同的临床证候，二者的临床表现也不一样。在临床上对各个病人来说，咳者不必皆喘，喘者也不必皆咳。虽然如此，但又确常常相兼并见。

本文所述的“咳喘”，将包括古代所谓的“上气”一证在内。“喘”是“呼吸快促”，而“上气”则不只是“呼吸快促”，更主要地它是如《灵枢·刺节真邪》所说的“饐不得息”，《金匮要略·肺痿肺痈咳嗽上气病脉证并治》所说的“喘鸣迫塞”“咽喉不利”，其气逆于喉嗌之间而感息道狭窄，气息堵塞不通，以致喉嗌之间发出哮鸣之声，殆即后世所称为“哮”者是也，因而《证治准绳·杂病·喘》说：“所谓‘上气’者，盖气上而不下，升而不降，痞满膈中，气道奔迫，喘息有音者是也。”上气和喘，明是两种不同的临床证候，尽管在临床上，上气者必兼喘，然喘者未必有上气，所以《金匮要略·脏腑经络先后病脉证》在述“阴病十八”时，把“上气”和“喘”二证给予了平行并列，这是正确的。

咳、喘、上气等三证皆病于气。人身之气虽根于肾而所主则在于肺。肺主气，其性清肃下降，一有所伤，则肺气失调而为咳为喘为上气。这就表明咳、喘、上气等三证的出现，无论病因为何，其发生机制则皆在于肺气之失调，因而在临床上三者常相伴而见。以下各处在一般情况下，对咳、喘、上气等三证只以“咳喘”一词概之，必要时，则仍将分别列出咳、喘和上气。

咳喘的病因病机

本文仅只论述中医学所谓“内科杂病”领域里的咳喘病证。

喘咳的发生，皆由肺气失调所引起。肺为娇脏，居胸中，为五脏六腑之上盖，主气以行呼吸而出治节，许多因素均可导致肺气失调而发病。实者多因寒、因热、因燥、因痰、因饮、因瘀；虚者多因津少，因血虚，因气耗，因精亏。

1. 因寒：肺恶寒，形寒饮冷则伤肺。寒邪犯肺则肺气逆乱而发为咳喘。

2. 因热：肺属金而畏火。火热之邪刑金伤肺，则肺金失其清肃之令，肺气上逆，发为咳喘；或热伤肺之血脉，蓄结痈脓，发为肺痈而咳喘。

3. 因燥：肺应秋令而主燥。燥邪淫胜则伤肺，肺伤则其气逆而不顺，发为咳喘。

4. 因痰：肺为贮痰之器。痰停肺内，壅遏气息之道路，致肺气受阻而郁结逆上，发为咳喘。

5. 因饮：肺为太阴而居胸阳之位。饮停胸胁，妨于肺，则胸阳不振而肺气失和发为咳喘。

6. 因瘀：肺主气，而气又赖血以运载。血液瘀积，则气亦不行，气不行而郁遏于肺发为咳喘。

7. 因津少：肺主敷布津液而又赖津液以濡养。或吐，或下，或汗，或多尿，或生疮，致津液伤耗而虚少，津液虚少不足以濡养于肺，肺失养则其叶焦弱不能布息，遂发为肺痿而咳喘。

8. 因血虚：心肺同居上焦，肺主气而属金，心主血而属火。或吐血，或衄血，吐衄太甚则失血必多，致心血不足而心火偏盛，虚火刑金，则肺气伤而郁结不行发为咳喘。

9. 因气耗：肺主气而劳则气耗。劳作过甚则喘且汗出而其气外内皆越，肺气伤耗，不足以布息，或又有所郁，则气少而结，发为咳喘。亦有因咳喘久而导致气耗者。

10. 因精亏：肺主气而肾为气之根，肾脉上贯肝膈入肺中。肾精亏损，无以化生元气，则肺所主之气少，气之根不固则气艰于归根而遂浮郁于肺发为咳喘。

这里所述的咳喘十种致病因素，都可以引起咳喘病症。但并不是说其中的每一因素都可以引起咳、喘，上气等三证的任何一证，如肾精亏损就只能引起喘、咳而不可能引起上气之证，因为喘、咳二证都有实有虚，而上气则是只有实证的。在咳喘病证的发生发展过程中，有时是它病存在以引起发病，有时是在咳喘病证中又产生新的因素，有时是这种因素引起发病而在咳喘病证过程中又转化为另一种因素，有时为单一因素致人于病，有时则为两种或多种因素交互为病。

咳喘的辨证施治

咳喘病证的病机虽然都是肺气失调，但由于引起咳喘病证的病因不同，病人体质不同，疾病久暂不同和临床证候不同，治疗上必须区别对待，辨证施治。现将咳喘病证的证治择其要者记述如下：

1. 风寒束肺、气郁化热：肺胀，脉浮大，喘咳上气，唾白色泡沫，目如脱状，口渴欲饮水，烦躁，法宜外散寒邪，内清郁热，治以越婢加半夏汤，方用：麻黄、石膏、生姜、红枣、炙甘草、法半夏（打破）。以水适量，先煮麻黄去上沫，纳诸药再煮，汤成去渣，温服。

2. 外寒激动内饮，上逆犯肺：肺胀，脉浮，咳而上气，唾白色泡沫，喉中有哮鸣声，法宜外散寒邪，内降水饮，治以射干麻黄汤，方用：射干、麻黄、生姜、细辛、紫菀、款冬花，红枣三枚等，法半夏（打破），五味子。上九味，以水适量，先煮麻黄两沸，去上沫，纳诸药再煮，汤成去渣，温服。如表邪甚而为肺胀脉浮，恶寒发热，咳喘上气，有哮鸣音，唾白色泡沫，心下有水气，治以小青龙汤，方用：麻黄、桂枝、白芍药、细辛、干姜、炙甘草、五味子、法半夏（打破）。以水适量，先煮麻黄去上沫，纳诸药再煮，汤成去渣，温服。烦躁者，内有郁热，方中加生石膏。如肺气壅闭，胸满胀，一身面目浮肿，鼻塞清涕流出，不闻香臭，咳逆上气，喘鸣迫塞，不得平卧，服小青龙汤后鼻塞清涕出等表证已解而余证未退，法宜决壅泻闭，治以葶苈大枣泻肺汤，方用：葶苈熬令黄色、捣丸，红枣四枚等。先以水适量煮枣取汁，去枣纳葶苈再煮，汤成去渣，温服。

3. 饮伏胸胁，支塞于肺：咳喘唾涎沫，胸中痛，短气，烦乱，不得坐卧，眼胞微肿，或咳引胁痛，苔白、脉弦，法宜峻逐水饮，治以十枣汤，方用：芫花，甘遂，大戟并熬等分，各别捣细，过筛，以水适量，先煮肥大枣十枚劈开，去渣，纳药末，强人温服 5 克，羸人温服 2.5 克，平旦服，若下利病不除者，明日加药末 2.5 克，更服，得快下利后，糜粥自养。

4. 痰浊阻遏肺窍，息道闭塞：咳逆上气，时时吐出浊涕浓痰，但倚物而坐不得眠卧，法宜涤浊除痰，治以皂荚丸，以枣膏和汤服三丸，日服三次，夜服一次。

5. 痰湿停肺：咳嗽唾白色痰，痰多，滑而易咳出，胸闷，苔白，脉弦或缓，法宜燥湿化痰止咳，治以二陈汤加味，方用：法半夏（打破），陈皮、茯苓、炙甘草、干姜、细辛、五味子。水煎，温服。脉浮喘气者，肺失宣散，方加麻黄，杏仁去皮尖，脉虚少气，肢体乏力者；气虚肺弱，方加党参、白术。

6. 痰热壅肺：咳喘胸痛，唾黄痰或血色痰，发热，口渴，舌苔黄，脉浮滑或兼数，法宜泄热开结化痰，治以小陷胸汤加味，方用：瓜蒌仁（打破）、黄连、法半夏（打破）、大贝母、桔梗、前胡、甘草。水煎、温服。

7. 热毒壅肺，蓄结痈脓：肺痈，脉数实，口中干燥，咳即胸中隐隐痛，唾出浓痰腥臭或唾出脓血腥臭，法宜清热解毒，活血排脓、治以千金苇茎汤，方用：苇茎、冬瓜仁（打破）、薏苡仁、桃仁去皮尖。水煎、温服。

8. 燥热伤肺，清降失常：干咳无痰，呼吸气喘，鼻咽干燥，心烦口渴，舌干无苔，脉细数；或肺阴虚弱，气燥生痰，黏着喉间，滞塞声音，喘咳发热，脉细数；或失血之后，肺燥成痿，痰凝气郁，久咳不止，脉细数，法宜清燥润肺，治以清燥救肺汤，方用：冬桑叶、生石膏、党参、甘草、胡麻仁、阿胶（烊化）、麦冬去心、杏仁去皮尖炒、枇杷叶（去毛蜜炙），水煎，温服。

9. 津伤阴虚，肺气逆上：肺痿、脉虚数，大逆上气，咽喉不利，口舌干燥，咳吐浊唾涎沫，或为半声咳者，法宜生津养阴，止逆下气，治以金匮麦门冬汤，方用：麦门冬，法半夏（打破），党参，炙甘草，炒粳米，红枣四枚擘。以水适量，煎至米熟汤成，去渣，温服。

10. 阴血亏损，虚火刑金：心烦心悸，咳嗽气喘，咽喉疼痛干燥，或痰中带血，唇色淡白，舌红少苔，脉细弱而数，法宜养血滋阴，清热润肺，治以百合固金汤，方用：生地、熟地、当归、白芍药、麦门冬、玄参、百合、贝母、生甘草、桔梗。煎服。

11. 瘀血停滞，阻塞息道：咳逆倚息，不能平卧、咳痰涎或带乌红色血、胸胁满闷或有刺痛，舌青或舌有青紫斑块，脉涩，法宜活血破瘀，治以代抵当汤加味，方用：大黄（酒炒）、莪术（醋炒）、当归、丹皮、穿山甲（炮）、红花、桃仁去皮尖、牛膝、夜明砂、茯苓、法半夏（打破）水煎，温服。如咳嗽侧卧一边，翻身则咳嗽不休者，治以血府逐瘀汤，方用：当归、生地、桃仁去皮尖、红花、赤芍、川芎、柴胡、枳壳、桔梗、牛膝、甘草、水煎，温服。

12. 肾元虚惫，气不归根而浮于上：咳嗽、短气，腰痛、胫酸，小便短少，动则喘息，舌苔薄，脉虚弱细微，法宜补肾益精、纳气归根，治以金匮肾气丸，酒下十五丸，加至二十丸，日再服，或改丸为汤服。如肾气衰竭，生气欲脱，证见呼吸喘急，气息出多入少，两足厥冷，额上汗出，脉浮而无根，法当本“急则治标”原则，宜温补真元，镇纳浮阳，治以黑锡丹。方用：金铃子蒸去皮核，胡芦巴酒浸炒，附子炮去皮脐，舶上茴香炒，肉豆蔻面裹煨，补骨脂酒浸炒，阳起石酒煮一日焙干研，木香、沉香各一两，肉桂半两，黑锡去渣，硫黄透明者各二两。上十二味，用黑盏或新铁铫内，如常法结黑锡、硫黄砂子，放地上去火毒，研令极细末，余药亦研为细末，过筛，再将二末一处和匀入研，自朝至暮，以黑光色为度，酒糊丸如梧桐子大，阴干、入布袋内擦令光莹，每服6克，温开水送下。

上述中医学对咳喘病证的十二点治法，虽未足以尽咳喘病证的临床治疗，也不可能以尽咳喘病证的临床治疗，但其主要方面已揭示出来，为治疗和研究咳喘病证，提供了一定的基础。

（九）二陈汤临床运用十五例

二陈汤，出自《太平惠民和剂局方》，由半夏、陈皮、茯苓、炙甘草四药组成，用时加生姜同煎服，主治湿痰咳嗽，胸膈满闷，恶心呕吐，头眩心悸等，为治痰通剂，故凡因痰而致之病证，皆可以其为基础加味而治之。兹将用之有验者择要加以论述。

1. 治小儿惊风，时发四肢抽搐，两眼上翻，眼珠青蓝色，宜二陈汤加味。方：

法半夏 6 克　陈皮 6 克　茯苓 6 克　炙甘草 5 克　竹茹 6 克　炒枳实 6 克炒　石菖蒲 5 克　僵蚕 5 克

上八味，以水适量煎药，汤成去渣，取汁，分温三服，一日服尽。方即为温胆汤加石菖蒲、僵蚕。如有热口渴尿黄者，加天竺黄 5 克。如惊风日久，正气已衰，抽搐轻微，神识模糊，气息微弱者，则加党参、远志、胆南星，为涤痰汤加远志、僵蚕。

2. 治癫痫，或数月一发，或月一发，或日一发，或日数发，发则卒然仆地，叫呼一声，不省人事，口流白沫，四肢抽搐，移时自行苏醒，宜二陈汤加味。方：

法半夏 10 克　陈皮 10 克　茯苓 10 克　炙甘草 8 克

制南星10克　炒枳实10克　远志10克　石菖蒲10克　僵蚕10克　大贝母10克　当归10克　川芎8克　明矾3克

上十三味，以水适量煎药，汤成去渣，取汁，分温再服，一日服尽。方即导痰汤加僵蚕、远志、石菖蒲、大贝母、当归、川芎、明矾。

3. 治中风有痰，语言謇涩不利，半身不遂，口眼㖞斜，脉虚，宜二陈汤加味。方：

法半夏10克　陈皮10克　茯苓10克　炙甘草8克　竹茹10克　炒枳实10克　胆南星10克　党参10克　石菖蒲10克　僵蚕10克　竹沥12克　生姜汁10克

上十二味，以水适量煎前十味，汤成去渣，取汁，加入竹沥、生姜汁，分温二服，一日服尽。方即涤痰汤加僵蚕、竹沥、生姜汁。

4. 治精神失常，奔走不已，多语，少眠，喜悲哭，宜二陈汤加味。方：

法半夏10克　陈皮10克　茯苓10克　炙甘草8克　竹茹10克　炒枳实10克　石菖蒲10克　远志10克　党参10克

上九味，以水适量煎药，汤成去渣，取汁，分温再服，一日服尽。方即温胆汤加党参、远志、石菖蒲。

5. 治体胖，头昏闷，寡言语，面部时发微笑而不能自控，舌苔黑黄干燥，脉弦滑，宜二陈汤加味。方：

京半夏10克　陈皮10克　茯苓10克　炙甘草8克　竹茹15克　炒枳实10克　黄连10克　天花粉15克　玄参10克

上九味，以水适量煎药，汤成去渣，取汁，分温再服，一日服尽。方即温胆汤加黄连、玄参、天花粉。

6. 治头痛，昏闷不爽，口渴，舌苔黄腻，脉弦，宜二陈汤加味。方：

京半夏 10 克　陈皮 10 克　茯苓 10 克　炙甘草 8 克　竹茹 10 克　炒枳实 10 克炒　黄芩 10 克　天花粉 10 克　胆南星 10 克

上 9 味，以水适量煎药，汤成去渣，取汁，分温再服，一日服尽。方即温胆汤加黄芩、天花粉、胆南星。

7. 治或左或右一侧肩背疼痛，不能牵动，脉细，宜二陈汤加味。方：

法半夏 10 克　陈皮 10 克　茯苓 10 克　炙甘草 8 克　当归 10 克　川芎 10 克　姜黄 8 克　僵蚕 10 克

上八味，以水适量煎药，汤成去渣，取汁，分温再服，一日服尽，每日一剂。

8. 治两脚浮肿不匀，一脚肿甚，一脚肿轻，皮肤颜色不变，脚有重滞感，小便正常，治宜二陈汤味。方：

法半夏 10 克　陈皮 10 克　茯苓 10 克　炙甘草 8 克　制南星 10 克　炒枳实 10 克　木瓜 15 克　苍术 10 克

上八味，以水适量煎药，汤成去渣，取汁，分温二服，一日服尽。每日一剂。方即导痰汤加木瓜、苍术。

9. 治气虚浮肿，早起面目肿甚，两脚肿消；下午两脚肿甚，面目肿消，肢体易疲乏，脉虚，苔薄白，宜二陈汤加味。方：

法半夏 10 克　陈皮 10 克　茯苓 10 克　炙甘草 8 克　党参 10 克　炒白术 10 克炒　生姜 6 克

上七味，以水适量煎药，汤成去渣，取汁，分温再服，一日服尽。每日一剂。方即六君子汤。

10. 治失眠，烦躁不易入睡，睡则易惊醒而心悸，或有呕恶，治宜二陈汤加味。方：

法半夏10克　陈皮10克　茯苓10克　炙甘草8克　竹茹10克　炒枳实10克炒　酸枣仁10克炒打

上九味，以水适量煎药，汤成去渣，取汁，分温再服，一日服尽，每日一剂。方即温胆汤加酸枣仁。

11. 治胃部胀痛，每于饥饿时发作，稍进饮食则痛止，腹软，大便稀溏，小便黄，苔白薄，脉虚，宜二陈汤加味。方：

法半夏10克　陈皮10克　茯苓10克　炙甘草10克　党参10克　炒白术10克炒　生姜6克　桂枝8克

上八味，以水适量煎药，汤成去渣，取汁，分温再服，一日服尽，每日一剂。方即六君子汤加桂枝。

12. 治疝气，睾丸肿大疼痛，坠胀，引小腹不舒，小便色黄，宜二陈汤加味。方：

法半夏10克　陈皮10克　茯苓10克　炙甘草8克　青皮10克　谷茴10克　荔枝核10克　橘核仁10克　川楝子10克

上九味，以水适量煎药，汤成去渣，取汁，分温再服，一日服尽，每日一剂。

13. 治积聚，腹满气塞，短气不得息，不下食，宜二陈汤加味。方：

法半夏10克　陈皮10克　茯苓10克　甘草6克　槟榔12克　生姜10克　柴胡10克　紫苏6克　细辛3克　熟附片8克　大黄10克

上十二味，以水适量煎药，汤成去渣，取汁，分温再服，一日服尽，每日一剂。方为槟榔汤。

14. 治妇女体胖月经闭止不来，起居饮食如常，脉沉微，宜二陈汤加味。方：

法半夏 10 克　陈皮 10 克　茯苓 10 克　炙甘草 8 克　炒白术 10 克炒　苍术 10 克　当归 10 克　川芎 10 克　射干 10 克

上九味，以水适量煎药，汤成去渣，取汁，分温再服，一日服尽，每日一剂。

15. 治妇女妊娠恶阻，呕吐不止，饮食不下，宜二陈汤加味。方：

法半夏 10 克　陈皮 10 克　茯苓 10 克　炙甘草 8 克　党参 10 克　炒白术 10 克炒　生姜 10 克　黄芩 10 克

上八味，以水适量煎药，汤成去渣，取汁，频频呷服，一日服尽。不瘥，更作。方即六君子汤加黄芩。

（十）四升丹

龙脑香 50 克　制没药 5 克　制乳香 6 克　炉甘石 100 克（水飞细）

在安静清洁无人畜至房室内，用一小灶炉，装木炭小满烧燃，小铁锅一个，细瓷小白碗一个，将龙脑香即梅花冰片、乳香、没药夹研细匀，置于小铁锅中间，细瓷小白碗盖好，在碗、锅接触处，以水飞炉甘石研细封之，且用指头稍事匀压使其封实，勿令泄气，然后将小铁锅放于炭火灶炉上守候一分，仔细观察升丹，如炉甘石封口处冒出气烟有龙脑香味，立即适当减少炭火，并于冒气处加按令实，防止龙脑香逸去。得炉中炭火烧尽，炉、锅全冷后，可于第二天揭开细瓷小白碗，则龙脑香、乳香、没药等俱升结于碗内，用干净小刀将碗内升结之丹药刮下，同封口之炉甘石一起，于乳钵内研细均匀，盛入细瓷瓶内，加塞，备用。用以主治人体疮疡溃烂后，撒布于疮面上，生肌长肉，外以玉红膏摊纸上贴封，或以凡士林摊纸上贴封亦可，以防止疮口被污染。隔日换药一次。

（十一）红升丹

红升丹，为中医外科领域里一种有效常用药。对于疮疡化脓成熟切开后，用纸做红升丹捻子插入，以止伤口之外合。疮疡溃烂后，有腐肉处，红升丹用之可去腐；无腐肉处，红升丹用之可生肌，唯红升丹用量有多少之别耳。用时，将红升丹放入乳钵内研极细，撒布于疮面，欲去腐肉，则稍多撒之；欲生新肉，则唯薄薄撒之少许即可，稍多撒之则疮痛。

（十二）1970年在鄂西北大山区调查中草药

1. 草药治疗肺痈病经验介绍

方药组成：鲜白及四两，鲜小洋参六两，鲜藿麻根半斤，冰糖四两，白糖六两，黑黄豆一斤，白公鸭一只。

制剂和服法：先将鲜霍麻根煎水十斤，另将白公鸭用线绳吊死，去毛羽、头足及内脏，将白及、小洋参放入鸭腹内，用线绳缝合，同冰糖、白糖、黑黄豆等一起，放入霍麻根汁内，用火煮至鸭肉熟烂为度，每次取其药水一杯，加温口服，一日服三次。

治验举例：

（1）患者王应兰，女，56岁，住竹山县溢水区双桂公社双安大队二队，于1950年发病，不断咳嗽，吐脓血带腥臭气，胸中疼痛，不想吃饭，逐渐卧床不起，经中西医治疗半年无效，后改服上方，于夜半开始服药，过一会吐出大量腥臭脓血，稍停就开始要喝米汤，睡了一天后就想吃肉，一星期后就起床，后来就慢慢病愈。（患者至1960年因其他疾病已故）共服药一剂。

（2）患者罗安文，男，62岁，住竹山县溢水区双桂公社双安大队二队，是王应兰之夫，于1954年发病，咳嗽、吐脓，又腥又臭，胸中微微作疼约半年之久，经用上方治疗后，病情立即好转，还微有咳嗽，不到半月，其病全愈，现在身体还很健康。

（3）患者梁安基，男，37岁，住竹山县溢水区双桂公社双湾大队五队，于1957年发病，经常咳嗽，吐脓血带腥臭气，胸中疼痛，肢体无力，只能吃稀饭，经十多天后，开始服用上方，服药即好转，共服药二剂病愈，至1962年又发生吐血，经X线透视检查为肺结核，仍用其他草药治愈。

两种草药外形：

（1）藿麻根：藿麻为一年生草本植物，二三月发生，霜降后枯萎，第二年又从根部发出新苗，多生于山中及村庄附近。根有数个条根，长一尺多，外为灰白色，内为青黄色，茎绿色，高 3~5 尺不等，上有许多分枝，茎、枝均密生肉刺，叶对生，宽卵形、掌大，人体接触后疼痛难受，边缘有较深缺刻（一种无缺刻的不能用）色绿，叶背有筋突出，无刺，叶片有嫩小肉刺。叶基部有长柄，柄上亦有肉刺，六、七月开花，穗状、青色，花谢后结子为灰色。

（2）小洋参：小洋参又叫鸡腿，为一年生草本植物，生于山坡向阳处，根条状，须根上有长卵形块根、肉质，外面紫黑色，内面白色，味甜，略带土腥气，叶从根部生出，长卵形，有锯齿，绿色，背面有白毛，夏初开黄色小花。

2. 单方治愈一例腹内包块的调查

单方一：

药物：金刚藤。

（1）别名：金刚藤即菝葜，又叫金刚刺、普贴树。

（2）生长环境：金刚藤喜生在山坡、丘陵或林边。我省各地都有生长。

（3）外形：金刚藤为多年生牵藤植物。根块状，不规则，质坚硬，为棕黑色，茎细长，色缘，形圆有尖刺。叶互生，为长卵形，质硬，叶柄短，常有卷须两条。夏季开黄绿色小花，结果为球状，内多浆汁，红色。

（4）药用部分：根。

制法：采新鲜金刚藤根洗净，切片保存，每天用二大两加水浓煎，去渣，取汁。

服法：一天分三次服完，或当茶频频饮服。

单方二：

药物：黄药。

（1）别名：黄药即黄独，又叫黄药子。

（2）生长环境：黄药喜生在山地、路旁、林边。我省山区各地都有生长。

（3）外形：黄药为多年生爬藤植物。下有块茎（根）球形，外为暗黑色，内面为淡黄色或黄棕色，有颗粒状物，块根下生有须根。叶互生，心形，叶脉很明显。公（雄）花、母（雌）花不生在一棵植物上。公（雄）花小，为黄白色，成一串下垂；母（雌）花1~4朵集生在叶腑。果有三个翅。

（4）药用部分：块茎。

制法：每年秋冬季节采黄药块茎洗净，切片，晒干。每用十两加烧酒三斤，装于罐内，放火上炖热后密封罐口，在山中挖一小坑埋藏七天，取出。

服法：每天取黄药酒浸液一两，一次服下。

病例治验：

患者王永和，男，36岁，住竹豁县汇湾区小河公社三星大队三小队。于1970年阴历四月初三日发病，开始全身不适，腹部隐痛，数天后病情突然加剧，左上腹部发现一碗口大包块，质硬，根深，推之不移动，疼痛剧烈，叫呼不已，身体急剧消瘦，注射器穿刺检查，未抽出任何物体，该区卫生院医生王某某及省巡回医疗队武汉医学院附属一院医生朱某某等诊断为腹腔恶性肿瘤。经服金刚藤方12天后，包块缩小到鸡蛋大，诸症基本消失，又服用黄药酒方10天左右，包块消失，疾病痊愈，遂参加生产劳动，至今未复发。

3. 血灵治疗闭经病的经验介绍

处方：血灵大指头大一枚（2~3钱），甜酒适量。

服法：用甜酒将血灵煮开，乘热一次服完，被覆发汗。

治例：

（1）患者文纪珍，女，48岁，住竹山县溢水区松树公社青联大队二小队。于1958年发生月经闭止，月经一直未来，直至1964年正月，经用上方治疗，上午服药，下午即月经来潮，到二月间即受孕。

（2）患者关风英，女，42岁，住竹山县溢水区松树公社青联大队二小队，于1957年生第一个孩子后，月经即未来潮，一直闭止多年，头昏，心中颤动，至1963年服用上方后，7天即月经来潮，不久即受孕怀胎，至今月经正常。

（3）患者刘立秀，女，34岁，住竹山县保丰区牌楼公社四川沟，月经原来一直不调，每约半年来潮一次，后来竟一年多不来月经，经用上方治疗后，月经即行来潮，但不对月，另服其他草药，月经恢复正常。于1966年生一小孩，至今身体还好。

附记：血灵，又叫血灵脂，乃五灵脂之一种，为寒号鸟之粪，其中杂有鸟血，带有血腥气，所以叫做血灵脂；另有一种不杂血者，叫做米灵脂，功力较差，上方未采用。五灵脂（包括血灵脂）出于深山岩洞里，山地群众可自行采得，各地中药店亦均备有此药。

4. 路边黄治疗奶花疮（乳痈）的经验介绍

药物名称：路边黄。

产地及生长环境。路边黄，我省各地均有出产，多生长于村边、路旁潮湿的林阴处。

药物外形：路边黄为一年生宿根草本植物。根条状，主根粗壮，细根较多，上有一些须根。表皮为黑褐色，里面为白色。味苦涩。每年冬季开始从宿根生出一至数个向上生长的白色幼芽，犹如古代传说中的“龙牙”样形，故其又有“龙牙草”之称。其芽至第二年春季出土为茎。茎高2~3尺，圆形，有浅纵沟，色青绿，或下部色红、上部色青绿。全株均有较密的青黄色细毛。叶互生，羽状复叶，小叶对生或稍对生，大小间隔生长，卵圆形，边缘有粗锯齿。叶面较叶背色为深。秋初顶端开黄色小花，花五瓣，许多小花集成一个总状花序。花后结实，内包许多如“北鹤”（天名精种籽）样的黄色小种籽。

药用部分：全草，以根部为优。

制剂和用法：采新鲜路边黄草洗去泥土，捣烂，捏成小指头大一团，塞于患乳对侧鼻孔中，或同时夹于患乳对侧腋窝内包扎固定。

主治：奶花疮（乳痈）。

药方来源：路边黄塞鼻治疗奶花疮（乳痈），早在数十年前四川巫溪一些地区的民间即在流传使用。湖北省国营竹谿综合农场草医李伯仁同志（四川省巫溪人）运用此方治疗奶花疮（乳痈）已有三十多年历史，治愈病例颇多。后来李献出此方。此方经过医务人员的试验和推广，在近两个多月内治疗了不少奶花疮（乳痈）患者，收到了很大成效。我们这次在中峰、水坪两区及城关共访问和亲自观察了八例用此方治疗的奶花疮（乳痈）患者，除一例因用法不当导致疼痛加剧，一例因兼病感冒收效较差外，其余六例均在使用此方后1~2天痊愈。

典型病型：

（1）患者周以萍，女，28岁，竹谿县水坪区卫生所医生。于五月上旬的一天早上，给孩子喂奶时觉左侧乳房稍有疼痛，未加注意，中午时即疼痛加剧，乳房内有肿块如鸡蛋大，并发热恶寒，到下午六时采用上方塞鼻治疗，一小时后疼痛消失，肿块缩小为核桃大，至晚上九时肿块全部消散，疾病痊愈，至今未见复发。

（2）患者马世莲，女，23岁，在竹谿县城关镇粮管所工作。于5月24日左侧乳房内上方生一肿块，如小鸡蛋大，疼痛，经每日服用西药长效磺胺治疗后，疼痛停止，但肿块不减，至28日采用上方塞鼻和夹腋窝一晚，肿块即变软，29日晚又用同法治疗后，至30日肿块全部消失，疾病痊愈。

附记：竹山、竹谿两县民间普遍流传使用路边黄全草一把煎水内服，治疗痢疾，均称效果良好；房县民间流传用路边黄捣烂敷于手臂内侧腕关节后内关穴处治疗疟疾，亦称有很好疗效。

5. 塞鼻疗法治疗马串铃（瘰疬）病疗效的初步调查

药物：马钱子2粒，巴豆2粒，浮小麦7粒，黑黄豆5粒，公老鼠屎7粒，鹁鸽屎1粒。

制法：先将马钱子放于新瓦上用板炭火焙黄刮去毛净，巴豆去壳用草纸包锤去油净，黑黄豆去壳，同浮小麦，公老鼠屎、鹁鸽屎一起置于铁舂内捣极细，加凉水和匀，捏成一枚上细下粗如辣子状的药锭。

用法：临睡时，男左女右将当天制成的药锭（过夜的无效）塞于一个鼻孔内，用棉被盖覆发汗，待1~1.30小时全身出汗透彻后即拔出药锭。体强患者可20天用药1次，体弱者则需1月用药1次。

治例：

（1）患者刘某，男，11岁，竹山城关小学学生。于1969年春天发病，初起发烧数天，颈部两侧各生一核，不红，有痛感，按之硬，不移动，颈项强急不舒，经一个多月后使用上方治疗，用药6次后全愈。

（2）患者郝某，男，16岁，竹山城关中学学生。于1966年发病，颈部两侧各生有6~7核，贯串成条状，2寸多长，上从耳后，下近缺盆，突起于皮肤，不红不痛，至

1969年冬月开始用上方治疗，共用药5次，其核消失或缩小如豆大，不再突起于皮肤，条状物已缩短约为一寸。现在仍在继续治疗中。

（3）患者温某，女，12岁，住竹山县城郊区霍山公社南门大队三队，于1967年颈部右侧发生一核，用膏药贴治消失，到1968年颈部右侧又发生如核桃大的三四个核联结成串，不红，有痛感，1969年正月开始吃中药治疗，经两个月其核缩小如豆大，未断根，至下半年又发作，其核复增大到核桃大，冬月间开始用上方治疗，每用药一次，其核即明显缩小一次。至今共用药5次，其核减少为两个且缩小到蚕豆大。现在仍在继续治疗中。

（4）患者王某，女，15岁，住竹山县城郊区霍山公社南门大队三小队。于1967年二三月间发病，颈部两侧各生有2~3核如扣子大，不红不痛，微有胀感，经西医注射青霉素12支治疗无效，至5月间改用上方治疗，共用药4次，其核即减少为1~2个且缩小如豆大。后来未再用药，其病亦未再发展。

（5）患者蔡某，男，22岁，竹山城关镇铁业社工人，于68年冬天发病，颈部左侧生有两核如算盘子大，不红，按之疼痛，颈项强急不舒，1969年正月吃中药3剂无效，后经用草药外敷治疗，病好转，至4月间病又复发，两核增大，疼痛，即改用上方治疗，共用药次（有两次出汗，3次因拔药过早未出汗），其核缩小如豆大，疼痛消失。后来未再用药，至今时间已过半年多，其病亦未再发展。

调查后的意见：据了解竹山城张秀彦用此方治疗马串铃（瘰疬）病已近30年，治例甚多，唯患者姓名均被遗忘，仅向我们介绍了近年来治疗的5例患者。我们对这5例患者都进行了家庭走访，详情已见上述。根据这5个病例的1例瘰疬消失，4例瘰疬缩小的情况看来，此方对于治疗马串铃（瘰疬）病是有效的，然此方是否可以根治马串铃（瘰疬）病，则因其5例中有4例没有完成治疗过程——两例中途停止用药，两例还未结束治疗而无法判定。因此，现在总结这个疗法似还嫌太早。但我们认为这个疗法对于治疗马串铃（瘰疬）病还有进一步调查了解和有计划的继续进行实验、观察的必要。

6. 流水藤治疗疖痈的经验介绍

药物名称：流水藤。

生长环境及产地：生于河坎、田坎及小山坡的小树木中。此药我们是在房县发现的。根据其生长情况的分析，湖北省其他地方当也有此药生长。

药物外形：流水藤为多年生木本蔓生植物。有块根、块根不规则。外皮为棕褐色，内面为淡红色，有黏液。下有许多须根。茎圆柱形，长一二丈，吹之通气。有质松色白灯草样的中心。老茎外皮粗糙，呈灰褐色，内面为白色。嫩茎外面皮为褐色，内面为黄色。单叶互生，叶稀疏、色绿，形圆、边缘有锯齿，叶背有细毛，前部稍尖，基部有柄，形如葡萄叶。冬季叶落。夏季叶腋部长出小花，花五六瓣，紫色，数个聚集在一起。秋季结球形果实，如绿豆大，生时色青、较硬，熟时色紫，内含水汁及多个种子。叶的对侧有卷须，常缠绕在其他树木上。

药用部分及采药季节：药用部分，是根白皮。四季均可采用。

制方和用法：采新鲜流水藤根洗净，刮去外面棕褐色老皮，去掉水心，只取其淡红色根白皮，加酒糟共捣烂为泥，外敷疖痈部位，以纱布或布条包扎。

禁忌：疖痈溃烂后禁用。

方药来源及临床疗效：房县通省区土城公社的卫生人员，从农家那里学得了用流水藤根敷疖痈的治疗方法，在1968~1969年先后施用于4个痈肿病人，均收到良好效果。据了解，本方早就在群众中流传使用。这次我们访问了土城公社卫生人员近两年来运用本方治疗的3个痈肿病例和1965年病人自己采用本方治疗的1例。3例敷药后有凉麻感，疼痛消失或减轻，1例煎药仍有疼痛，但疼痛的范围逐渐局限于痈肿的中心部；3例敷药2~3天后，痈肿化脓出头，逐渐痊愈。一例敷药2天后痈肿消散。患者普遍反映本方治疗疖痈效果好。

治疗举例：（1）患者杨某，女，54岁，住房县通省经土城公社双埝大队四小队。1954年阴历5月13日臀部生一“坐兜痈”，肿硬有一小碗口大，上面有一小白顶，木痛，先用膏药外贴3天无效，即改用流水藤根白皮和黄酒糟子捣烂外敷患部。敷药后疼痛消失，敷药两天则其痈肿即逐渐消散痊愈。

（2）患者魏某，女，40多岁，住房县通省区土城公社双埝大队四小队。1968年阴历四月，先在腹部生有两个痈肿，继又在腰部生一痈肿，开始时均是一个硬块，上面生一小白顶，有木感，逐渐发展肿大，直至小碗口大，疼痛发热，至6天后仍未减轻，就采用流水藤根白皮和黄酒糟子捣烂外敷患部，敷药后即有凉麻感，疼痛消失，敷药3天，痈肿即化脓出头，数日痊愈。

7. 巴树治疗漆疮（漆瘙子）的经验介绍

药物名称：巴树。

别名：巴树即卫矛、鬼箭羽、又叫篦子齿。

生长环境：巴树喜生在山坡处。我省山区各地都有生长。

外形：巴树为多年生木本植物（灌木），小株成丛。根条状，横行，生有很多须根。根外皮为灰褐色，内皮为红黄色，中心为黄白色。茎干圆形，高四五尺，色黄褐。春季长出幼嫩条茎，色绿，条茎四面有羽如篦齿，色灰黄。叶长卵形，两头稍尖，边缘有小锯齿，色绿，似山茶之叶。叶对生，与羽同行。全株叶面倾向一方。每年三四月间开黄绿色碎花。秋初结子如冬青子大，未成熟时为青绿色。

药用部分：植物各部都可入药。

制法：采新鲜老巴树或枝叶一大把，洗净，捶碎，放锅内加水浓煎、去渣，取汁装入盆内。

用法：用干净手巾蘸巴树水煎液洗涤患部，一天洗一次。病重者一天可洗二三次。

主治：漆疮（漆瘙子）。

本方治疗漆疮，在竹谿城乡人民群众中广泛流传使用，经过长期群众性的医疗实践，证实其确有很好治疗效果。“你是七（漆），我是八（巴），惹烦我，连根挖”。这一首顺口溜，正是这里群众盛赞本方，对于治疗漆疮的功效和对本方治疗漆疮效果的正确结论。这次我们在县直一些单位及城关镇、中峰区等地走访了12例漆疮患者，除1例用药较杂无法判定其疗效以外，其余11例均为本方所治愈。

治验举例：患者曾某，男，33岁，竹谿县城关镇建筑工程队木工。于1966年6月的一天早上，因和其弟弟漆工曾光琪一起滤漆引起漆疮，开始全身发木，继而全身发痒，搔抓后全身发生如核桃大的红色肿硬块，极痒，抓破皮后疼痛，流淡黄色水，心里不舒。当天即用巴树枝叶一大把，加水浓煎洗患部，1天连洗3次，第二天诸症消失，漆疮痊愈。

附记：竹谿县农村人民群众还常采用巴树煎水外洗治疗风疹块，据称亦有良好效果。《本草纲目·木之三·卫矛》条所载“卫矛……消皮肤风毒肿”之说，似亦有一定的实践依据。

8. 蛇药草治疗毒蛇咬伤的经验介绍

药物名称：蛇药草。

别名及生长环境：蛇药草又叫长虫草、夜关门。多生于山坡向阳处，平地亦间有生长。

药物外形：蛇药草为一年生宿根草本植物。根块状，不规则，下有一个或数个条根，甚坚韧，不易折断，里面为黄白色，外面初出土为黄色，干燥后即呈灰褐色。块根及条根上均生有少数须根，为黄白色。味微涩。新鲜根有较浓的土腥气。每年春季从块根部抽出一茎或数茎。茎圆形，直上，不分叉，或在上端分少数小叉，高1~2尺，色青绿，有白色绒毛。叶互生，较密集，每一叶柄上有三小叶。小叶为长椭圆形，前部钝圆，后部较窄，边缘甚整齐，叶面为青色，有较密细筋，叶背有白色浅绒毛。每一叶腋即叶柄基部生有一小的相同形状叶。每天夜间其叶均向茎部合拢，所以其有“夜关门”之称。茎叶干燥后有清香气。夏季从上端各叶腋部生出淡红色小花。秋季结籽，约如芥籽大，形小而圆，色黄白。冬季叶落茎枯。

药用部分：根。

采集季节：虫蛇活动期间均可采集使用。

制作过程：采新鲜蛇药草根3~5株，洗去泥土，切碎，用水浓煎取汁（干燥蛇药草根亦可用，但功力稍差）。

用法：取其蛇药草煎液，加入适量（以病人饮酒量为准）烧酒，乘温一次服下。亦可另用没有加酒的蛇药草煎液冲洗患处。

主治：毒蛇咬伤。

治验举例：

（1）患者张某，女，16岁，在竹谿县水坪区水坪公社春风大队一小队。于1968年5月一天晚上去稻场里乘凉，下阶沿阶坎时右脚外踝下面被毒蛇咬伤，伤处约有针尖大一孔，微有出血，一会儿脚部发肿，用头发捆扎后其肿仍向上蔓延不止，很快就肿及于大腿。当时即用臭虫捣烂外敷治疗无效，又用麝香外敷治疗亦无效，疼痛剧烈，叫呼不已，一夜没有睡觉，至第二天晨早改用上方内服治疗后，其痛立见停止，肿亦未再发展，且开始好转，第三天又服用上方一次，肿就逐渐消失，四五天后消尽，六天后其病即痊愈。

（2）患者许某，男，43岁，住竹谿县水坪区水坪公社春生大队一小队。于1964年夏季一天上午在田里洗脚时，脚内踝下面被毒蛇咬伤，伤处有毒蛇牙痕，疼痛，发肿，很快其肿蔓延及膝下。当天下午即用上方内服治疗，服药后疼痛即停止，第二天又服用上方一次，其肿逐渐消失，7天后痊愈。

（3）患者孟某，男，15岁，住竹谿县水坪区延坝公社民丰大队三小队。于1969年5月一天下午割草时，右手大拇指内侧被毒蛇咬伤，伤处有一小孔，微有出血，疼痛，很快肿及手背，当时用大蒜、地鳖虫等药外敷治疗无效，傍晚又用草药外敷，敷后痛止但肿不消，经五六天后病仍不好转，即改用上方内服、外洗治疗，其病即见好转，四五天后痊愈。

（4）患者屈某，女，16岁，住竹谿县水坪区延坝公社民丰大队三小队。于1969年8月一天下午在田里打土巴时，右脚大趾内侧被一小毒蛇咬伤，伤处约有针尖大一孔，未出血，疼痛，发肿，约一顿饭时其肿延及脚背，用草药外敷治疗，稍有效，到傍晚改用上方内服、外洗治疗，3天后痊愈。

（5）患者赵某，男，18岁，住竹谿县水坪区延坝公社民丰大队一小队。于1969年8月一天中午在菜园旁边看南瓜时，右脚外踝部被毒蛇咬伤，伤处有三个毒蛇牙痕，微有出血，疼痛，发肿，且迅即发展到膝部，傍晚采用蛇药草煎水（上方没有加酒）内服、外洗治疗无效，第二天早上其肿又蔓延到大腿部，中午即用上方（全方——蛇药草煎水加适量烧酒）内服、外洗治疗，控制了肿的发展，但仍疼痛，至第三天傍晚改用夫杨树头、楸树叶煎水外洗和其他草药外敷治疗，十多天后肿消尽，二十多天后疼痛消失，约月余痊愈。

调查后的看法：蛇药草方治疗毒蛇咬伤，在水坪是一个玩蛇的艺人首先开始的，许多年来一直是以一个秘方在使用，后被群众设法弄出后，现已在水坪广泛流传。我们这次走访了5例用蛇药草方治疗的毒蛇咬伤患者，证明了蛇药草方治疗毒蛇咬伤是有很好效果的，有4例在使用蛇药草方后数天内痊愈，尤以第一、第二例的止痛作用更为明显突出。唯第五例的疗效较差。我们认为第五例的介绍情况是有疑问的，给药医生和病家介绍的情况不相同；我们两次走访病家，均未找到患者本人，而患者的母亲两次介绍的情况也不一致。因此，对这一例患者究竟是怎样用的药、用药后的情况究竟怎样？还是不清楚的。从而，这一例对说明蛇草药方疗效的有无或大小，就都是缺乏力量的。

9. 预防毒蛇咬伤中毒方介绍

处方：

避蛇生（全草）二钱　九龙胆（根块）三钱　黑乌梢（藤）三钱　降龙草（根）三钱　大血藤（藤）三钱　一支箭（全草）三钱　毕血雷（根）三钱　八爪龙（根）二钱　拦蛇风（全草）三钱　虎牙草（全草）三钱　开口箭（根）二钱　麻布七（根）三钱　龙缠柱（全草）三钱　磨架子草（全草）三钱　二郎箭（根）三钱　细辛一钱　淮木通三钱　白芷三钱　红花一钱　甘草一钱　威灵仙三钱

制法：上药用好酒三斤浸泡半月后捞出药渣，把药渣再用好酒三斤浸泡一月，去渣（药渣可用于外敷治疗毒蛇咬伤），把两次药酒混合备用。

服法：每人每年春末夏初服药酒一次，每次服二两（会喝酒的人可喝四两）。

禁忌：孕妇忌服。

竹谿县综合农场草医使用本方预防毒蛇咬伤中毒已有数十年历史。经过长期的反复实践，证实本方对于预防毒蛇咬伤中毒确有良好效果。

效果观察举例：李某，男，25 岁，竹谿县综合农场职工，每年服用本方进行预防。于 1970 年 6 月 26 日捉蛇时，左手大拇指被五尺长大蛇咬伤，伤处有蛇咬齿印 4 个，出血，未发生任何中毒症状。

附注：本方还能治水肿和劳伤。

10. 降龙草治疗毒蛇咬伤的经验介绍

药物名称：降龙草。

生长环境：降龙草喜生在坡边、路旁、田埂等处，庭园亦有栽培。

外形：降龙草为多年生草本牵藤植物。根细长、横行，色白黄，下有一些短小须根。茎细，圆形，长七、八尺，色浅绿。叶对生，长椭圆形，前部较尖，后部较凹，边缘较整齐，色绿，然叶背较叶面色为浅。叶脉明显。茎、叶折之均有白浆流出。秋初开紫红色小花，十数朵集成一个总状花序。

药用部分：叶。

用法：采新鲜降龙草叶七八片，洗净，放口里嚼烂敷伤处。一天换一次。并另用十余片洗净，放口里嚼烂以冷水送下，效果更好。

主治：毒蛇咬伤。

本方治疗毒蛇咬伤，原为一民间方，经中峰区一老中医得之后，运用于治疗毒蛇咬伤已有二十年历史，治愈病例很多。这次在中峰区左谿、三合等两个公社走访了 5 例毒蛇咬伤患者，均在用药后 3~6 天痊愈。

治验举例：

（1）患者王某，男，12 岁，住竹谿县中峰区左谿公社民主大队六小队。于 1969 年 3 月的 1 天，在田埂上割牛草时，左腿内踝后方被毒蛇咬伤，当即发生肿胀，伤口有血出，疼痛剧烈，不能行走，且肿胀迅即蔓延到膝部，经用本方外敷治疗后，疼痛消失，肿胀亦开始好转，至第六天痊愈。

（2）患者王某，男，31 岁，住竹谿县中峰区左谿公社民主大队六小队。于 1968 年 8 月的一天，在田里拣谷子时，左脚背近内踝处被毒蛇“土八带”咬伤，当即脚部肿胀，伤口微有出血，疼痛剧烈，立时采用本方外敷、内服治疗，疼痛停止，肿胀好转，3 天痊愈。

（十三）说“痔疮”

《素问·生气通天论》说：“因而饱食，筋脉横解，肠澼为痔。”痔疮之发生，固是肛门或内或外之筋脉充满缓解，但其不必因于饱食，而较多是因于人之“久坐”所致。

痔疮生于肛内者，今谓之“内痔”；生于肛外者，今谓之“外痔”；肛内外皆生有者，今谓之“混合痔”。其有出血者，有未出血者。今人有谓《金匮要略》中“赤小豆当归散”所治“先血后便”之“近血”为“痔疮下血”，以当归活血，赤小豆芽疏利以决壅滞。唐代孙思邈治疗痔疮，则以“槐”为主药，包括槐花、槐角、槐树白皮。五倍子外用治疗痔疮有较好效果。民间有用“蛇莓”一把，洗净，煎汁，外以熏洗、内以口服而治愈者。古今所吃菜蔬中，萹蓄、鱼腥草，皆有治痔之功效，按其常法做菜，供痔疮患者经常食用，成为药膳，以治其痔。上述各方，皆无用药痛苦。

至于痔疮之手术治疗，在我国至少已有 2500 年历史。据《尸子》卷下记载，秦惠王有痔疮，就是善于外科手术的医询给治愈的。

《金匮要略·五脏风寒积聚病脉证并治》说：“小肠……有热者必痔。”是故痔疮患者当忌食辣椒、大蒜、酒等辛辣温热之物。《备急千金要方》卷二十三第三谓“痔痛通忌蓴菜”。蓴，今作“莼”，莼菜，是一种水菜，生南方。湖南省利川市福宝山之莼菜，已开发成商品，外销日本。

附录：随师录选

业师李今庸教授，一生读书不止，笔耕不已，积累了丰富的经验，为继承、传播中医药学呕心沥血。他从不耽心自己的经验外泄，只虑后生不学。余随师有年，除在课堂上聆听其教诲外，更多的则是听其漫谈，有时虽仅只言片语，却都是老教授心血的结晶，余皆记录于纸。十数年过去了，日渐累积万语千言。现择其一二整理成文，以飨同道。

细辛可过钱，川芎莫重用 中医界流传着一句俗话，曰“细辛不过钱”。意思是说细辛的用量不能超过一钱。这句话既不全错，但也不全对，应当具体分析。一般来说，若把细辛研作散剂冲服，其用量是绝对不能超过一钱的。然而在汤剂中，其用量又是完全可以超过一钱的，吾师曾撰文已详尽阐述过。今二版教材《中医学讲义》不加分析地写着其用量为 5~2 钱，是非常不恰当的。

当今中医的用药分量似乎越来越大，动辄 30g，甚者 60g。名之曰病人产生了耐药性，且药物的质量差，炮制又不规范，不重用不足以愈痼疾。诚然如此。然而川芎这一味常用中药，临证时切莫随意加大剂量。因为川芎过于辛燥，用量过大（如一剂超过 30g），病人有可能出现闷乱症状；此药也不能长服，久服可能出现蓄积中毒，在《梦溪笔谈》上就有久服川芎而致卒死的病例记载，性命攸关，应用宜慎之。

紫菀能治萎，芍药可利尿 最近跟师侍诊，遇一病人因过量饮酒后而受惊，遂出现两肩胛部疼痛。经针灸治疗数月而不见好转，且发生上肢肌肉萎缩，右上肢活动无力。吾师处以四君子汤加味，健脾胃补后天，生精血以治萎的法则。又在方中加紫菀 10g。病人并无咳嗽，奈何要用紫菀？我百思不得其解。师曰："《神农本草经》记载紫菀能治萎。"这里用紫菀治萎而不是治咳。而今医者只注重紫菀治咳这一功效，用其治咳，而不用其治萎，故紫菀治萎的功效几乎被淹没了。

芍药入肝经，肝主筋。因而临床上，芍药多用于筋脉挛急所引起的腹痛、腰体疼痛。殊不知除此之外，芍药还有利小便的作用。《神农本草经》说："芍药……利小便。"所以在仲景方中，有用芍药利小便者。如《伤寒论》中的"附子汤""真武汤"等，方中以附子配芍药。当附子发挥作用后，以芍药利其小便，将附子的毒性排出体外。而芍药的这种特殊功效，现在则很少有人提及了。

肾气丸非补肾阳　金匮肾气丸均谓其补肾阳，且二版教材《方剂学讲义》也将其列为补阳的首方，并明文称其为"温补肾阳"。其实它并不是一张补肾阳的方剂，而立方之意在补肾气。原方首出《金匮要略》，方由干地黄八两，山茱萸、山药各四两，泽泻、茯苓、牡丹皮各三两，桂枝、附子炮各一两，八味药所组成。钱乙在《小儿药证直诀》中去掉桂、附，取前六味组成"地黄丸"，用其滋补肾阴，成为补阴的名方。怎么在如此重剂的补方中只多了少量的桂、附就能补肾阳了呢？显然谓其补肾阳是不实际的。其立方之意是以前六味药滋补肾阴，少佐桂、附以助阳化气，即所谓蒸动肾阴产生肾气，从而达到补肾气的目的。"无阳则阴无以化"，此之谓也。

（湖北中医学院　袁思芳）

年谱

1925 年

农历九月初五日，出生于湖北省枣阳县（今枣阳市）唐家店一个医生家里。

1933 年

春季，在枣阳县唐家店家乡入私塾读书，开始接受启蒙教育，读《三字经》《国文》课本。

1934~1938 年

继续入私塾读书，先后攻读《国文》《论语》《孟子》《大学》《中庸》《幼学故事琼林》等。

1939 年

春季，日本侵略军骚扰鄂北，到了家乡，因随全家逃入山村乡里，日寇走后月余回家，家中及诊所被破坏，生活维艰，遂辍学，开始在家随父学习中医药学知识及技能——侍诊、炮制中药、调剂配方、诵读中医药学书籍，兼以学习文化历史知识。

1940~1941 年

在继续随父学医的同时，在当地参加抗日救亡运动，任儿童团团长，组织创办妇女识字班，随家乡有志青年一起化装演剧，宣传抗日思想。在此两年的春季，盘踞在随州滚山的日寇，均曾外出扫荡鄂北，到了家乡，全家逃入山村一些时日，日寇走后回家。

1942~1949 年

继续随父学习中医药学知识和技能，侍诊、炮制中药、调剂配方、偶尔为人处方治病，先后研读了《雷公药性赋》《神农本草经》《时方歌括》《伤寒方歌括》《金匮方歌括》《黄帝内经》《八十一难经》《伤寒论》《金匮要略》《脉经》《针灸甲乙经》《诸病源候论》《备急千金要方》《千金翼方》《外台秘要》《医宗金鉴》《陈修园医书全集》《唐宗海中西汇通医书五种》《本草纲目》《纲鉴》《易知录》《春秋左氏传》《毛诗》《礼记》等，十一年学成。1947 年冬季家乡解放，划入洪山县。

1950 年

春，开始正式在家乡行医，开展诊疗活动，时遇小儿麻疹流行，日夜出诊救治小儿疾患。

加入洪山县卫生工作协会。

当选为人民代表，出席洪山县人民代表大会。

1951 年

在卫生工作者协会组织下，积极开展防疫活动，参加牛痘接种和霍乱、伤寒、副伤寒的防疫注射，贯彻“预防为主”方针。

在唐店小学倡导和组织下，唐店成立宣传委员会，任宣传股长，组织演剧，出墙报，宣传党的方针政策，并举办“农民夜校”。

加入中苏友好协会。

1952 年

初夏，参加教育工作，在洪山县涅潭镇小学教书，任语文教员，并行医为人治病。

1953 年

秋，回卫生系统，在唐店组建联合诊所。继续行医。

1954 年

6 月，到武昌参加湖北省中医进修学校第一届内科班进修学习。不久，因长江决口，出现特大洪涝灾害，全体进修学员参加学校组织的“抗洪抢险防病治病”工作队，分成四个队，携带药品，分别到监利、石首、荆江、公安四县。时在第四队，任副队长，到石首县开展防汛救灾工作，经过三个多月的艰苦努力，控制了灾民们发病最多的消化道传染病，且长江水位已下降，灾民们多由堤上转回原住地，开展生产自救，恢复家园，工作队将返回学校。11 月 8 日，由中共石首县委员会、石首县人民政府授予“甲等劳动模范”，获奖章一枚。

11 月回到学校，继续进修学习，先后学完《解剖学》《组织胚胎学》《生理学》《病理学》《微生物学》《寄生虫学》《化验诊断》《物理诊断》《药理学》《内科学》《妇科学》《儿科学》《外科学》《公共卫生》《急救学》《传染病与地方病防治》《针灸学》《中医学术讲座》《按摩与正骨》等课程。

1955 年

5 月，调至湖北省卫生厅中医科工作。

1957 年

春，调至湖北省中医进修学校任教师，担任中医教学工作。

1958 年

筹建《金匮》教研组（后改称《金匮》教研室）任组长。

2 月，结婚。

9 月，在湖北省中医进修学校被评为“三好职工”。

下半年，为 203、204 师资班开始讲授《金匮》课程。

1959 年

2 月，湖北省中医进修学校改为湖北中医学院后，继续任教。

上半年，编撰教材《金匮讲义》，作为湖北中医学院中医本科专业用。

10 月，任湖北中医学院中医学术指导小组秘书。

下半年，为第二届高级西医离职学习中医班讲授《金匮讲义》。

1960 年

上半年，为 58 级学生讲授《金匮》课程。

为第二届高级西医离职学习中医班辅导写作“从脏腑学说看祖国医学的理论体系”一文。

发表文章“《金匮要略·消渴小便利淋病脉证并治》的我见”在《江西中医药》1960 年第 10 期上。

夏，从《金匮》教研组调至《内经》教研组，任组长。

撰写“树雄心，立大志，努力创造我国的新医药学”一文。

1961 年

春，与 58 级学生一起修建湖北省汉丹铁路，后结束时被评为“营部工程”。

为 59 级学生讲授《难经》。

下半年，为 61 级学生讲授《内经》课程。

10 月，撰写“对《金匮要略语释》中‘妇人怀娠，腹中疞痛’一证的释注的商榷”和“我对《金匮要略·妇人妊娠病脉证并治》中‘腹中疞痛’一证的见解”的文章。

在已故副院长，近代湖北著名学者蒋笠庵先生的启发和指导下，开始注重掌握和运用训诂学、校勘学等知识来研究中医古籍。

1962 年

为 60 级学生讲授“运气学说”。

撰写“读‘命门的初步探讨’一文后的几点意见”。

4 月，湖北中医学院采取师带徒形式教学，被选为带徒指导老师，举行了拜师会。

5 月，辅导写作的“从脏腑学说看祖国医学的理论体系”一文，分别于 29 日至 30 日在《光明日报》上全文刊登，尔后《人民日报》摘要登载，《中医杂志》第 6 期全文登载。

夏，参加了卫生部在庐山召开的“全国中医学院第二版教材会议。

下半年，与 58 级学生一起，到湖北金门县农村“灭四病”，即治疗浮肿、干瘦、妇女闭经、妇女子宫脱出等四种疾病。

1963 年

4 月，撰写“关于阅读《金匮要略》”。

发表文章“谈谈《黄帝内经》中的‘五味所入’”在

《辅导资料》第 6 期上。

代理主编全国中医学院第二版试用教材《金匮要略讲义》，由上海科学技术出版社 1963 年 9 月出版。

1964 年

8 月，撰写“怎样学习《黄帝内经》”(《中医带学徒参考资料》)。

1965 年

2 月，发表文章“心是怎样主导人体全身的”在《辅导资料》第 2 期上。

9 月，撰写“关于‘五行’和“五行学说形成史”。

上附属医院门诊、病房（12 号）进行临床活动与教学活动（1965 年 ~1966 年）。

1966 年

给天津中医学院信，关于“《灵枢经校释》一稿的几点看法”。

4 月，撰写“对中医学院试用教材重订本《内经讲义》的几点意见”。

1967 年

撰写“我国民族虚无主义思想的产生及其在医药卫生方面的恶劣影响”“中医真的不科学吗？”“在中西医结合过程中鼓吹中西汇通派是有害的”等文章。

1969 年

“七一”前夕，撰写“继承发扬祖国医学遗产的重大意义”。

9 月，撰写“论‘毒药’”。

1970 年

11 月，撰写“‘不治之症’和‘可治之症’的辨证关系”。

上、下半年，到湖北省竹山、竹溪、房县等鄂西北大山区调查中草药。调查报告有“草药治疗肺痈病经验介绍”、“血灵治疗闭经病的经验介绍”“流水藤治疗疖痈的经验介绍”等多种。

12 月，在湖北中医学院被评选为“五好战士”。

1971 年

复课闹革命，被编入“解放军连队”，讲授《中医基础》课程。

撰写“辨证施治是医疗工作的思想方法”一文。

4 月，撰写“论祖国医学的‘七情说’——兼评‘人体发病的七情内因论”。

元旦，撰写“试以毛泽东的哲学观点探讨癌症的治疗规律”。

1972 年

撰写“再论祖国医学的‘七情说’——兼评‘七情为病过时论’”。

撰写“对‘杜仲’等药初稿阅读后的几点意见”。

1973 年

2 月，信函：关于“《辞海》中医学科部分征求意见稿阅后的一些看法”（给上海科学技术出版社李迪臣同志的信）。

5 月，撰写“坚决批判医学领域里民族虚无主义在当前形式下的新表现”。

8 月，发表文章“论祖国医学中补法、泻法的辩证关系——兼评‘唯补论’的思想根源”在《新中医》第 3 期上。

11 月，参加编写《中医基础理论》《中国医学史》教材学习班（北京中医学院内）。

冬，担任湖北中医学院中医基础教研室副主任。

1974 年

撰写“我们要以正确态度做好整理祖国医学遗产工作”。

协编全国中医学院教材《中医学基础》，由上海人民出版社 11 月出版。

1975 年

发表文章“从《内经》看秦国的法家路线对古代医学发展的促进作用”在《新医药通讯》第 1 期上，和文章“《内经》对我国古代医学的贡献”在《湖北卫生》第 1 期上。

9 月，撰写“对江陵汉墓出土的珠砂和黑豆的初步看法”。

9 月，到湖北省蕲春“社来社去班”讲课。

11 月，撰写“学习毛泽东‘中国医药学是一个伟大的宝库，应当努力发掘，加以提高’的话的几点初步体会”。

12 月，撰写“鼓吹中西汇通派的目的何在？”一文。

1976 年

协编全国中医学院教材《中医学基础》，1976 年北京中医学院印刷厂印刷。

发表文章“论祖国医学的辨证施治”在《函授通讯》第 1 期上，和文章“论祖国医学的‘七情学说’——辩证法则在七情学说中的体现”在《新医药通讯》第 1 期上。

撰写“读‘略论王冰整理《内经》一文后的几点意见”。

4 月，为北京中国中医研究班而写作藏象学说讲稿之一：“藏象学说的内容及其产生的客观基础”。

夏，到北京为中国中医研究院研究班讲学，讲授“藏象学说三篇”。

9月，发表文章“略论宋以后祖国医学的发展及对所谓儒医’一词的剖析”在《河南中医学院学报》第3期上。

国庆节前夕，撰写“试以唯物辩证法的矛盾观点探讨祖国医学阴阳学说的实质”。

10月，发表文章“关于‘辨证’与‘辨病’”在《新中医》第5期上。

11月，发表文章“《内经》析疑三则”在《河南中医学院学报》第4期上。

1977年

发表文章“《内经》析疑三则”在《新中医》第1期上。

发表文章“论五行学说的形式和演变及其在祖国医学中的价值”在《新医药通讯》第2期上。

撰写“祖国医学阴阳学说、阴阳实质的探讨”。

8月，发表文章“谈谈祖国医学的辨证施治”在《新医药资料》上。

9月，撰写“论祖国医学中古代运气学说”。

10月，参加卫生部在北京召开的“全国医学基础学科规划座谈会议”。

12月，当选为湖北省政治协商会议第四届委员。

1978年

恢复和发展了《内经》教研室。

在湖北中医学院开始招收研究生时，担任《内经》专业硕士研究生的指导教师，带有五名硕士研究生。

发表文章“《金匮要略》析疑三则”在《山东中医学院学报》第1期上，“《内经》析疑五则”在《山东中医学院学报》第4期上，“论祖国医学的升降学说”在《山东中医学院学报》第3期上。

2月，发表文章“谈帛画《导引图》中的‘胠积’”在北京《文物》第2期上。

3月，参加了中央在北京召开的“全国科学大会”，集体受到中央首长的接见，并合影留念。

4月，任政协湖北省第四届委员会委员，参加中国人民政治协商会议湖北省第四届第一次会议。

6月，在山东济南参加《针灸甲乙经校释》《难经校释》的审稿定稿会议。

夏，中医界开始评定技术职称时，被评定为副教授。

8月，撰写“论营气的生成、运行和作用”。

秋，任湖北中医学院学术委员会委员。

11月，撰写“‘痈首’治方‘茈’药考”。

1979年

主编湖北中医学院本科中医专业用《内经选读》（内部印刷）。

编辑《金匮》专题讲座稿（此为北京中国中医研究院研究生班讲学之用）。内容有“《金匮要略》中‘天雄散方’考”“葶苈大枣泻肺汤主治肺痈病证考”“论《金匮要略》一书的形成”“甘草粉蜜汤的方证考”。

发表文章“论‘胆腑’”在《湖北卫生》第1期上，“祖国医学理论体系形成的探讨”在《湖北中医杂志》第1期上，“论中国医学中古代运气学说”在《新医药通讯》第2期上，“《伤寒论》断句一则”在《湖北中医杂志》第2期上。

3月，发表文章“论祖国医学六淫学说的形成”在《新医药通讯》第1期上。

3月，撰写“对所谓‘是动’‘所生病’解释的一点商榷”。

3月，参加了卫生部在北京召开的“《医学百科全书》祖国医学分编委会议、医学史分卷编委会议”。

5月，任湖北中医学院第一届学术委员会副主任委员。同月，在北京参加了“中华全国中医学会成立大会暨学术交流会”。

6月，作为特邀代表，到南京参加了卫生部的科研项目《灵枢经校释》《诸病源候论校释》的审稿定稿会议。

夏，任中华全国中医学会第一届理事。

在北京中国中医研究院研究生班讲授《金匮》。

8月，撰文答复李克绍同志关于“‘《金匮要略》析疑三则’的商榷”一文。

10月，撰文“再答李克绍同志”。

11月，发表文章“《黄帝内经》阅读指导”在《山东中医学院学报》第4期上。

冬，任湖北中医学院《内经》教研室主任。

1980年

发表文章“《灵枢经》析疑四则”在《湖北中医杂志》第5期上、“《金匮要略》析疑又三则”在《湖北中医杂志》第6期上。

到北京中国中医研究院研究生班和北京中医学院研究生班讲授《金匮》和《内经》。

带领本院内经教研室部分老师到上海、济南、北京等中医学院进行教学改革的参观和访问。

2月，发表文章“左归饮除瘀治眩晕”在《湖北中医杂志》第1期上。

5月，参加了卫生部委托北京中医研究院在山东泰安召开的“中医古籍整理出版会议”，并参加了《素问校释》的审稿定稿会议。同时，还参加了由中医古籍整理出版委员会统一组织的《中医历代名著集成》编辑出版规划会议。

5月，发表文章"《难经》析疑一则"在《上海中医药杂志》第3期上。

6月，发表文章"对所谓'是动''所生病'解释的一点商榷"在《湖北中医杂志》第3期上。

7月，撰写"对发展祖国医学的一点看法"一文。

8月，晋升为中医教授，为中医界首批教授之一。

8月，发表文章"咳喘的病因病机及其辨证施治"在《武汉医学》第4卷第1期上。

10月，文"藏象学说三篇"即"藏象学说的内容及其产生的客观基础""藏象学说是辨证施治的理论基础""精、神、气、血、津液等的内在联系"，收载在北京中国中医研究院编《中医专题讲座选》第1集中。

10月，发表文章"《灵枢经》析疑四则"在《湖北中医杂志》第5期上。

10月，任中华全国中医学会中医理论整理研究委员会委员。

冬，到福州参加了《针灸大成校释》《脉经校释》的审稿定稿会议。

在福州市中医学会作学术演讲。

1981年

其《内经》专业，被国务院学位委员会批准为首批具有硕士学位授予权。

在《内经》教研室里，提出了"知识非博不能反约，非深不能至精"的观点。

发表文章"《黄帝内经》的学习方法"在《麻城中医函

授》上。

担任湖北中医学院学位评定委员会副主席兼中医专业学位评定分委员会主席。

到北京中国中医研究院研究生班和北京中医学院研究生班讲学《金匮》《内经》。并参加中国中医研究院研究生论文答辩。

2月，发表文章“《素问》析疑四则”在《浙江中医学院学报》第1期上。

2月，发表文章“读史小识——‘脉’字之义当训为‘诊’字”在《河南中医》第1期上。

2月，在中国人民政治协商会议湖北省第四届委员会第四次会议上作“加强对中医工作的领导，解决后继乏人问题”的书面发言。

3月，应湖北省卫生系统技术职称晋升学术委员会之聘请，主持了中医药学科学术小组，对湖北省中医晋升正、副主任医师进行了评审工作。

4月，任湖北中医学院第二届学术委员会副主任委员。

4月，撰写“《灵枢经》‘脉行之逆顺’疏义”。

4月，信函：关于“在胎儿期及新生儿，饮食未进之先，有无荣卫二气”的答复。

4月，发表文章“胆腑理论对临床实践的指导作用”在《中国农村医学》第2期上。

6月，参加卫生部在北京召开的“卫生部学位授予单位审核会议”。

6月，发表文章“《灵枢经》析疑三则”在《湖北中医杂志》第3期上和“《黄帝内经》的成书年代和成书地点考”在《河南中医》第3期上。

8月，发表文章“《素问》析疑二则”在《浙江中医学院学报》第4期上。

10月，发表文章“从我国古代对妊娠正常胎位的认识谈祖国医学的护养胎孕”在《湖北中医杂志》第5期上。

11月，撰文答复郭炳恒同志，关于“读史小识——‘脉’当训为‘诊’说”的商榷。

12月，发表文章“《金匮要略》中的‘白汗’及其断句解”在《湖北中医杂志》第6期上。

12月，参加了南阳张仲景研究会成立暨学术交流大会，并又相继参加了中华全国中医学会在武汉召开的“中医内科学会成立大会暨学术交流会”。

12月，参加湖北省“高等学校教学工作座谈会”。

12月，由湖北省教育局评为“优秀教师”，并表彰其“在高等学校教学工作中，做出了显著成绩”。

由湖北中医学院评选为“先进工作者”。

1982年

主编湖北中医学院中医专业本科、研究生两用教材《内经选读》，由学院内部印刷。

讲授“关于《内经》教材注释中的几个问题”，后此文被整理，发表在《湖北中医杂志》第6期上。

在湖北中医学院《内经》教研室里，提出了培养两个习惯，“读书习惯”和“写作习惯”。并在室里创建了“图书资料室”，收藏各类图书800余册。同时还经常举办学术活动。

发表文章“试论《黄帝素问直解》”在《湖北中医杂志》第5期上。

担任湖北省中医药学会第一届副理事长。

2月，发表文章“《素问》‘女子七七’、‘男子八八’解”

在《湖北中医杂志》第1期上。

2月，发表文章“答丁二同志”在《河南中医》第1期上。

2月，参加中华全国中医学会在北京召开的“常务理事扩大会议”，并在会上与全国专家一道共同签名，向党中央国务院提出建议：“加强党的领导，成立国家中医药管理总局，进一步贯彻党的中医政策”。

4月，撰著《读医心得》一书，由上海科学技术出版社出版。

5月，担任湖北省科学技术协会第二届委员会委员。

5月，审订《中国古代人体特异功能集锦》一书，由内部刊印。

6月，参加了卫生部中医司在北京召开的“常务理事扩大会议”，并同时参加了卫生部中医司在北京召开的“中医古籍整理出版规划工作座谈会”。

6月，参加了人民卫生出版社召开的“中医图书编辑委员会议”，并被聘任为人民卫生出版社中医图书编辑委员会委员。

8月，发表文章“《素问》析疑三则”在《湖北中医杂志》第4期上。

夏，到湖南中医学院进行研究生论文答辩。

9月，参加了全国中医理论整理研究委员会在长春召开的“第二次委员会议”。

10月，参加了中华全国中医学院在南阳召开的“仲景学说学术研讨会”。

10月，又参加了卫生部在南京召开的“高等中医院校中医药教材编委会议”，任高等医药院校中医专业教材编审委员会委员。

12月，担任南阳张仲景研究会名誉主席。

1983 年

到安徽中医学院参加《内经》研究生论文答辩。

在《安徽中医学院学报》第4期上发表了“《伤寒论》析疑二则”。

元旦前夕，写了《读古医书随笔》序言。

1月，主编著作《中医学辩证法简论》，由山西人民出版社出版。

3月，在《安徽中医学院学报》第1期上发表了“《素问》解疑三则”。

3月，在《天津中医学院学报》第1期上发表了“医学随笔三则”。

4月，参加了中国人民政治协商会议湖北省第五届委员会第一次全体会议，当选为第五届委员会常务委员。

4月，在中国人民政治协商会议湖北省第五届委员会第一次全体会议上，提出了“建议筹建中西医结合基地，把中西医结合作为一项医学科学来研究”和“建议省政府加强对中药高等教育的领导，改革中药教育，培养符合当前中医药实际的中药人材，切实解决中药后继乏人的问题”的提案。

5月，在《吉林中医药》第3期上发表文章“《内经》揭疑三则”。

7月，写给湖北省委的建议信，“建议省委配备省卫生厅新的领导班子时，希望能配一名符合四化要求的懂中医的干部参加领导班子里去”。

8月，撰写“校勘法中的理校作用”。

8月，在《湖北中医杂志》第1期上发表文章“《金匮要略》一书的形成”。

夏，到湖南中医学院、湖南省中医药研究院参加《金匮》研究生论文答辩。

9月，参加了湖北省八个单位在蕲春联合召开的“纪念李时珍逝世390周年学术讨论会。

10月，在浙江杭州市参加了中华全国中医学会中医理论整理研究委员会召开的“全国首届中医校勘学术会议”。并作学术报告：“理校在整理古籍中的作用”。

10月，为《对〈内经〉“肝生于左”的探讨》作序。

10月，参加了四川省中医学辩证法研究会在成都召开的“中医工作问题学术讨论会”。

12月，在《安徽中医学院学报》第4期上发表文章“《伤寒论》析疑二则”。

1984年

1月，参加了在武汉举行的湖北省科协“二大”会议，并当选为湖北省科学技术协会第二届委员会常务委员。

3月，在中国人民政治协商会议湖北省第五届委员会第二次全体会议上，提出了“中药应归中医一起，以利于中医药之发展”“资助中医院，发展我省中医药事业”“加强领导，振兴我省中医事业”等提案。

4月，在《湖北中医杂志》第2期上发表了“中国古代病证名词考”。

4月，参加了河南省中医学会在巩县召开的“发扬中医特色学术讨论会”，并在巩县作了中医学术专题报告。

4月，参加了卫生部中医司中医古籍整理出版办公室在北京召开的“卫生部中医重点古籍审定稿会议”。会后，同全国共11位中医专家一起签名，给国务院赵紫阳总理写了建议信：“创建成立国家中医管理局，加强党对中医药事业的领导”。

4 月，在北京中国中医研究院、北京中医学院为研究生讲授《金匮》课程。

4 月，被湖北省科学技术协会评为“先进专、兼职学会干部”。

5 月，到河北中医学院讲学《金匮》。

6 月，撰著《读古医书随笔》一书，由北京人民卫生出版社出版。

6 月，在河南省安阳参加了“濮阳市发扬中医特色学术报告会”，并作了“五行学说”的学术演讲。

7 月，为《李时珍和他的科学贡献》一书作序文。

9 月，在《湖北政协通讯》第 12 期上发表“对开发鄂西‘天然药库’的几点看法”。

秋，担任湖北省暨武汉市气功学会理事长。

10 月，在《北京中医学院学报》第 5 期上发表了“《素问》揭疑一则”一文。

11 月，撰写“湖北省医药卫生组赴郧阳地区中医药情况的调查报告”。

12 月，在湖北省振兴中医大会上作“中国医药学对人类的伟大贡献”的讲演。

12 月，撰写“略论祖国医学的历史发展”。

1985 年

主编教学参考用书《黄帝内经索引》，由学院内部印刷。

担任湖北中医学院院务委员会副主任。

任湖北函授大学顾问。

1 月，担任北京光明中医函授大学顾问、《光明中医杂志》

编委会副主任委员。

1月至2月初，参加了中华全国中医学会在北京召开的第二次全国会员代表大会。当选为中华全国中医学会第二届理事会理事。中央首长接见了大会代表。

2月，参加了在南阳举行的“张仲景国医大学成立大会”。并担任了仲景国医大学顾问、名誉教授。

3月，到云南昆明开会，讨论《长江医话》一书的写作问题。

3月，在中国人民政治协商会议湖北省第五届委员会第三次会议上，提出了“拨款解决枣阳县地方性氟中毒问题”的提案。

4月，为《养生必读》作序文。

4月下旬，接待了美国华侨中医师黄维三先生，对《难经》问题进行了学术交流，并介绍了自己研究《难经》的心得体会。

5月，到北京中国中医研究院讲学。

5月，到河南中医学院为研究生班讲课。

5月，担任李时珍研究会会长。

5月，审订《李时珍和他的科学贡献》一书，由湖北科学技术出版社出版。

6月，在《湖北中医杂志》第3期上发表“校勘法中的理校作用”。

6月，担任《中药文摘》杂志顾问。

8月，撰写“论《黄帝内经》的营卫理论”。

8月，为《医林发刊集》作序言。

9月，到上海中医学院为“各家学说高级师资班”讲授“营卫学说”。

9月，在《光明中医》第2期上发表“五行学说与中医学小议”。

9月，被湖北中医学院评选为“优秀教师”，表彰其“忠诚人民的教育事业，光荣从教二十余年，为培养人材做出了贡献”。

秋，担任《中国历史名医学术经验荟萃丛书》顾问。

11月，撰写“《五十二病方》析疑三则”。

12月，到南京参加并主持了卫生部科研项目《难经校释》《诸病源候论校释》的审稿定稿会议，以及技术评审工作（任组长）。

12月，为《医药并精的李时珍》作跋文。

12月，为《脾胃论纂要》作鉴定意见。

1986年

担任中华全国中医学会振兴中医基金会理事。

在《大众中医药》第3期上发表“浮肿治验三例”。

1月，任湖北省科学技术协会科技咨询服务中心、湖北省名老中医咨询服务中心名誉理事长。

2月，作《杏林新秀》发刊词。

3月，担任湖北中医学院研究生会顾问。

3月，在中国人民政治协商会议湖北省第五届第四次会议上，提出了“解决好医药院校原‘赤脚医生’职工的工龄问题”“应给高校教师合理待遇，调动教师的积极性”“合理解决我院基础课部卫技12级教师工资，充分调动其积极性”等提案。

4月，担任中国气功科学研究会理事。

5月，担任湖北省科学技术协会论文评选委员会委员。

5月，担任《中国医药学报》编委会委员。

6月，担任中华全国中医学会常务理事。

6月，参加了中华全国中医学会湖北分会第二届会员代表大会，当选为湖北中医药学会第二届理事长，并在会上作了“五年来的工作回顾及今后工作的建议”的报告。

6月，参加了在北京召开的“中国科学技术协会第三届全国代表大会，受到了党中央首长的接见。

6月，在《医古文知识》第2期上发表“《五十二病方》析疑两则”。

7月，担任光明中医函授大学湖北分校名誉校长。

8月，到黑龙江省哈尔滨市参加了“全国第二届中医心理学学术讨论会”。

8月，在北京参加了“七本古书校释工作总结会议”。

8月，在《湖北中医杂志》第4期上发表了“从血液的生成和运行谈到瘀血的成因及其辨证施治”。

8月，在《科技工作者建议》第17期上发表“关于发挥我省中药材优势，帮助贫困地区脱贫致富的建议”。

9月，接待了日本关西大学药学博士科学史本草学教授宫下三郎先生和日本武田药品工业株式会社中央生药研究所大盐春治博士，并陪同其参观访问了湖北蕲春李时珍故乡。

11月，担任中华人民共和国国家中医管理局重大中医药科学技术成果评审委员会委员。

11月，在天津，参加了国家中医药管理局召开的“1986年度重大中医药科学技术成果评审委员会会议”，全体委员分科学组，被分为“理论文献第一组”任组长，主持理论、编著、医史、训校、医话方面的评审工作。

11月，担任湖北省科学技术进步奖励评审委员会医疗卫生评审组评审员。

11月，担任《中医杂志》第二届编委会委员。

12月，给湖北省卫生厅领导的信，关于“请求我省及早成立‘湖北省中医管理局’，以形成从中央到我省的中医药管理系统，加强对中医药工作的领导，从组织上确保我省振兴中医药事业，开创我省中医工作新局面”。

12月，担任湖北省高等学校教师职务评审委员会医学学科组成员。

1987年

春节，为《幼科推拿提要》作序。

2月，受政协湖北省第五届委员会表彰：“为改革和建设做出贡献者”。

3月，在中国人民政治协商会议湖北省第五届委员会第五次会议上，提出了“请求省委、省政府批准和积极筹建‘湖北省中医管理局’，以振兴我省中医药事业”“恳请建议国家将中医、中药合家，统一管理，速将中药业务划归国家中医管理局管理，以利于我国中医药事业的发展”“请求省委省政府坚决贯彻中医政策，加强对我省中医高等教育的领导，制止在湖北中医学院恢复‘西医在朝，中医在野’的做法，以保障我省中医事业的发展”“请求省科教部、卫生厅对湖北中医学院附属医院加强政策领导，端正其办院方向，提高医疗质量，以保证中医学院临床教学的正确开展”等提案。

4月，参加湖北省科学技术协会第三次代表大会。

4月，由湖北省科学技术协会评选为“一九八六年度学会活动中成绩显著，为先进专、兼职学会干部”。

4月，为《两千家研究仲景学说书目考》作序。

5月，担任湖北省科学技术协会第三届常务委员。

5月，接待了美籍台胞庄振辉先生，讨论药膳问题。

5月，编著全国光明中医函授大学教材《金匮要略讲解》一书，由《光明日报》出版社出版。

5月，参加“湖北省青年中医药研究会成立暨首届学术交流会”，并在会上作开幕式演讲。

7月，担任湖北省科技成果评议委员会委员。

7月，担任湖北省科学技术进步奖励评审委员会医疗卫生评审组评审员。

8月，到辽宁省沈阳中医学院讲学。

8月，到哈尔滨市参加“全国中医科研战略研讨咨询会”。

11月，到福州参加“全国第三届中医心理学学术讨论会”。

12月，担任《中国医学百科全书》中医学综合本特邀编委。

12月，撰写“为办好湖北中医学院进一言”。

12月，由北京中国中医研究院研究生部聘请为客座教授。

1988年

主编《新编黄帝内经纲目》一书，由上海科学技术出版社出版。

1月，聘任为湖北中医学院《内经》专业教授。

1月，对“防治小儿佝偻病与龙牡壮骨冲剂”提出鉴定意见。

2月，在《光明中医》第1期上发表“仲景著作中病证名词析疑二则”。

2月，担任《光明中医》杂志第二届编委、副主编。

3月，在《中国中医药报》第343期发表“小儿佝偻病治宜早”。

4月，在中国人民政治协商会议湖北省第六届委员会第一次全体会议上，担任政协湖北省第六届委员会常务委员，并任提案委员会委员，主席团成员。

提出了“建议修改1988年《政府工作报告》中关于贯彻中西医结合方针部分”的提案。

5月，提出“建议成立我省中医药管理局，加快中医事业的发展”的提案。

5月，担任湖北省科学技术协会第二届优秀学术论文评审委员会委员。

5月，参加了在北京召开的“中国古典医籍语译委员会成立大会暨第一次审稿会议”，任《中医古典医籍白话文本丛书》顾问。

6月，担任《中华本草》编委会委员。

6月，给中国人民政治协商会议湖北省第六届委员会主席沈因洛同志的信：关于中医药事业发展的现状问题。

8月，撰写“论中医学的多学科思想及其研究设想”。

9月，担任湖北省政协第六届专门委员会、医卫体委员会副主任。

9月，参加“全国科普研讨会”，并致开幕词：“搞好中医药科普，提高中医药宣传工作”（此文发表在《大众中医药》第4期上）。

9月，在湖北蕲春参加“纪念李时珍诞生470周年暨学术交流大会”，并在会议开幕式上讲话。

10月，在《光明中医》第5期上发表了“读仲景书札记二则”。

1989 年

在《中医药研究资料》第 6 期上发表“防治小儿佝偻病与龙牡壮骨冲剂”。

3 月，在本院科研系列讲座上的讲演：“保持中医药学特色，开展中医药科研工作”。

4 月，在中国人民政治协商会议湖北省第六届委员会第二次会议上发言：“发展我省中医药事业必须加强领导”。

4 月，在中国人民政治协商会议湖北省第六届委员会第二次会议上，提出了“建议副厅级干部的任命，应根据‘同行评议’原则，征求省级专业性学术群众团体的意见，做到‘兼听则明’，任人为贤”“请增拨中医事业专项经费，以扶植中医医院事业正常发展和优势充分发挥，更好的为全省人民健康服务”“建议采取得力措施，坚决刹住我省赌搏之风，保证深化改革的顺利进行”“请制止武昌中华路邮局在汇款方面的不正之风”等提案，以及与其他 10 位委员一道提出的“治理整顿中药材市场已属当务之急”的提案。

4 月，在《中国中医药报》第 14 期上发表了“中医中药不可分割”文章。

4 月到 5 月间，到江苏省扬州市参加了国家中医药管理局举办的“《中华本草》编委会第一次会议”。

担任《中华本草》编委会委员。

5 月，与湖北省 12 位老中医药专家、教授一道，共同建议成立“湖北省中医药管理局”。

7 月，担任湖北省科学技术进步奖励评审委员会医疗卫生评审组评审员。

7 月，入载由湖北人民出版社出版的《湖北当代名中医传》。

8月，撰写“论我国‘崇洋媚外’思想的产生及其对我国民族传统医药学的危害”。

8月，在《湖北政协通讯》第9期上发表“消除‘崇洋媚外’思想的几点建议”。

9月，为由中医古籍出版社出版的《医林散叶》作序。

1990年

在《湖北中医杂志》第4期上发表“《素问》‘乳子’一词考辨”。

2月，撰写“论中医药学理论体系的构成和意义”。

3月，担任湖北中医学院院党委咨询小组成员。

3月，为由中国医药科技出版社出版的《中医治疗学》作序。

4月，参加中国人民政治协商会议湖北省第六届委员会第三次全体会议。发言：“中医药学的特色和优势亟待发扬”。

4月，给湖北省省长郭树言同志的信，关于“在湖北省第七届人民代表大会所作的《政府工作报告》中，应提及中医药工作”。

4月，在政协会议中提出了“建议迅速建立我省名符其实的副厅级中医药管理局，以适应中医药事业的发展”的提案。

4月，在湖北省中医基础理论研究整理委员会成立暨学术交流会上发言：“发扬中医药学特色和优势，提高民族自信心和自豪感”（此作为提案在政协会议上提出来）。

5月，在《光明中医》第2期上发表“读仲景书札记一则”。

6月，担任湖北省第三届自然科学优秀学术论文评审委员会委员。

6月，担任湖北中医学院第三届学位评定委员会副主席。

7月，提出建议："请重视古书点校质量"。

8月，在《中医函授通讯》第4期上发表"话'细辛服不过钱'——兼话给药方式与药效的关系"。

10月，主持湖北省政协医卫体委员会召开的有老中医药专家、教授参加的全体委员会会议，研究讨论湖北省中医药事业发展中亟待解决的几个问题。

10月，为中医副厅长人选给湖北省领导的信，希望省里有关领导部门"在物色省卫生厅中医副厅长人选过程中，做到'兼听则明'，克服'偏听则暗'，为中医药事业物色到一个真正理想的人选"。

8月，撰写"转变观念，提高认识，正确对待民族传统医药学"。

1991年

被确认为国务院享有特殊津贴有突出贡献的名老中医。

参加省管高校系统评审会议。

1月，担任湖北省卫生厅医药卫生科学进步奖评审委员会评审委员。

2月，担任中国民间中医医药研究开发协会第二届理事会理事。

3月，所属的《内经》专业学科，由湖北省省教委审定，确立为省属高等学校首批重点学科。

3月，在《新中医》第3期上发表"失眠与半夏"。

3月，担任《时珍国药研究》杂志社顾问。

3月，参加了在湖北省召开的"中医儿科第三次学术会议"，并讲话。

3月，给中国人民政治协商会议湖北省第六届委员会主席沈因洛同志、副主席林少南同志的信，关于编撰“中医奇治方”的想法。

4月，参加中国人民政治协商会议湖北省第六届委员会第四次全体会议。

4月，在省政协会议上提出了“建议科技成果的鉴定工作，规定由省级同专业群众学术团体承担，以保证成果鉴定的质量”的提案，和提出了“建议消除环境污染，确保湖北中医学院师生员工和家属及其附近居民群众的身体健康”“要求制止武汉市第二制药厂等对环境的严重污染”的提案。

4月，给国家中医药管理局人事教育司的建议信，关于两部一局联合发出通知名老中医带学徒，建议“审批时，严格把住质量关，‘宁缺勿滥’，以防带来消极影响”。

4月，在《光明中医》第2期上发表“论《金匮要略》‘水气病’的继承和发展”。

5月，由国家人事部、卫生部、国家中医药管理局确定，为全国首批500名老中医药专家学术经验继承指导老师。

5月，参加了在北京召开的“中国科学技术协会第四次全国代表大会”，受到了党中央首长的接见。

6月，带中医药学徒。参加了湖北省召开的“中医药拜师大会”，并在会上讲了话。

6月，参加了湖北省农工民主党召开的“庆祝中国共产党成立七十周年座谈会”，会上发言：“百物生长今方盛”。

6月，在《中国中医药报》第200期上发表“转变观念，提高认识，正确对待民族传统医药学”。

7月，提出建议：“建议筹备召开李时珍逝世四百周年国际学术研讨会”。

7月，撰写“熨斗疗法发明在中国”。

7月，写《奇治外用方》序言。

10月，在《中医药研究》第5期上发表“论《黄帝内经》的营卫理论”。

10月，担任湖北省有突出贡献中青年专家高校系统评审组成员。

10月，参加湖北省京山县中医医院住院大楼落成典礼仪式，并在典礼仪式上讲了话。

11月，撰著《舌耕余话》，由武汉农业科学研究院印刷厂印刷。

12月，在《光明中医》第6期上发表“读《金匮要略》札记三则”。

1992年

1月，撰写“对《五十二病方》释文‘痓，古医书或作痉’的一点商榷”“对《五十二病方·婴儿索痉》释文的几点商榷”。

2月，撰写“《足臂十一脉灸经》‘尰㶷’义辨”“‘蛤蟆舌蛇’考”。

2月，在《中国医药学报》第1期上发表“学习中医的条件与方法”。

3月，撰写“论我国文字学知识之意义”。

4月，参加中国人民政治协商会议湖北省第六届委员会第五次全体会议。

4月，受到中国人民政治协商会议湖北省委员会的表彰：“在本届政协期间，为‘两个文明’建设和祖国统一事业做出了显著成绩”。

4月，受到湖北省科学技术协会的感谢：“感谢在担任湖北省科学技术协会第四届委员会常委期间，为促进省科技进步和协会的建设与发展做出的重要贡献”。

5月，担任湖北省科学技术协会第四届常务委员。

6月，在《中国医药学报》第3期上发表“论‘穴位’在人身中的重要意见”。

7月，写出提案“贯彻环境保护这一基本国策，立即将设置在螃蟹甲、易于导致癌症发生的沥青搅拌厂迁移到市郊外的适当地方去”。

夏，参加湖北省政协组织的省政协常委一行人到福建、广东两省参观考察。

9月，文章“考据学在中医古籍研究中的地位”编载在《中医经典著作思路与方法研究》中。

9月，“参加省政协赴粤、闽学习团‘随感’一文登载在《湖北政协通讯》第9期上。

11月，在《湖北中医学院学报》上发表“随感二则”。

12月，担任《大众中医药》第二届编委会顾问。

1993年

新春伊始，提出“‘新年献策’——建议在我省广大农村普及中医中药，气功保健知识，推广中草药单、验方、针灸、按摩、热熨、刮痧、拔火罐、焠法等简便易行的医疗方法，并将这一工作纳入我省‘燎原工程’活动中去”。

3月，撰写“以中医药学整理为例，来看掌握我国文字文化基本规律知识的必要性”。

4月，参加中国人民政治协商会议湖北省第七届委员会第一次全体会议。

4月，当选为中国人民政治协商会议湖北省第七届委员会常务委员、省政协教科文卫体副主任。

5月，主编了由湖北科学技术出版社出版的《湖北医学史稿》一书。

5月，在《大众中医药》第3期上发表“茶叶随话”。

5月，在《湖北中医学院学报》第62期上发表了“我国文字文化随谈”。

5月，继续担任仲景国医大学顾问、名誉教授。

6月，主编《奇治外用方》一书，由北京中国中医药出版社出版。

7月，随文：“记吕炳奎同志中医管理工作二三事”。

7月，参加湖北省科技视察组到下面地区考察。

7月，在湖北省政协会议上发言：“开发我省中草药资源，必将有助于社会发展”。

8月，写推荐书：关于“芪附四君子汤治疗多种疾病的临床研究”的推荐。

9月，发贺函：恭贺“湖北省枣阳市海内外乡亲联谊促进会”成立。

10月，撰写“慢性便秘方解”。

10月，参加在湖北蕲春召开的“纪念李时珍逝世400周年暨‘93’国际医药学术研讨会”，并在大会上作了“介绍李时珍生平及学术成就”的发言；会议将结束时，（作为大会主席）又作了总结性的讲话。

12月，参加在武汉举行的“首次全国农村中医学术交流大会”，并作了讲话：第一，在农村普及中医药知识，推广中医药的各种简易疗法和保健方法；第二，帮助农民认药和学会合理采药，正确种植药材，以及对药材采集或收藏后的初加工及其保管技术，以发展中药材资源，增加农民的经济收益；第三，积极研讨中医药学术，在保持发扬中医药学特色的思想指导下，解放思想，确保农民健康，维护农业生产的顺利发展。

11月，撰文“以般服零，最取大者一枚”考释。

12月，在“纪念毛泽东主席诞辰一百周年座谈会”上发言：“正确认识和发展中药”。

12月，在《湖北中医学院学报》第66期上发表“正确认识和对待中药”。

12月，文章“水肿病治疗提要”（袁思芳整理）发表在《中国医药学报》第6期上。

12月，到北京参加了“光明中医函授大学八周年校庆暨吕炳奎从医六十周年纪念大会”，并在会上讲了话。

12月，在京参加了中国中医药出版社举办的“《毒药本草》学术座谈会暨《动物本草》审稿会”。

1994年

担任湖北省第二届老年科技工作者协会副理事长。

提出提案：“建议湖北省中医药科技成果的评定与奖励，应与西医分别开来，单独进行”。

2月，为由中国中医药出版社出版的《中国民间疗法系列丛书》之一的《刮痧疗法》作序文。

3月，为《夏滋圃临证治验》作序。

3月，撰写“咳喘论治”。

5月，担任武汉市癌症康复会医学顾问。

6月至12月，到瑞典探亲。

8月，文章“论中医药学理论体系的构成和意见”在《中国中医药报》上发表。

9月，随文“漫说中、瑞两国‘养狗’”。

10月，日记：“瑞典探亲记”。

11月，受到国家人事部、卫生部、国家中医管理局（两部一局）的表彰："李今庸同志于一九九一年五月被确认为继承老中医药专家学术经验指导老师，为培养中医药人材做出了贡献"。

12月，担任《中国中西医结合脾胃杂志》第一届编委会高级顾问。

1995年

受河北省卫生厅之聘请，担任河北省二十一世纪名老中医培训班客座教授。

在《光明中医》第3期上发表"咳喘论治"。

1月，给湖北省科协信，"关于湖北省科协的工作和发展。"

2月，在湖北省政协七届第三次会议上的书面发言："正确认识中药，理顺中医药管理体制"。

5月，参加在武汉举行召开的"中国传统医学暨按导医学国际学术研讨会"。

5月，其文"楚医学对祖国医学的贡献，收载在《国际传统医学荟萃》中。

8月，在《湖北中医杂志》第4期上发表"整理中医药学知识必须掌握我国文字文化基本规律"。

11月，提出报告："关于湖北省中医药学会转移挂靠在湖北中医学院"。

11月，撰写"养狗"一文。

12月，到河北石家庄为河北省中医药管理局举办的"石家庄跨世纪青年中医班"讲学《内经》专题。

1996年

2月，在湖北省政协第七届四次会议上的书面发言"开发我省中药药材资源，必将有助于社会发展。

2月，写提案："建议改革有关评定技术职称工作"，此为湖北省政协七届四次会议第099号提案。

2月，担任湖北省中医药学会疑难病专业委员会顾问。

3月，为《荆楚医案医话》作序。

3月，在《中国中医药报》第750期上发表"写于方药中先生逝世一周年"。

4月，由湖北省政协医卫体委员会组织，带队一行九人到湖北省襄樊市、老河口市、宜城进行中医工作调查。

7月，写提案："建议在我省科技成果评奖中，医药卫生应中西医分开，同行评议"（此为湖北省政协七届四次会议第420号提案）。

9月，会议发言："进一步发挥政协提案工作的效能"。

9月，写提案："建议发文在公费医疗制度中贯彻中央'中西医并重'的方针"（此为湖北省政协第七届四次会议第429号提案）。

10月，参加在武汉召开的"全国第九次中医儿科学术经验交流会议"，并在会上讲了话。

下半年，提出建议："建议筹备'97'鄂港澳台中医药学术研讨会"和"湖北中医学院书画展"，以迎接香港回归。

12月，参加在湖北省宜昌市召开的"全国中医外治法学术会议"，并作了专题报告："中医外治法的基础理论"。

12月，在《现代中医杂志》第9期上发表"楚医学对祖国医学的伟大贡献"。

1997年

1月，担任《湖北中医杂志》特约编审。

1月，参加"湖北中医学院第一届科协委员会会议"，并在会上讲话。

2月，受到中国人民政治协商会议湖北省第七届委员会表彰：“在第七届政协期间，积极参加政协活动，为社会主义‘两个文明’建设和祖国统一事业做出了显著成绩”。

2月，给湖北省省长蒋祝平同志的信，关于《政府报告》中的“中共中央关于卫生改革与发展的决定中无‘发展中医药’的文字，建议省政府能重视中医药疗法，以减少医疗费用的开支”。

3月，应日人邀请为“日中友好之旅”培训班讲授中医经典文献。

3月，参加北京中国中医药出版社召开的“《明清名医全书大成》的整理出版工作座谈会”，担任《明清名医全书大成》顾问。

4月，与其他五位政协委员一道，共同提出提案：“关于在我省贫困地区发展中药药材种植、养殖和采集事业，加速脱贫工程步伐”（此为湖北省政协第七届五次会议第085号提案）。

5月，参加湖北省科学技术协会第五次全省代表大会。

7月，为《古医籍通假字集释》作序。

9月，给湖北省政协信，关于“建议省政协应建立主席接待日”。

10日，为《李今庸临床经验辑要》写前言。

10月，担任李时珍学术研究会名誉主任委员。

11月，参加湖北省“‘97’鄂港澳台中医药学术研讨会”，并在会上发言。（任大会名誉主席）

11月至12月初，到韩国大田大学校作学术演讲活动，讲授“咳喘证的辨证施治”。

12月，担任湖北省中医药学会风湿病专业委员会名誉主任。

12月，给湖北省科协信：关于“省科协换届的委员名额分配问题，希望给予中医药学会委员名额”。

1998年

提出建议并发邀请函，召开“99”年度“国际中医药学暨按导医学学术研讨会”。

担任湖北省第三届老年科技工作者协会副理事长。

1月，撰著《李今庸临床经验辑要》一书，由北京中国医药科技出版社出版。

3月，在台湾《明师中医杂志》第82期上发表“瘀血的成因及其治疗原则”。

3月，为“中西医结合定义的研究”一文写按语。

3月，为《武汉卫生年鉴·名医名言》作序。

4月，担任湖北省中医药学会第三届理事长。

5月，参加了在汉召开的“湖北省按摩学术会议”，并在开幕式上讲话。

6月，任湖北省专家学者科技报告团成员。

12月，参加了湖北省中医药专家座谈会，在会上发了言：“湖北省各县中医院都是78·56号文件以后恢复和筹建的，起步晚，底子薄，条件差，管理经验不足，希望政府增加经费投入”）。湖北省副省长王少阶同志出席了座谈会。会后大家合影留念。

冬，湖北省侨联评奖，获98年度优秀先进个人奖励。

1999年

在《美国综合医学杂志》第4期上发表“略论《黄帝内经》中血气流行及放血治病”。

1 月，在《明师中医杂志》第 92 期上发表“《神农本草经》成书年代考”。

3 月，为纪念“3 · 17”国医节而作“正确利用现代科学技术促进中医药学辨证施治的发展”。

3 月，为本院学生作专题报告：“纪念国医节，发展中医学”。

3 月，整理文“纪念国医节，发展中医学”发表在《明师中医杂志》第 94 期上。

4 月，举办会议：“湖北省中医药学会第三届会员代表大会”。作《工作报告》“东风拂绿荆楚树，春雨绽红杏林花”，并代表大会组织结构修改和制定《湖北省中医药学会章程》。

6 月，参加“第三届国际传统医学与按导技术学术研讨会”，并在闭幕式上作总结性的讲话（任大会名誉主席）。

8 月，在《光明中医》第 4 期上发表“正确利用现代科学技术促进中医药学辨证施治的发展”。

8 月，在《明师中医杂志》第 99 期上发表“我国古代对‘脑’的认识”。

9 月，为由北京中医古籍出版社出版的《中华医书集成》写书评。

9 月，到吉林省长春市，为“全国名老中医临床经验高级讲习班”讲学（“咳喘论治”与“水肿提要”）。并被邀请到长春中医学院讲演“《神农本草经》成书年代考。”

9 月，受聘任长春中医学院客座教授。

9 月，为《湖湘名医典籍精华》写书评。

9 月，为《中国医学起源新论》写评语。

10 月，到山西省运城地区讲学。

10 月至 11 月初，到北京参加“中华全国中医药学会建会二十周年暨学术年会"，并在会上作专题报告："怎样成为一个真正的中医"。

10月，由中华全国中医药学会授予"国医楷模"荣誉称号，获奖牌一枚。

10月，接受《中国中医药信息杂志》采访，谈"怎样保持中医药学的特色在实践中发展"。

10月，担任中华全国中医药学会第三届顾问。

11月，担任全国类风湿关节炎医疗中心网络及协作委员会高级顾问。

12月，撰写"切实把握真正中医药学及其正确发展"。

12月，被湖北省科学技术协会评为"外事先进工作者"。

12月，入载《世纪华人英才》《中外名人辞典》。

2000年

1月，"春回晶"方解。

2月，"关于《万密斋医书全集》点校的几个问题"。

2月，在《明师中医杂志》第105期上发表"《神农本草经》'彼子'考"。

3月，给湖北省王少阶副省长的信：关于"加强我省中医工作的领导，端正方向，发展中医工作"的问题。

3月，在《世界名医论坛杂志》第2期上发表"保持中医药学特色在实践中发展"。

5月，文章"我国古代对'脑'的认识"入载于《当代中国卫生医教理论汇编》中。

7月，在台湾《明师中医杂志》第7期上发表"略论'巫'的起源和《黄帝内经》的巫祝治病"。

7月，在《中国中医药信息杂志》第7期上发表"怎样成为一个真正的中医"。

7月，入编《二十一世纪人才库》(中国专家人才卷)。

8月，撰写"论中医'痹证'""'历节病'病名考""'桂枝芍药知母汤'中的'一候'考"。

9月，给湖北省副省长王少阶同志的信："关于中医学院培养人才的问题"。

9月，给湖北省教育厅领导的信："中医药学教育应以中医药理论体系为指导，重视高水平人材培养，提高治疗水平"。

9月，给湖北省委组织部领导的信："选拔干部应'任人唯贤'，选择贤能干部"。

9月，撰写"'代脉'谈"。

9月，入载《中国世纪专家》《华夏英杰》。

11月，参加"亚太地区技术和产业发展博览会"，并在会上讲演："使中医药发扬光大，造福人类全球"。

11月，参加在法国·巴黎召开的"第二届法中中医药学术研讨会议"，并在开幕式上作"中法医药交流，促进学术发展，提高医疗水平"的讲话。

12月，作为特邀代表，参加由湖北省卫生厅组织的"全省中医工作会议"，会上副省长王少阶同志对我省中医工作作了重要讲话。

12月，担任《新中医》杂志第三届编辑委员会顾问。

年底，入载画册《当代名老中医风采》。

2001年

1月，主编《中华自然疗法图解》四册，由湖北科学技术出版社出版。

1月，撰写"'黄疸'随谈""话'出血'""'虫臌'考""漫话'偏枯'""血府逐瘀汤治愈'失眠'一例""话'疔疮’”等。

春节前夕，湖北省委、省政府王少阶副省长一行人来家慰问。

2月，继续担任湖北省老年科技工作者协会副理事长。

2月，撰写“《黄帝内经》‘浮肿’文编校释”“‘肾气丸’治愈‘肾结石’”等。

2月，入编《光辉岁月》“中华儿女荣誉档案”工程、《世纪华人英才》。3月，参加“湖北省反邪教协会”成立大会，担任荣誉理事。